인간중심간호

DELIVERING PERSON-CENTRED
CARE IN NURSING

SAGE | Learning Matters

Learning Matters
An imprint of SAGE Publications Ltd
1 Oliver's Yard
55 City Road
London EC1Y 1SP

SAGE Publications Inc.
2455 Teller Road
Thousand Oaks, California 91320

SAGE Publications India Pvt Ltd
B 1/I 1 Mohan Cooperative Industrial Area
Mathura Road
New Delhi 110 044

SAGE Publications Asia-Pacific Pte Ltd
3 Church Street
#10-04 Samsung Hub
Singapore 049483

Editor: Donna Goddard
Development editor: Sarah Turpie
Senior project editor: Chris Marke
Project management: Swales & Willis Ltd, Exeter, Devon
Marketing manager: George Kimble
Cover design: Wendy Scott
Typeset by: C&M Digitals (P) Ltd, Chennai, India
Printed in the UK

Delivering Person-Centred Care in Nursing by Bob Price

English language edition published by SAGE Publications of London, Thousand Oaks and New Delhi

Library of Congress Control Number: 2018965492

British Library Cataloguing in Publication Data

A catalogue record for this book is available from the British Library

ISBN 978-1-5264-6333-3
ISBN 978-1-5264-6334-0 (pbk)

At SAGE we take sustainability seriously. Most of our products are printed in the UK using responsibly sourced papers and boards. When we print overseas we ensure sustainable papers are used as measured by the PREPS grading system. We undertake an annual audit to monitor our sustainability.

인간중심간호

Bob Price 저

김명숙 역

DELIVERING PERSON-CENTRED CARE IN NURSING

학지사메디컬
HAKJISA MEDICAL

인간중심간호
Delivering Person-Centred Care in Nursing

2021년 3월 5일 1판 1쇄 인쇄
2021년 3월 10일 1판 1쇄 발행

지은이 | Bob Price
옮긴이 | 김명숙
펴낸이 | 김진환
펴낸곳 | 학지사메디컬 HAKJISA MEDICAL
04031 서울특별시 마포구 양화로 15길 20 마인드월드빌딩
대표전화_ 02-330-5188 팩스_ 02-326-0338
등 록 | 2010년 2월 8일 제313-2010-36호
메 일 | hakjisamd@hakjisamd.co.kr
홈페이지 | http://www.hakjisamd.co.kr

ISBN 978-89-6069-924-3 93510

가 격 | 23,000원

역자 소개

TRANSLATOR INTRODUCTION

김명숙 강원대학교

서두

FOREWORD

간호사들은 간호에서 인간중심간호를 제공하고 싶어하지만, 종종 설명하기 어렵다고 표현하기 때문에 '간호실무 변화' 시리즈에서 가장 환영 받는 주제이다. 간호사로서 전문적 정체성을 개발하고 유지하는 데 있어서, 환자 및 다른 서비스 이용자들을 간호하는 훌륭한 실무를 분명히 하고, 기념하고, 모방할 수 있는 것이 중요하다. 만약 우리가 그렇게 할 수 없다면, 높은 수준의 인간중심간호와 관련된 지식이나 기술이 다른 임상치료만큼 높이 평가되지 않거나, 완전히 이해되지 않거나 숨겨져 있을 위험이 있다.

이 책은 이해하기 쉽고, 실무와 관련이 있으며, 실무에 적용되는 인간중심간호에 대한 혁신적이고, 체계적이며, 구조화되고, 실용적인 접근방법을 제시함으로써 그 문제를 해결해 나간다. 단계들은 우려를 예측하는 것부터 사정에서 평가에 이르는 다른 문제해결 접근법과 함께 쉽게 적용할 수 있는 학습 수업까지 다양하다. 실용적인 접근방법은 환자의 세계를 어떻게 이해하고 그들과 협력하여 무엇이 일어나고 있는지, 무엇이 일어나야 하는지 그리고 그것을 달성하기 위해서 누가 무엇을 할지에 대한 지침을 제공한다. 두 번째 단계인 '인식을 이해하기 위해 환자의 이야기를 듣는 것'은 환자의 경험을 이해하는 것이 가장 중요하다는 것을 요약해서 설명한다. 여섯 개의 장은 심층적인 실제의 사례연구를 탐구하여 다양한 간호 경로 내에서 실용적인 인간중심간호를 제공하는 민감하고 도전적인 특성을 보여주었다. 이 책은 현재 의료에 대한 증가하는 국가의 요구를 제한된 자원으로 해결하기 위해 인간중심간호를 미래의 건강정책 과제와 관련시킴으로써 결론을 맺는다. 환자의 건강관리 경험은 인간중심간호를 어떻게 전달할지에 대한 풍부한 정보를 제공할 수 있기 때문에 더 연구되어야 한다고 주장된다. 이러한 측면에서 환자의 이야기에 주의를 기울이고, 개인의 이야기를 드러내고 대응해야 할 필요성이 강조되고 있으며, 이는 건강관리에 대한 환자의 만족도가 높아지고 간호사의 업무 만족이 높아지는 것과 관련이 있다.

이 책은 독자가 간호사의 NMC 능력표준을 달성하는 데 도움이 된다; 예를 들면, **플랫폼 1: 책임 있는 전문가로 성장－인간중심적이고 안전하며 인정 많은 간호를 제공하는 것**(NMC, 2018a). 마찬가지로 독자가 NMC 코드 필요사항을 충족하는 데 도움이 된다; 예를 들면, **인간을 우선으로 함－2: 사람들의 말을 경청하고 그들의 선호도 및 우려에 반응함**(NMC, 2018b). 사람들은 수동적 수혜자부터 능동적 자기 돌봄 제공자에 이르기까지 다양할 수 있다는 것이 인식되며, 환자가 필요로 하는 것, 원하는 것 그리고 적절한 업무 파트너십 내에서 간호사가 제공할 수 있는 것을 매치하는 데 있어서의 다양한 간호역할(문제 분석가, 상담사, 교육자, 친한 친구, 동기 유발자)이 설명된다. 이를 통해 질적 사례연구와 서술적 연구를 사용하여 훌륭한 인간중심간호를 건전한 근거기반 실무와 연결한다. 저자는 간호학생과 NMC 갱신 요건을 해결해야 하는 간호사 모두에게 통찰력있는 이 책을 강력히 추천한다.

Dr Mooi Standing, Series Editor

저자에 대하여

ABOUT THE AUTHOR

Bob Price는 건강관리 교육 및 훈련 컨설턴트이다. 그는 외상과 암케어 간호사로 임상업무를 시작하였고, 환자의 신체 이미지 필요사항을 다루는 새로운 방법을 개발하였다. 그 후 Royal Marsden Hospital(London), RCN(Royal College of Nursing) 및 Open University에서 교육 프로그램을 지도하였다. 그는 영국, 유럽 및 북미 내 기관들의 초청 강사였다. 또한 Bob은 SAGE 교재인 간호에서 비판적 사고와 글쓰기(Critical Thinking and Writing in Nursing)의 공동 저자이기도 하다.

감사의 말

ACKNOWLEDGEMENTS

어떤 교과서도 저자 혼자서 만들 수 없습니다. 현명한 조언을 해주는 편집자와 비판적인 독자들에게, 저와 함께 아이디어 초안을 시도했던 Donna Goddard, Sarah Turpie 및 Mooi Standing과 많은 다른 동료들에게 진심으로 감사합니다. 저의 글에 의해 골프클럽을 가게 되었다고 하는 아내 Adrienne에게도 감사합니다.

서론

INTRODUCTION

이 책은 누구를 위한 것인가?

이 교재는 간호를 전공하고자 하는 학생들을 위한 것이다. 그러나 자신의 업무를 재평가하는 간호사(RN)에게도 가치있는 일이다. 이상적인 간호와 오늘날 제공할 수 있는 간호의 차이점은 널리 알려져 있다. 이 책은 신체적·정신적 건강문제가 있는 사람들을 돌보는 사람들, 학습장애 문제를 다루는 사람들, 아주 젊은 사람들과 나이가 많은 사람들을 포함하는 다양한 케어 환경을 언급한다. 간호의 다양한 분야가 학습과정에 사용되지만 인간중심간호는 모든 실무영역을 초월한다. 임상적 또는 위험에 대한 요구뿐만 아니라 환자의 인식 및 이야기(느낀 상황 및 요구)에 주의를 기울이는 것은 어느 곳에서나 가치가 있다. 이 책은 확실히 '어떻게' 간호할지에 관한 것이다.

왜 인간중심간호를 제공하는가?

간호에서 가장 큰 과제는 서비스 제약을 감안하여 개별적이고 현실적인 방식으로 환자에게 어떻게 간호를 제공할지 배우는 것이다. 간호는 과정(환자와 협의된 것)이며 산물(그에 의해 소비자가 서비스를 판단하는)이다(Kim, 2015). 간호철학의 많은 부분은 개별적이며 의사와 계약된 것을 강조하지만 의료서비스 내에서는 제품 표준, 프로토콜 및 정책에 관한 다른 많은 것들도 강조한다(Olkiewicz와 Bober, 2015). 간호사의 요구(직업적으로 행동하기 위한)는 때때로 서비스의 필요사항과 경쟁한다. 필요, 우선순위 및 서비스에 대한 인식은 때때로 충돌한다.

의료서비스의 일부 영역에서는 분명히 인간중심적인 방식으로 간호를 개별화할 수 있는 상당한 범위가 있을 수 있다. 케어 관계가 발전하는 시기이다(Bartol, 2014). 간호사는 환자가 어떻게 추론하는지, 그들이 무엇을 가치 있게 생각하고 원하는지를 배운다. 그러나 병원 내 급성환자 치료와 같은 영역에서는 인간중심간호를 전달하기가 더 어려울 수 있다. 이러한 영역에서는 표준 치료과정과 위험관리에 중점을 두고 있으며 다른 치료 가능성을 탐색할 수 있는 범위가 더 적다(Wood와 Garner, 2012). 그러나 간호사가 어떤 케어 환경을 실천하든 간호와 조산 위원회(Nursing and Midwifery Council, NMC) 행동강령은 환자를 존중하여 대할 것을 요구한다(NMC, 2015). 간호사는 환자를 개인으로 존중해야 한다. 인간중심간호는 예의 이상의 것이다.

간호사는 개인으로서 환자에게 주의를 기울여야 하며 의료보험제도 내에서 업무를 해야 하므로, 인간중심간호를 하기 위한 최선의 방법에 대한 의문이 제기된다. 환자에게 개방된 효과적인 선택은 상당히 제한적일 수 있다. 환자는 동의의 권한을 가지고 있지만 선택할 수 있는 다양한 치료 또는 지원의 선택사항이 없을 수 있다. 국가보건의료서비스(National Health Service, NHS)는 공공 비용을 제공할 수 있는 것을 기준으로 가능성을 제한한다(Oliver, 2017). 비록 선택은 제한적일 수 있지만 간호를 받는 방식은 여전히 인간중심간호의 기회를 제공한다. 이러한 제공의 많은 부분을 표준화할 필요가 있는 시스템 내에서조차 환자와 관련 될 수 있으며, 이것이 이 책의 주제이다. 우리는 환자와 의사소통하며 그들을 지지하고 그들의 케어가 위엄이 있다고 느낄 수 있도록 도와주는 방법을 탐구해야 한다. 우리는 의료보험제도, 가이드라인(예: 국립보건원, National Institute for Health and Care Excellence, NICE)에서 권장하는 최상의 실무, 연구근거 및 치료 프로토콜을 참조하여 이를 수행한다.

책의 구조

이 책은 두 부분으로 구성되어 있다. 첫 번째 부분은 인간중심간호의 이론과 그것을 실제로 해석하는 실용주의 이론을 간략하게 설명한다. 1장에서는 시간이 지남에 따라 인간중심간호의 개념이 어떻게 발전했으며, 인간중심간호의 전문적 기원이 이러한 개념을 어떻게 형성했는지에 대해 간략히 설명한다. 인간중심간호는 항상 환자의 안녕에 중점을 두었지만, 간호학의 본질적인 의미를 규정하고 구축하는 데에도 도움이 되었다(Butts와 Rich, 2014). 그러나 인간중심간호가 이상주의적인 용어로만 제시되는 경우, 비현실적이라는 비난을 받을 수 있다. 따라서 1장은 인간중심간호와 서비스의 개념에 대해 설명하며 문제가 무엇인지 탐구한다.

2장에서, 저자는 케어 환경과 거기서 이용 가능한 자원 내에서 더 잘 수행되는 보다 실용적인 인간중심간호에 대해 주장한다. 저자의 제안은 여전히 자신의 질병과 의료서비스 경험에 대한 환자의 인식을 이해하는 데 중점을 둔다. 수십 년 전에 Oermann과 동료들(1983)은 환자의 인식을 이해하는 것의 중요성을 강조했다. 기관절개술 간호에 대한 논의에서 그들은 튜브 관리에 대한 간호사의 설명이 환자의 요구와 어떻게 일치하지 않는지 강조했다. 간호사는 그녀가 수행할 기술적 및 절차적 단계와 튜브 흡입의 이론적 근거를 설명했다. 그 대신에 환자는 그것이 어떻게 비용 지불될 지에 대해 걱정했다.

이 책의 두 번째이자 가장 큰 부분은 인간중심간호가 재검토될 수 있는 여러 가지 상황과 관련된 일련의 장들로 나뉜다. 각 장은 인간중심간호의 개념을 탐구할 수 있는 사례연구에 의해 뒷받침된다. 예를 들어, 불안을 관리하거나 환자가 재활을 잘 할 수 있도록 하기 위해 무엇이 필요한가? 사례연구는 실무의 여러 분야에서 의도적으로 제공되었다. 각각은 존중과 지지를 보여줄 새로운 기회를 나타낸다. 이 사례연구들은 지난 몇 년 동안의 임상 및 상담 업무에서 도출되었으며, 환자가 어떻게 생각하고 간호사가 어떻게 일하는지 설명하는 교육 도구로서 기능한다. 이야기들은 인간중심간호 주제를 탐구할 수 있는 방식으로 제시되었다.

2부의 첫 번째 장은 개방적인 케어 관계에서 시작한다. 저자는 친밀한 관계를 맺는 것부터 시작한다. 관계는 시작되어야 하며, 어떤 상황에서는 실제로 매우 빨리 이루어져야 한다. 나중에 그 관계가 발전하고 그것은 여러 가지 방법으로 테스트될 수 있다. 치료가 불안정한가? 임상의나 환자가 원하는 만큼 진전이 빠르지 않은가? 사례연구의 장으로 넘어가면서 저자는 새로운 도전의 맥락 내에서 인간중심간호를 살펴본다. 이 장에서는 인간중심간호의 일부로 근거를 제시할 수 있는 방법을 소개한다. 이 책의 2부는 미래를 내다보는 장으로 끝난다. 간호사들이 어떻게 그들의 인간중심간호에 대한 통찰력으로 미래의 서비스 개선에 기여할 수 있을까?

NMC간호사의 숙련도 표준 필요사항

NMC는 간호사 등록 시 등록부의 각 부분에 대해 신청자가 충족해야 하는 숙련도 표준을 확립하였으며, 그 표준은 안전하고 효과적인 실무에 필요한 것으로 간주된다. 이 책은 NMC 등록에 필요한 전문성을 이해하고 충족시키는 데 도움이 되도록 구성되었다. 각 장의 시작 부분에 관련 전문지식이 제시되어 있으므로 그 장이 어느 것을 다루고 있는지 명확하게 알 수 있다. 이러한 전문지식은 일반적으로 모든 간호분야 및 모든 케어 환경에 적용할 수 있도록 설계되었다. 이것은 모든 간호사가 삶의 단계나 정신적, 신체적, 인지적 또는 행동적이든 건강문제에 관계없이 실무에서 접하는 모든 사람의 요구를 충족시킬 수 있어야하기 때문이다.

이 책은 *Future Nurse: Standards of Proficiency for Registered Nurses* (NMC, 2018)에서 발췌한 2018년 이후의 최신 표준이 포함되었다.

학습 특징

책을 읽고 배우는 것이 항상 쉬운 것은 아니다. 따라서 다양한 것을 제공하고 독립적인 학습 기술의 개발 및 이론 적용을 지원하기 위해서 이 책에는 활동, 사례연구, 추가 참고도서, 유용한 웹 사이트 및 학습에 참여하게 할 수 있는 기타 자료가 포함되어 있다. 이 책에서 제안된 웹 사이트는 책이 출판될 당시의 기준이며, 인터넷은 빠르게 변화하는 환경이므로 일부 링크는 나중에 변경되거나 사라질 수 있다. 인간중심간호, 관심의 초점(예: 재활)과 같은 핵심 검색어를 사용하면 다른 관련 리소스를 식별할 수 있다.

이 책에 있는 활동은 인간중심간호의 행동을 이해하는 데 도움이 될 것이다. 일부 활동은 실무측면, 실무경험 또는 대면하는 사람이나 상황에 대해 반영하도록 유도하기도 한다. 반영(reflection)은 간호에서 필수 기술이며, 주변 세계를 이해하고 상황이 어떻게 개선될 수 있는지 파악하는 데 도움이 된다. 다른 활동들은 일반적으로 받아들여지고 있는 지식에 의문을 제기하기 위해 주제에 대해 비판적으로 사고하는 능력과 같은 간호사가 가져야 할 주요 기술을 개발하는 데 도움이 될 것이다. 특히 이 책은 더 나은 케어 솔루션을 추천하기 위해 연구근거에 대한 이해와 환자의 이야기를 어떻게 결합해야 하는지 보여준다. 팀의 일원으로 의사소통하고 일하는 것은 모든 간호실무의 핵심이며, 일부 활동은 이러한 능력을 개발하는 데 도움이 되는 의사소통 기술에 대해 생각하도록 요구할 것이다.

모든 활동은 책을 읽는 것을 잠시 중단하고, 제시된 문제를 생각하고, 몇몇은 인터넷을 사용하여 독립적으로 조사할 것을 요구한다. 각 장의 끝에 제시된 예시 답변이 있으며, 이 답변이 자신의 성찰과 독립적인 연구를 보다 완전하게 이해할 수 있도록 돕는다. 학문적 연구는 항상 독립적인 작업이 필요하다는 것을 기억해야 한다. 학습에 참여하는 것만으로는 프로그램에서 성공할 수 없다. 이러한 활동들은 문제에 대한 지식과 이해를 깊게 하고 스스로 업무를 수행하는 데 도움이 된다.

개인 개발 계획(Personal Development Plan, PDP) 또는 포트폴리오의 일부로 이러한 활동을 완료하는 것이 좋다. 활동을 마친 후에는 PDP 또는 포트폴리오에 특정 기술에 대한 부분을 기록한 다음, 시간이 지남에 따라 얼마나 발전했는지 확인한다. 또한 자신의 약점이 파악된 핵심기술에 대해 더 많은 활동을 수행할 수 있으며, 이것은 그 영역에서 기술과 자신감을 키우는데 도움이 된다.

이 책에는 주요 용어집이 포함되어 있어 익숙하지 않은 용어에 대해 도움이 된다. 주요 용어집 용어는 처음 나타날 때 굵은 글씨로 표시된다.

약간의 바람

인간중심간호는 학문적 주제 그 이상이다. 인간중심간호는 궁극적으로 간호하는 것이 어떤 느낌이고, 의료서비스 내에서 희망적이고 만족스러운 간호사가 되기 위해 자신을 지탱하기 위한 것이다. 간호사를 지탱하는 것의 대부분은 도움이 필요한 사람들에게 공감을 표현할 수 있다는 것이다. 그것은 여러분 자신이 뚜렷한 차이를 만들었다고 느끼는 것이기도 하다. 그러므로 저자는 이 책이 학업에 확실한 도움이 되기를 바라지만, 또한 간호에서 가능한 것들에 대해서도 관심을 가질 수 있기를 바란다. 이 책은 교과과정 및 시험에 도움이 될 것이지만 간호에 대한 지속적인 자신감을 높이는데 가장 효과가 있을 것으로 기대해 본다.

목차

CONTENTS

PART 1

인간중심간호: 이론과 철학

Person-centred care: theory and philosophy

Chapter 1

인간중심간호: 개념, 기원 및 문제점

Person-centred care: concepts, origins and problems

간호사에 대한 NMC 숙련도 표준

이 장에서는 다음과 같은 플랫폼과 숙련도를 다룬다:

플랫폼 1: 책임 있는 전문가로 성장

간호사는 다음과 같은 것을 할 수 있다:

1.8 모든 상황에서 근거에 입각한 결정을 내릴 수 있도록 근거를 적용하고, 경험을 활용할 때 비판적으로 생각할 수 있는 지식, 기술 및 능력을 보여준다.

1.9 자신의 결정에 부적절하게 영향을 줄 수 있는 개인적 및 외부적 요인을 인지하고 다루면서 사람들의 요구와 선호에 따라 간호 및 중재에 관한 모든 결정을 내릴 필요성을 이해한다.

1.10 탄력성과 감성지능을 보여주고 일상적이고, 복잡하고 어려운 상황에서 자신의 판단과 결정에 영향을 미치는 이론적 근거를 설명할 수 있다.

장의 목표

이 장을 읽은 후에는 다음과 같은 것을 할 수 있다:

- 간호 내에서 인간중심간호의 기원과 그것이 환자에 대한 다른 서비스의 개념과 어떻게 상충될 수 있는지에 대해 이해한다.
- 간호를 전달하는 방법과 관련하여 때로는 왜 긴장이 느껴지는지에 대해 이해한다.

서론

Introduction

만약 당신이 인간중심간호와 보다 표준화된 간호 중에서 어떤 것을 제공하기를 선호하는지 결정하도록 요청받았을 때, 후자를 선택한다면 놀라워 보일 것이다. 우리는 사람들을 존중하고 그들이 어떻게 역경에 대처하는지에 대해 존중하도록 배운다. 우리는 간호에서 약한 사람들을 보호할 책임이 있다. NMC(2015) 행동강령은 간호사가 개인의 요구와 경험을 적절히 존중하도록 요구한다. 우리는 환자의 인식된 요구가 무엇인지, 그들의 목표가 무엇인지 알아 내고 이를 간호 협상에 포함시켜야 한다. 우리는 환자의 감정과 선호도를 이해할 뿐 아니라 연구근거, 간호 프로토콜 및 정책 또는 국립보건원(NICE)과 같은 기관의 표준에 의해 권장되는 간호를 고려해야 한다(Stanek, 2017).

인간중심간호는 분명히 좋은 것으로 들린다. 인간중심적이라는 것은 환자를 이해하고 돕는 것과 같은 의미이다(Doherty and Thompson, 2014; Sharp 등, 2016). 그것은 의료상황에 대한 윤리적이고 전문적인 반응으로 보인다. 그러나 나는 이 장에서 문헌에 기술된 인간중심간호의 가정을 탐구하고 이와 관련된 여러 가지 관심사를 강조할 것이다. 이상적으로 보이는 것이 반드시 가능한 것은 아니다. 하나의 극단에는 개인들과 그들의 인식된 요구에 중점을 두는 이상적인 인간중심간호가 있다. 다른 극단에는 많은 사람들을 위해 보장된 표준, 정책 및 프로토콜에 중점을 둔 서비스가 있다. 소비자주도간호에 관한 생각은 둘 사이에 적합하며 두 가지 간호개념을 모두 뒷받침한다고 주장될 수 있다.

우리가 성취한 것에 대한 적절한 자부심을 가지고 환자를 돌보려면 철학자와 실용주의자들 사이에 왜 다른 간호의 개념이 존재하는지 이해하는 것이 중요하다. 마지막으로, 이 장의 끝에 나는 이 책에서 사용될 인간중심간호에 대한 실무적 정의를 제공할 것이다.

활동 1.1 **반영**(Reflecting)

지금 잠시 중단하고 무엇이 인간중심간호에 실제로 수반되는지에 대해 고려하십시오. 이 단계에서는 '올바른'지 걱정하지 마십시오. 이 장에서 설명하는 대로 돌아볼 수 있도록 답을 적으십시오. 이를 돕기 위해 다음 질문을 고려하십시오:

1. 치료 및 간호 측면에서 환자에게 얼마나 많은 선택권을 줄 수 있거나 주어야 합니까?
2. 환자의 능력, 간호 중 협력할 수 있는 능력에 대해 어떻게 생각하십니까?
3. 인간중심간호에서 누구에게 간호업무와 결과에 대한 책임이 있습니까?
4. 환자의 두려움, 요구 및 포부에 대해 충분히 알기 위해서는 어떤 것이 수반되어야 한다고 생각하십니까?

이 장의 끝에 요약된 답변이 제공됩니다.

인간중심간호의 핵심적 전제

Key premises of person-centred care

Sharma 등(2015)은 문헌에 기술된 바와 같이 인간중심간호의 핵심적 전제(기초 가정)를 검토했다.

1 **치료적 관계(therapeutic relationship)**가 있다는 것이다. 이것은 **라포(rapport)**가 확립되었으며 환자가 간호사에게 자신의 우려, 요구 및 희망을 밝힐 때 신뢰한다는 것을 뜻한다. 간호사도 똑같이 질병 또는 질환과 관련된 일반적인 치료의 범위를 넘어서 환자의 우려를 확인하고 다룰 수 있다고 느낀다는 것을 의미한다. 간호사와 환자는 문제, 요구 및 선호되는 해결책의 공동 탐색자로 캐스팅된다. 예를 들어, 정신건강관리에서 Gabrielsson 등(2014)은 환자들이 자신의 질병의 어려움을 이해하고 직면할 수 있도록 돕는 치료적 케어 관계의 중심적인 역할을 설명한다.

2 환자와 간호사가 계획된 케어와 관련된 권한과 책임을 공유해야 한다는 것이다. 전통적으로 환자는 사전 동의의 권한을 행사한다. 그러나 인간중심간호의 일부 개념에서 환자는 치료 과정을 선택하고, 의료전문가와의 협업에서 어떠한 것을 선호하는지에 대해 명시한다. 예를 들어, Leplege 등(2007)은 환자가 결국 자신의 질병에 대한 전문가가 된다는 것을 강조한다. 잘 교육받고 정보에 입각한 의료 소비자는 정보가 부족한 의료 소비자보다 많은 것을 요구할 수 있으므로 자원 분배와 관련된 윤리적 문제가 제기될 수 있다. 간호에서의 파트너십에는 기대와 책임에 대한 협의가 포함되지만 기대는 비현실적일 수 있다(Tonnessen 등, 2017).

3 인간중심간호에서 환자는 회복 또는 재활작업에 대한 책임을 가진다. 환자는 임상의가 권장하는 수동적 소비자가 되기보다는 간호사와의 간호업무에 적극적으로 참여해야 한다(예: McMahon 등, 2017). 이것은 문화적으로 보다 수동적인 환자 역할(patient role)에 더 익숙한 일부 환자에게는 이상하게 보일 수 있다. 모든 환자가 추가적인 권한을 행사하는 것은 자동적이지 않다.

4 환자는 단순히 환자가 아닌 사람으로서 간호사에게 잘 알려질 것이라고 주장한다(Doherty와 Thompson, 2014). 환자와의 친밀한 관계를 확립하려면 간호사는 상당한 기술이 필요하다(McCormack과 McCance, 2017). 간호사는 숙련된 면접관이어야 하며, 환자가 질문하고 관찰하거나 요청하도록 격려할 수 있어야 한다.

케어 관계는 종종 간호사에게 더 많은 권한이 있는 상태로 시작하지만(간호사가 지식이 많기 때문에), 간호사는 환자의 경험이 똑같이 중요하다는 것을 보여줌으로써 환자에게 권한을 옮기려고 노력한다. 환자를 아는 것은 단순히 환자를 이해하는 것이 아니라 환자에게 **권한 부여(empowerment)**로 의사결정 책임의 더 큰 부분을 차지할 수 있도록 하는 것이다. Sharma 등(2015)은 다음과 관련하여 여기에 문제가 있다는 것을 상기시킨다:

- 깊이 자리잡아 쉽게 공유되지 않는 환자의 신념과 가치관

- 무엇이 적절한 건강(웰빙)으로 간주되는 지에 대한 가정
- 여러 가지 수준의 건강정보 이해능력(질환과 치료에 관해 환자가 이해하는 것)
- 정보가 언제, 어디서, 어떻게 공유될 지에 관한 선호. 예를 들면, 환자는 간호사가 자신의 요구와 우려사항을 가족과 상의할 것을 기대할 수 있다.

5 인간중심간호 내에서의 의사소통은 정기적이고, 성급하지 않고, 종종 사적이어야 한다. 신뢰와 존중이 생기려면 환자가 정보를 비밀로 공유한다고 느껴야 한다. 간호사는 동료와의 협의의 가치를 설명하고, 다른 간호 팀원과 공유하며, 의료서비스에 의뢰를 하는 것에 대한 협의가 필요할 것이다. 케어 관계가 발전함에 따라 간호사는 선택에 대한 상담자로서 점점 더 많은 역할을 하면서 최종 결정은 환자가 하도록 해야 한다(Roberts, 2013).

인간중심간호의 옹호자로서 McCormack과 McCance(2017)는 이상적인 인간중심간호의 복잡성을 예리하게 인식하고 있다. 예를 들어, 그들은 우리가 가족과 같은 다른 사람들과의 관계 속에서 사람들을 이해할 필요가 있다고 지적한다. 그러나 그 사람들도 예민하게 자신을 인식하고 있다고 가정한다. 즉, 그 사람들은 반영적이고, 자기성찰적이며, 그들에게 가장 중요한 것이 무엇인지에 대한 상당한 이해를 가지고 있다. 우리를 동기화하는 것과 우리가 선호하는 역할이 무엇인지에 대한 개인적인 이해를 심리학자들은 **메타인지(metacognition)**라고 한다. 환자는 자기 자신에 대해 아주 잘 안다.

McCormack과 McCance(2017)가 인간중심간호에 대한 틀을 소개하는 것은 사람들에 대한 여러 가지 생각의 맥락에 있다. 간호의 중심에 선 사람들, 그들의 케어에 대한 만족 그리고 그들이 기분 좋게 성취하기를 바라는 것이다. 간호사는 간호의 중심을 환자의 경험과 요구에 맞게 바꾸는 '간호 문화'를 만들어야 한다. 간호사는 환자의 가치관, 신념과 긴밀하게 협력하며, 그렇지 않는 것은 변화가 지속 불가능하다는 것을 의미한다. 자신에게 권고하는 것을 믿지 않는 환자는 유익한 변화를 계속할 가능성이 적다.

또한 McCormack과 McCance(2017)도 인간중심간호가 발전하려면 4가지가 분명히 있어야 한다는 것을 인정한다.

1 간호사는 정서적, 기술적으로 유능해야 한다. 그들은 대인관계 기술, 헌신, 간호 활동에서 가장 바람직한 것으로 보이는 것과 관련된 신념 및 가치의 명확성을 가져야 한다. 간호사는 자신을 잘 이해하고, 간호를 통해 그들의 가치관을 표현해야 한다.

2 임상의와 환자 사이의 의사결정 공유의 필요성을 수용할 수 있는 좋은 케어 환경이 있어야 한다. 여기에 공공의료서비스의 조달 및 위험 평가 시 역할 책임에 중요한 영향이 있다.

3 합의된 케어를 계획하고 문서화할 수 있는 수단으로 인간중심간호 과정이 있어야 한다. Gothenburg 대학교 인간중심간호 센터는 인간중심간호 제공에 무엇이 수반되는지 탐구하는 일련의 연구를 의뢰했다(Brittan 등, 2016). 간호의 정신과 관련하여 유사성이 있었지만, 서로 다른 케어 환경을 수용하기 위해서 일부 실질적인 조치가 필요했다.

4 기대되는 결과가 더 잘 설명되어야 한다. 예를 들어, 표현된 환자 만족도, 재활 프로그램의 성공, 신체 기능의 통계적 개선 및 운동 내성 등의 측면에서 인간중심간호를 평가할 수 있는 여러 가지 방법이 있다. 인간중심간호의 결과라고 주장되는 것이 무엇인지 확실하지 않다면 다른 사람들이 그것을 채택하도록 설득하기는 더 어렵다.

활동 1.2 비판적 사고(Critical thinking)

이전 활동에 대한 응답으로 작성한 메모로 돌아가서 다음 질문에 대답하십시오.

1. 복잡성에 대한 추가적인 통찰력을 포함하여 인간중심간호에 대한 이해가 넓어졌습니까? 인간중심간호에 대한 당신의 첫 번째 이해가 특정 장점이나 오해와 관련이 있다고 생각한다면, 그것이 무엇이라고 생각하는지 적어 두십시오.
2. 헌신에 대해 무엇을 이해하고 있습니까? 환자와 새로운 케어 관계를 형성하려는 간호사의 헌신. 간호사와 다르게 생각하고 행동하도록 환자에게 요구하는 헌신. 서비스가 고안되는 방식을 바꾸려는 의료 기관의 헌신.
3. 위에서 요약한 인간중심간호의 개념에 대해 희망적으로 보이는 것이 무엇이고, 쉽지 않을 것으로 보이는 것은 무엇입니까? 당신이 생각하는 것을 적어 두십시오.

이 장의 끝에 요약된 답변이 제공됩니다.

인간중심간호에 대한 위의 설명은 당신을 고무시켰을 수 있지만, 인식해야 할 여러 가지 제한점이 있으며 표 1.1에 요약되어 있다.

표 1.1 이상적인 인간중심간호의 제한점

제한점	해석
자원의 가용성과 관련된 부적절한 낙관주의	환자의 선택권이 많은 고도로 개별화된 간호계획은 환자들의 경쟁 요구들을 충족시키기에 충분한 자원을 전제로 한다. 환자의 기분이 좋아지도록 추구하는 방향으로 환자의 목표를 전환하면 다른 환자의 요구 사항이 박탈될 수도 있다. 재료의 자원과 간호사의 시간이 빠르게 초과 사용될 수 있다. 환자-직원 비율이 크게 향상되어야 한다.
환자의 요구에 대응하기 위해 어떤 의료서비스든 환자의 기대가 증가하고 다양화될 수 있다.	요구와 권리에 대한 인식이 빠르게 변화하고 확대될 수 있다. 예를 들어, 조산원에서 여성은 때로는 질 분만이 위험이 적고 아기에게 혜택을 줄 수 있지만 제왕절개를 할 권리가 있다고 주장한다. 환자가 느낀 요구(felt need)는 요구가 항상 권장되는 임상실무보다 우위에 있다고 느끼는 것은 아니다. 환자와 임상의는 위험을 다르게 평가할 수 있다.

표 1.1 이상적인 인간중심간호의 제한점 (계속)

제한점	해석
이상적인 인간중심간호는 상당한 수준의 환자 동기화, 학습능력 및 자가간호에 대한 의지를 가정한다(Abotalebidariasari 등, 2016; Wazni와 Gifford, 2017).	호기심이 많고, 교육을 많이 받고, 동기화된 환자는 다시 한 번 자신의 건강을 책임지고 싶어하지만 모든 환자가 동일하게 동기화되거나 자신감을 갖는 것은 아니다.
간호사의 숙련도에 대한 중요한 가정이 이루어진다. 간호사는 치료사, 상담사, 교육자, 멘토의 역할을 맡는다(Sharp 등, 2016).	임상전문간호사 또는 고급 실무자 역할을 수행하는 간호사는 이미 이러한 기술을 보유하고 있지만 간호 철학자들이 기대하는 것만큼 널리 퍼져 있지는 않다. 접촉 시간이 제한적인 응급간호에서는 필요한 기술을 실행할 시간이 제한될 수 있다.
개인적 및 임상적 치료 의제는 반드시 서로 다르다.	임상 의제는 종종 위험관리 및 선택된 치료의 효능 개선에 관한 것이다. 서비스는 효율적일 뿐 아니라 효과적이어야 한다. 환자의 개인적인 의제는 종종 경험과 편안함에 관한 것이다.

위의 제한점들을 인정하지만 인간중심간호 방법을 채택하면 틀림없이 이점도 있다. 서비스에 대한 환자의 만족도가 현저히 향상될 뿐만 아니라 치료 및 재활 서비스가 더 성공적으로 사용될 수 있다. 환자를 포용하는 것은 환자 스스로가 가장 잘 효과를 발휘하기 위해 사용하는 것이다(Glass 등, 2012).

1951년 사회학자 Talcott Parsons는 자신이 '환자 역할'이라고 부르는 것을 기술하고, 그것이 권리와 책임 모두를 가지고 있다고 설명했다. 환자는 아프기 때문에 정상적인 삶의 책임에서 면제될 권리가 있고, 그들은 의료전문가의 도움을 기대할 권리가 있다. 그러나 그들의 책임에는 진심으로 나아지기를 바라며 건강한 시민의 책임을 다시 한 번 부담하기를 바라는 것이 포함된다. 오늘날 다양한 치료법이 폭발적으로 발전하고 여러 곳에서 치료가 제공될 때 환자에 대한 명확한 권리 및 책임감에 대한 인식을 새롭게 하는 것이 중요하다. 임상의뿐만 아니라 환자가 무엇을 해야 하는지 더 자세히 설명할수록 의료서비스의 질을 향상시키는 것이 더 쉬울 수 있다.

인간중심간호는 임상의 기술 수준의 상당한 증가를 가정하지만, 그 자체가 전문적으로 만족시키고 동기화시킬 수 있다. 예를 들어, 조산원에서 출산계획은 여성에게 상당한 선택권을 제공하며, 그것은 위험이 발생하고 당사자들이 수용 가능한 방법을 논의할 때 수정될 수 있다(Way와 Scammell, 2016). 조산사는 자신의 기술을 효율적으로 활용하여 건강하지만 불안해하는 산모에게 제왕절개는 다가오는 출산에 대한 현명한 선택이 아닌 이유를 조언할 수 있다.

인간중심간호는 확실히 환자 케어의 개선에 상당한 영향을 미칠 가능성이 있다. 환자들은 케어 관계가 맺어졌을 때 더 존중받고, 더 많이 상담을 하고, 더 나은 지원을 받는다고 느낄 수 있고, 자신의 건강을 개선하는 것을 계속하는 데 자신감을 가질 수 있다. 정신건강간호에서 자기를 치료적으로 사용하는 것과 같은 개념은 간호사가 환자의 문제해결을 돕기 위해 자신의 인생 경험을 사용하여 환자와 긴밀하게 협력할 것이라고 가정한다(Gabrielsson 등, 2014). 지적장애 분야에서 간호사는 서비스 사용자가 어떻게 습관적으로 학습하는지 이해하는 것이 중요하다(Codling, 2015). 여전히 복잡한 것은 인간중심간호가 서로 다른 케어 환경에서 약간 다르게 생각된다는 것이다. 따라서 서로 다른 환경에서 인간중심간호의 표현에 대한 연구는 앞으로도 지속되어야 한다.

활동 1.3 실무 검토(Practice reviewing)

이제 잠시 시간을 내서 환자가 느낀 요구(felt needs)에 초점을 맞추기 위해 케어가 바뀌는 것을 당신의 임상 상황에서 한 가지 실무를 적어보십시오. 이것은 현재 환자가 당신에게 말한 것에 의존했습니까, 아니면 환자경험의 축적이 무엇을 제공하는지에 의해서 도출되었습니까? 그렇다면 환자의 말을 듣고 환자에게 제공되는 간호를 환자가 어떻게 인식하는지 알게 된다면 어떤 이점이 있습니까?

이 장의 끝에 요약된 답변이 제공됩니다.

인간중심간호 및 경쟁철학의 기원

The origins of person-centred care and competing philosophies

인간중심간호의 핵심 전제를 소개했으므로 이제 이러한 철학 및 경쟁하는 철학들이 어디서 시작되었는지 간단히 살펴볼 차례이다. 이것은 단순한 학문적 연습이 아니라 인간중심적인 방식으로 실행하고자 할 때 발생할 수 있는 어려움을 설명하는 데 도움이 되는 것이다. 수십 년 동안 실무를 유지하려면 자신이 하는 일이 자신의 간호철학과 일관성이 있다고 생각하는 것이 중요하다. 매일 근무하면서 어떤 것이 개인적으로 만족스럽고 효과적이며 효율적이고 최고의 품질을 보이는 케어인지 확인한다.

Ohlen 등(2017)은 개인에게 강하게 중점을 두는 의료를 주장하는 철학자들과 대중을 위한 '좋은 서비스'에 중점을 두는 의료를 주장하는 철학자들과의 충돌을 설명한다. 철학자들이 특정 과정을 제안하고 그들 사상의 역사를 그들이 선호하는 용어로 설명할 때, 이것을 **담론(disclosure)**이라고 한다. 담론은 무슨 일이 일어나고 있는지 논의하며 종종 그들이 그 다음에 무엇이 일어날 것이라고 생각하는가에 대한 믿음을 포함한다. 다른 경쟁하는 담론이 제기될 때 어느 것이 가장 좋은지에 대한 논쟁이 일어난다. 따라서 인간중심간호의 옹호자들은 집단의 요구와 더 많은 진료 표준화를 옹호하는 사람들과 충돌한다. 둘 다 그들의 중심에 사람들과 그들의 안녕에 대한 관심이 있다고 주장하지만, 대중에게 봉사하는 올바른 방법에 관해서는 각각 다른 의견을 가진다. 인간중심간호 철학자는 상대의 케어에 대한 견해가 관료적이고 무감각하며 때로는 비인간적이라는 것을 관찰할 수도 있다. 서비스 철학자는 상대의 케어에 대한 견해가 순진하고, 이상적이며, 서비스 단편화를 조장하며, 근거기반실무의 일부로 개발하기 어렵다는 반대 주장을 할 수 있다.

오늘날 의료서비스에는 의료서비스와 간호사의 적절한 초점을 설명하는 세 가지 담론이 있다.

1 인간중심간호(개인에 더 중점을 둔 – 건강, 특히 웰빙은 개인 차원에서 이해되고 우리의 일을 거기에 집중해야 한다고 주장함).

2 그룹중심간호(이것은 간호 표준화의 중요성을 강조하여 모든 사람이 서비스가 무엇을 제공해야 하는지에 대한 가장 명확한 아이디어를 갖도록 하는 경향이 있다).

3 **소비자주도간호(Consumer-led care)**. 이것은 비교적 새로운 담론이며 개인이나 집단의 요구와 선호도를 평가하고 서비스를 사용하고 판단할 수 있는 중요한 능력을 강조한다. 건강과 질병 정보가 있는 인터넷의 성장은 소비지상주의를 촉진했다(Shrank, 2017). 의료에 관한 이전의 두 가지 담론은 모두 이 진영의 사상가들에게 매력적으로 다가간다. 인간중심간호 철학자들은 소비지상주의는 환자들이 자신의 케어를 협의할 수 있는 증가된 자신감을 강조한다고 주장한다. 그룹중심의 질 보증 철학자들은 케어가 명확하고 확실하며 충분히 합리적이어야 한다는 필요성을 강조하기 때문에, 소비자는 자신이 계약한 것을 알 수 있도록 해야 한다고 강조한다.

활동 1.4 **반영**(Reflecting)

이제 인간중심, 그룹중심 및 소비자주도간호 사고에 의해 크게 영향을 받았다고 생각하는 당신의 경험(환자 또는 간호사로서) 사례에 대해서 생각해보십시오. 각 경우에 훌륭한 것이 무엇이라고 생각하십니까? 우리가 '양질의 간호'라고 부르는 것은 당신이 채택한 간호에 대한 방식에 따라 크게 다릅니까?

이 장의 끝에 요약된 답변이 제공됩니다.

인간중심간호 담론

The person-centred care discourse

Olsson과 Ung(2012)는 인간중심간호가 1960년대의 전체론적 간호운동 내에 기원을 가지고 있다고 설명한다. **전체론(holism)**은 인간은 그들의 부분의 합보다 많다고 주장한다. 사람들은 신체적, 심리적, 사회적, 영적 욕구가 있다. 인간은 이것들의 상호작용이며, 이것들이 삶의 맥락에서 어떻게 관리되는가 하는 것이 인간이라는 것이 무엇인지를 정의하는 것이다. 1970년대와 1980년대에 간호학 문헌의 많은 부분은 전체론적 간호(holistic care)와 관련된 논쟁에 의해 형성되었다. 즉, 간호사는 신체적, 사회적, 심리적, 영적 영역 내에서 질병이나 상해 사건과 관련된 환자의 모든 요구를 확인해야 했다. 전체론 주장의 문제들 중 하나는 간단히 형식적인 문제로 간호계획 내의 각 영역에서 무언가를 제시하기가 어렵다는 것이다. 모든 영역이 케어 상황에서 똑같이 관련성이 있는 것은 아니지만 간혹 간호사가 환자를 단순히 육체적인 존재로 취급하지 않도록 하기 위해 간호사를 간호업무의 일부로 포함시키도록 압력을 받았다('침대 9의 상처').

간호 내에서 전체론적 간호 사고에 대한 적극적인 채택은 의료업계 내에서 진행되는 정치적 변화의 맥락에서 이해될 필요가 있다. 1960년대에도 간호사를 위한 교과서는 여전히 '의료간호' 또는 '수술간호'라고 불렸다. 간호는 의학적 중재를 보완하는 것으로 간주되었고 대개 의사가 지시한 것에 부차적인 것으로 여겨졌다. 그러나 같은 기간 동안 간호 이론가들은 '간호과정'을 도입하여 간호사가 환자 요구에 대한 독립적인 평가를 함으로써 치료 요건에 대한 의학적 평가를 보완했다고 주장했다. 의사가 신체와 신체의 특정 부분에 초점을 두었다면 간호사는 사람과 그들의 경험에 초점을 두었다(Brooker와 Waugh, 2013).

인간중심간호는 전체론적 치료의 원칙에 기반을 두고 있으며 간호와 우수성을 건의하는데 간호사 참여의 중요성을 주장했다. 이에 대해서 간호사와 환자의 관계에 초점을 맞춘 인간중심간호가 의료서비스에 대한 간호의 현저한 기여를 보호하는 수단이라는 것은 놀라운 일이 아니다. 간호는 의료계의 지배력을 벗어났지만 새로운 위협, 즉, 의료서비스를 더 이상 직업에 의해 지배되지는 않지만 점점 합리화되고 공공부문의 사업으로 운영되는 관리서비스로 재 개념화하는 문제에 직면하게 되었다(Gabe와 Calnan, 2009).

그래서 인간중심간호 담론은 세계보건기구(McCormack와 McCance, 2017)가 나중에 전적으로 받아들인 개인의 권리와 요구에 주의를 기울일 뿐만 아니라 간호의 정치 의제에도 주의를 기울였다. 갈수록 어려워지는 의료환경에서 간호를 보호하려면 간호사의 전문성과 기술 향상을 강조하는 것이 중요했다. 의료서비스가 개선되어야 한다면, 환자가 간호의 요소를 경험하는 것이 중요했으며, 치료 결과만큼 개선에 대한 그들의 해석이 강조되었다. 표준화된 서비스가 아닌 과정으로서 간호에 대해 더욱 강조하는 것은 환자에게 유익한 것뿐만 아니라 간호사에게도 중요해 보이는 케어 솔루션에 자신의 기술을 사용할 수 있는 여지가 남아있다는 것을 의미했다(Rankin, 2015). 또한 협의된 과정으로서의 간호는 **관리주의(managerialism)**로 인식된 것에 대응하는 데 도움이 되었다. 이것은 과거 간호실무의 전통적인 권한에 대한 주장을 확장하는 것을 수반했다. 그러나 이를 법제화하는 데 어려움이 남아 있었다. 간호가 어떻게 광범위한 웰빙 분야에 도움이 되는지 입증하기가 어려웠다. 명확한 자원 이용의 우선 순위가 입증되지 않는 한 간호사가 자신의 역할을 확장하고 간호에서 상담가가 될 수 있게 할 자원에 대해 주장하기는 어려웠다.

그룹중심의 질 보증 담론
The group-centred quality assurance discourse

그룹중심 질 보증 담론은 영국 국가보건의료서비스(NHS)의 시작에 기원을 두고 있다. 1948년 이전에는 개별 병원, 보험제도 및 자선단체에 따라 간호 서비스가 분할되어 크게 의존했다. 1차 및 2차 케어 모두에서 의학에 의해 훨씬 더 큰 통제가 행사되었다. 그러나 1920년대와 1930년대의 빈곤과 2차 세계대전 이후, 새로운 NHS는 영국 국민의 많은 걱정을 제거하는 요람에서 무덤까지의 서비스로 고안되었다(Rivett, 1998). 서비스 및 제공의 완전성 및 일관성이 강조되었다. 새로운 시스템 내에서 서로 다른 직종의 의사들은 서로 협력하여 제공되는 지원의 범위를 개선하고 서비스가 최대한 원활하게 이루어지도록 했다. 때때로 강조되지 않은 것은 새로운 서비스가 조정된 업무를 강조한다는 것이다(Gorsky, 2013). NHS의 역사는 전문적인 협력과 경쟁의 자리였지만, 서로 다른 직종의 영역 이익을 증진시키기 위해 고안된 시스템은 아니었다.

요람에서 무덤까지의 서비스 제공계획은 그 이후 수십년 동안 테스트받았다. 보편적인 제공을 약속하기가 더 어려워졌다. 그럼에도 불구하고 NHS의 성공은 영국 인구 내 사망률과 이환율 수준을 낮추고 환자에 대한 접근비용이 거의 또는 전혀 없었다는 것이 특히 의미가 있었다(Welch, 2018).

환자로서

- 더 오래 살았고,
- 노화 및 생활양식과 관련된 만성질환을 다루었으며,
- 전문직이 더 많은 상태를 치료하고 관리하는 법을 배움에 따라,

NHS에 대한 요구가 기하 급수적으로 증가했다.

1980년대부터 정부는 계속 의료서비스를 개편하기 시작하여 양질의 간호는 여전히 유지되었지만 조직은 보다 더 효율적으로 일해야만 했다(Gorsky, 2013). 임상의의 손에 맡겨진 NHS의 비용은 급격히 증가하는 것으로 보였고 이제는 의료서비스를 합리화해야 했다. NHS의 설계자들은 시기 적절한 치료가 후속 요구를 점진적으로 감소시키기를 희망했다. 그러나 실제로는 NHS가 더 많은 것을 제공할수록 대중은 더 많이 요구했다. 점점 더 많은 치료, 절차 및 서비스가 추가되었다.

효과적일 뿐만 아니라 비용 효율적인 사업으로서의 의료 리모델링은 의료 종사자들에게 도전이 되었다(Tranor, 1999; Cope 등, 2015). 각 직종은 자신의 영향력을 키워가면서, 업무의 중요성을 주장하였다. 이제 효율적 안건에 직면하여 간호는 불편한 결정을 내리고 전통적인 간호는 위협을 받았다. 일부 간호사들은 그들이 의료업무를 보다 비용효과적으로 할 수 있다고 주장했다. 의무가 의사에서 간호사로, 간호사에서 간호보조자로 옮겨졌다. 그러나 일부 간호사들은 변화하는 역할을 추구하면서 전통적인 간호의 권한이 사라지고 있다고 한탄했다. 따라서 그룹의 요구와 보장된 질에 대한 간호 담론이 효과성 논쟁뿐만 아니라 효율성으로 옮겨갔듯이 간호사

들은 의사나 다른 사람들이 쉽게 관심을 가질 수 없다는 것을 다시 강조했다. 환자들이 자신의 요구를 이해하고 질병(때로는 질병보다 더 개인적인 것)에 대처하도록 돕는 것이 점점 더 간호의 초점이 되었다(Traynor, 1999). 대조적으로 그룹간호 담론은 항상 일관되고 목적에 맞는 유연한 직원과 팀 및 서비스의 필요성을 인정했다. 그러나 이 담론은 이제 점점 더 정의된 표준과 산출물에 중점을 두었다. 그리고 팀의 업무와 그 밖의 서비스 업무가 단일 직종의 업무보다 더 중요하다고 여겨졌다.

환자-소비자 담론

The patient-consumer discourse

환자-소비자 담론은 환자를 위한 업무(Department of Health, 1989a) 및 사람들을 위한 케어: 향후 10년 이상의 지역사회 간호(Department of Health, 1989b)와 같은 일련의 정부 백서가 환자를 소비지상주의 용어로 설명한 1980년대 후반부터 가장 큰 추진력을 가졌다. 그 이전에 의료 제공에 대해 더 큰 목소리를 주장하는 환자 옹호 단체가 시작되었지단 개별 소비자에 대해서 강조하지는 않았다(Mold, 2015).

1990년대부터 이어지는 영국 정부들이 의료조직 개편 안건을 압박하기 위해 소비자로서 환자의 우려를 이용했다(Harrison과 McDonald, 2007). 의료의 신뢰 상태는 관리 및 자문 패널에 환자의 대표성을 통해 강화해야 했으며, 일차진료 기관의 의료서비스는 환자가 필요로 하는 것과 가장 효과가 있는 것에 대한 환자-소비자 의견을 확보하는 수단을 찾기 위해 필요했다.

개별 소비자로서 환자의 개념은 의료조직의 변화와 함께 성장했으며, 몇 가지 영향력 있는 발전과 밀접한 관련이 있다:

- 특히 인터넷상에서 환자정보 출처의 성장과 다양화(Morgan, 2016)
- 특정 안건과 요구가 있는 환자를 지원하는 자선단체의 개선
- 의료서비스의 논쟁, 분쟁 및 부족에 대한 대중매체의 정치화

케어 부족에 대한 미디어 노출은 환자가 서비스를 평가하고 선택하는 데 있어 더욱 차별화 되도록 했다. Brown 등(2011)은 그 결과로 대중은 건강, 치료 및 간호와 관련된 전문적 및 관리적 주장 모두에 대해 회의적이 되었다고 설명했다.

그러나 Mold(2015)는 환자 소비지상주의가 항상 어느정도 문제가 있음을 상기시킨다. 영국의 환자는 의료보험이나 진료비 지불 시스템을 사용하는 다른 국가의 환자와 달리 직접 케어를 위해 돈을 지불하지 않는다. 복지국가 의료시스템 내에서 환자의 영향력은 더 크지 않다. 환자 소비지상주의는 다음과 같은 이유로 저해되었다.

- 보유한 지식 간의 상당한 비대칭－환자는 인터넷을 통해 더 많은 정보를 얻었지만, 이것은 전문적인 훈련과 연구에서 얻은 것만큼 논리조이지 않다(Calnan, 2010).
- 환자는 스트레스를 받는 기간 동안 종종 치료 동의를 함－임상가가 확인한 요구도에 기초한 케어에서 환자의 목표로 전환하는 것은 소비자의 관점에서 필수적인 것부터 최적으로 보이는 것까지 항상 어려웠다(Newman과 Vidler, 2006).
- 환자 전문지식을 개발하는 데 많은 시간이 필요함－수년에 걸쳐 건강 문제를 다루는 환자는 전문지식을 개발할 수 있지만 이것은 때로는 힘든 학습이다.

오늘날 소비자 담론은 여전히 활기차지만 단편화되어 있다. 환자들은 동질적인 그룹이 아니며 특별한 요구가 있는 사람들은 자신의 대의를 위해 맞설 수 있는 옹호자들에게 의지한다. 더 양호하고 명확한 정보, 합리적인 가격의 치료옵션 설정(예: NICE 지침에 의한) 및 환자의 질문과 제안에 대한 보다 신중한 처리에 의해 합의된 요구가 있을 수 있지만, 담론은 서비스가 어떻게 가장 잘 제공되는지에 의해 충분한 서비스와 명확한 서비스에 초점을 둔다. 인간중심간호와 그룹중심간호의 옹호자들이 모두 소비자를 그들의 대의로 유혹할 수 있지만, 양측의 전문적 권고에 대한 어느 정도의 냉소주의는 소비자를 확보하기 어렵게 만들 수 있다. 표 1.2는 여기에 요약된 담론들의 주장과 제한점을 요약한다.

표 1.2 케어가 어떻게 이루어지는지에 대한 담론별 정리

	인간중심간호	소비자주도간호	그룹중심간호
간호의 초점	개인들과 그들의 가족	의료서비스와 관련하여 호기심 및 분별력 있는 적극적인 대중의 구성원	일반적인 어려움과 요구를 경험하는 큰 범위의 환자
전제	환자가 적극적으로 의료문제에 관여하며 그렇게 할 자신감이 있다. 간호사는 질병, 상해 또는 치료와 직접적인 관련이 있는 것을 넘어서서 일련의 환자의 관심사와 요구를 탐구할 수 있는 기술과 자신감을 갖추고 있다.	개인들이 요구와 서비스를 연구하는데 자신감을 가지고 있으며, 케어에 대한 그들의 기대를 더 분명히 표현할 수 있다. 개인은 자신을 대신하여 일하는 다른 사람들(예: 반복되는 관심과 요구를 나타내는 자선 단체)에게 보살핌을 받을 수 있다.	사람들이 간호가 공유되어야 할 제한된 자원이며, 많은 사람들의 우선적인 요구가 의료전문가의 가장 빠르고 가장 큰 관심을 요구하는 것이 더 낫다는 것을 존중한다. 서비스의 의무는 제공되는 것을 명확하게 표현하고 일관적이고 엄격하며 안전하게 전달되도록 하는 것이다.
강점	간호가 자유롭고 개별적으로 표현된다. 그것은 느끼는 것과 건강해지는 것이 무엇을 의미하는지 주의를 기울이게 하는 점점 더 많은 선택권을 제공한다.	간호는 공통적으로 충족된 특정 건강관리 문제를 이해하는 개인 그룹에 의해 구체화된 니즈를 반영한다.	서비스가 제공하는 것을 더 잘 표현함으로써 최소한의 간호 표준이 유지된다. 대중은 정부와 정부기관을 통해 마련된 서비스의 한계를 이해한다.
제한점	상당한 자원 제한이 간호사가 환자와 개별적으로 협의할 수 있는 것에 지장을 준다. 환자와 간호사는 철학이 지지하는 공동의 케어 협의에 준비가 되어 있지 않다. 케어 협의의 경계가 테스트될 수 있다. 예를 들어, 환자는 의료에 필요한 몇 가지 사적인 부분에 대하여 논의하고 싶지 않을 수 있다.	더 잘 대표되는 소비자 그룹은 전체 간호 자원의 더 많은 점유율을 확보할 수 있다. 환자 소비자 그룹은 서비스의 본질을 결정하기 위해 서로 공개적으로 경쟁할 수 있다. 의료전문가들의 전문성은 연구 권장 실무와 느낀 요구(felt need)는 경쟁하므로 문제가 있을 수 있다.	간호 서비스가 이상적이지 않은 것으로 보이며, 일부 우선적 요구를 충족시키지만 다른 많은 느낀 요구(felt needs)는 무시한다. 서비스가 효과성이나 인도적인 것보다 효율성과 관련된 문제를 높이 평가하여 점점 더 둔감하고 관료적으로 보인다.

표 1.2 케어가 어떻게 이루어지는지에 대한 담론별 정리 (계속)

	인간중심간호	소비자주도간호	그룹중심간호
간호사에 대한 영향	간호사는 상호 합의된 목표를 달성하도록 설계된 전략을 가진 숙련된 협의가 및 촉진자가 되어야 한다. 질병 또는 상해를 중심으로 한 간호업무의 전통적인 개념이 질병경험으로 전환하고 그 후에 건강 및 웰빙으로 진행한다. 간호업무의 다양성이 증가한다.	간호사 및 다른 사람들은 이용 가능한 자원에 대한 경쟁 요구를 중재해야 한다. 간호사는 가장 중요한 서비스를 더 잘 표현하기 위해 소비자 그룹과 연락하는 사람이 된다. 간호사는 자신의 근거지식을 사용하여 소비자에게 정보 출처에 대해 조언하고, 일부는 추천하고, 다른 것은 반박한다.	간호사는 환자를 보호하고 서비스 예산을 관리하도록 설계된 프로토콜과 정책 내에서 일관되게 일한다. 간호사는 이용 가능한 서비스의 한계를 설명할 뿐만 아니라 환자가 추구할 수 있는 다른 자원을 가르쳐 주어야 한다.

활동 1.5 비판적 사고(Critical thinking)

동료와 함께, 의료에 관한 서로 다른 세 가지 담론이 환자를 지원하기 위해 간호사가 무엇을 해야 하는지와 그 이유를 확인하십시오. 다음의 요약이 도움이 될 수 있습니다.

- 인간중심간호는 환자에게 더 많은 선택권과 영향력을 제공하지만 환자에게 책임도 부여한다. 선택을 하기 위해서 환자는 더 많은 개인정보를 공유하도록 요구될 수 있으며, 이것이 요구도, 선호도 및 목표를 결정하는데 더 좋다.
- 그룹중심간호는 환자에게 수술, 치료 또는 재활과 관련된 간호 패키지 및 최소 표준을 보장하지만, 고객으로서 존중하여 주의를 기울이지 않는 한 개별적인 우려와 요구를 식별하지 못할 수 있다.
- 환자-소비자 간호는 환자의 목표에 가장 적합한 정보와 서비스를 찾는 것을 강조한다. 소비자는 갈수록 정교해지고 있지만, 요구사항을 주장하는 확신이 항상 가장 완전하거나 가장 권위있는 정보에 근거한 것은 아니다.

이 장의 끝에 요약된 답변이 제공됩니다.

실용적인 인간중심간호의 정의

A pragmatic person-centred care definition

활동 1.5에 대한 당신의 논의는 당신이 케어 준비의 문제가 다소 혼란스럽다고 결론짓게 만들었을 것이다. 인간중심간호가 타협되었다고 생각한 것이 무엇이든(활동 1.1) 그것이 이제 조금 더 복잡해 보일 수 있다. 실제 표준 간호과정에 대해 어떻게 생각하든, 왜 모든 사람들에게 보장될 수 있는 무언가를 찾고 있었는지 이제 더 명확해졌다. 개별적 요구와 더 넓은 그룹의 요구 모두 간호사가 근무하는 매 교대시간 동안 해결해야 할 균형으로 남아있다. 소비자로서 환자는 더욱 까다로워질 수 있으며, 간호사는 현명한 것뿐만 아니라 바람직한 것에 대한 토론을 하게 된다. 좋은 간호의 결과를 형성하는 것의 일부는 환자의 상황, 요구 및 개인적인 대처방법에 대한 민감한 이해에서 비롯된다. 좋은 간호를 구성하는 것의 일부는 연구근거, 많은 환자와의 경험에서 얻은 교훈, 약학, 생리학, 상처치유, 아동발달, 정신질환, 노화과정에 대한 지식 및 기타 다른 일련의 경험적 정보에서 온다.

그러나 간호는 우리가 생각하는 것보다 덜 혼란스럽다. 간호사와 다른 의료진들은 간호를 어떻게 제공해야 하는지에 대한 견해를 가지고 있지만, 임상의는 종종 환자와의 합리적인 타협에 동의한다(Elwyn 등, 2016). 환자는 잘 설명된 연구근거를 잘 받아들이며 여러 가지 행동 과정에 수반되는 위험에 대한 임상의의 평가를 기꺼이 받아들인다. 소비자는 명분을 내세울 수도 있지만, 목표가 서로 다른 사람들과 협력하여 다른 방법을 사용해야 할 수도 있다는 인식이 널리 퍼져 있다. 특정한 철학에 대한 언급없이 임상의는 특정한 환자 집단이 가장 필요로 하는 것으로서 무엇이 우려되는지를 점진적으로 인지하고 거기서부터 시작한다. 그들은 환자들이 발견하는 환경을 고려하여 환자가 먼저 이해하고 싶어하는 것을 읽는 법을 배운다. 그들 자신의 지역 임상의, 간호사 및 다른 의료진은 무엇이 환자를 더 잘 돌보고 지지하는지에 대해 질문하면서 혁신을 시작한다. 예를 들어, 누가 환자와 먼저 업무 할지, 누가 특정한 것을 설명할지, 정보를 어떻게 공유할지 및 건의사항들을 어떻게 파악할지와 같은 많은 것들에 관심을 기울일 수 있다. 이러한 근무환경의 특징은 협업하는 전문가 그룹 전체와 관련된 환자 및 일반 보호자들 사이에 의사소통이 풍부하다는 것이다.

실제로 행동에는 종종 순수한 이념적 간호 접근법이 없는 경우가 많다. '인간중심간호'는 환자가 표현한 요구에 맞게 조정된 몇 가지 기존 솔루션을 제공한다. 그룹중심간호는 간호사가 환자의 경험을 확인하여 불편해 보이거나 실패한 것으로 보이는 것을 확인하는 기록을 포함한다. 임상의는 할 수 있는 모든 것이 반드시 의료전문가들에 의해 제공되는 것은 아니라는 것을 알고 있다. 다른 곳에서 권장할 수 있는 추가 지원이 있을 수 있다. 우리는 다음 장에서 그러한 실용주의 이론을 탐구할 것이다. 그러나 현재로서는 이 책에 사용될 인간중심간호의 정의를 제공하는 것이 중요하다. 그것의 정의는 개별적 요구와 많은 사람들의 요구 사이에서 타협을 인정하는 것이며, 환자에게 기회를 열어주고 간호사의 전문지식을 전달해 주는 것이다. 이는 환자가 존중받고, 상담 받으며, 때로는 도전을 하고, 항상 소중하게 느끼도록 돕는 것을 지향하는 정의이나, 반드시 서비스의 고객이다.

인간중심간호(실용적)

Person-centred nursing care (pragmatic)

인간중심간호는 의료서비스 기간 동안 존경과 지지, 가치를 느낄 수 있는 현재 상황에 대한 개인적 경험과 인식을 적절히 고려하는 환자를 대상으로 개발된 관계이다. 이는 환자가 자신의 상황을 살펴보고 미래에 대한 선택권, 즉, 환자가 서비스로 제공하는 것뿐만 아니라 무엇을 하는지에 따라 달라질 수 있는 선택권을 탐색하도록 돕는다. 인간중심간호는 우리가 그들의 안녕을 존중해 주는 사람으로 개인적 의미가 있는 삶을 보장하지만, 그것은 또한 상담가, 전문가 및 조언자로서 즉, 근거, 경험 및 최상의 실무지식을 공유하는 것을 수반하는 간호사의 역할을 주장한다. 인간중심간호는 촉진적이다. 환자가 자신이 편안하다고 느끼는 범위 내에서 참여하고 토론할 수 있게 하며, 항상 고지에 입각한 동의, 행동과정을 수락하고, 강화하고, 변경하고, 거부할 권리를 인정하며 또한 자신이 한 결정에 대한 개인적 책임을 인정한다.

장의 요약 CHAPTER SUMMARY

이 장에서는 문헌 내에서 표현된 인간중심간호가 무엇인지 설명하고 의료서비스 내 견해의 역사가 이 개념을 둘러싼 논쟁을 형성하는 방법에 대해 요약했다. 인간중심간호는 믿을 수 없을 정도로 단순하게 들리지만, 제도적 환경 내에 설정되어 있고 다양한 간호에 대한 기대가 표현되는 경우에는 다소 복잡해진다. 인간중심간호는 간호의 올바른 장소에 대해 논쟁하는 사람들에게 초점이 되고, 소비자가 의료전문가에게 기대할 수 있는 것에 대한 서비스와 더 나은 반응에 대한 아이디어를 개발하는데 초점이 된다.

- 인간중심간호는 이용 가능한 자원과 간호사의 기술에 대한 가정을 하는 다소 이상주의적 용어로 구상될 수 있다. 한 가지 극단적인 측면은 인간중심간호가 전체 의료서비스를 혁신하고 광범위하고 개별적인 간호 협의에 중심을 두는 것이다. 다른 극단적인(실용적인) 측면은 의료서비스를 인도적으로 만들어서 환자의 존엄성을 보존하고 지지하는 것이다.
- 간호는 많은 사람들이 기대할 수 있는 일관된 최소 표준에 대한 서비스에 초점을 둔다. 간호에 대한 이러한 이해는 간호를 협의할 자유에 대한 광범위한 보장보다는 서비스에 대한 보장에 중점을 둔다.
- 간호사는 간호 철학뿐만 아니라 서비스의 일부로 인간중심간호를 생각하도록 권장되기 때문에 특정 상황에서 어떻게 가장 잘 진행할지 알기가 더 힘들어 질 수 있다. 이론과 실제, 이상주의와 실용주의 사이에 교묘한 타협이 이루어져야 하며, 그것이 이 책의 나머지 부분의 주제이다.

활동: 간단히 요약된 답변

● 활동 1.1 반영

당신은 인간중심간호가 단순히 역할을 수행하는 사람이 아닌 사람으로서 환자를 생각하는 태도, 환자로 생각하는 방법으로 생각했을 수 있다. 그렇다면 훌륭하다! 환자의 역할을 하게 된 사람, 그들의 두려움과 걱정, 지각된 요구와 목표를 이해하는 것 그것이 인간중심간호의 본질이다. 그러나 일단 우리가 그것이 실제로 무엇을 수반하는지에 들어가면 몇 가지 복잡한 문제가 발생한다. 환자에게 제공되는 선택권은 의료서비스 내에서 이용할 수 있는 자원뿐만 아니라 환자가 선택할 수 있는 준비상태와 능력에 달려 있다. 관련성 있고 정확한 정보와 해당 정보를 비판적으로 평가할 준비가 되어 있지 않으면 환자가 올바른 결정을 내리기가 훨씬 어렵다. 당신의 근무지 배치에 따라 환자가 간호와 관련하여 선택하는 능력이 크게 다르다는 것을 알았을 것이다. 어떤 환자들은 많은 선택을 해야 하는 책임을 원하지 않고 그것이 전문가의 책임이라고 생각할 수도 있다. 의료에서 되풀이되는 문제점 중 하나는 환자를 치료 의사결정의 파트너로 참여시키기 위해서 환자를 충분히 잘 아는 데 시간이 걸린다는 것이다. 예를 들면, 그들이 위험에 대해 어떻게 생각하는지, 위험을 회피하는지 또는 수용하는지 이해해야 한다.

● 활동 1.2 비판적 사고

이 활동에 대한 당신의 답변은 필연적으로 매우 개인적인 것이지만 나는 헌신 문제에 대한 반영을 제의한다(질문 2). 인간중심간호에서 환자가 간호계획, 제공 및 평가의 파트너가 된다고 가정한다면 그것은 권리와 책임을 수반한다. 환자의 책임을 인정하지 않고 환자의 권리를 주장하기 위해 간호사는 간호를 덜 지시하지만 모든 치료결과에 대한 책임은 유지해야 한다는 부당한 입장에 있게 된다. 그렇다면 간호사와 환자 모두에게 헌신이 필요하다. 간호과정이 인간중심인지 여부는 간호사가 촉진하거나 기여하는 것뿐만 아니라 환자가 허용하거나 제공하는 것에 따라 결정될 수 있다. 이 책의 2부에서 볼 수 있듯이, 환자는 간호과정에서 간호사와 참여할 수 있는 능력과 준비상태가 크게 다르다. 간호사는 인간중심간호를 올바르게 장려하고 촉진하지만, 성공은 환자가 더 많은 것을 기대하고 더 많은 치료에 기여할 수 있도록 환자를 돕는 최선의 방법을 찾는 데 달려 있다.

● 활동 1.3 실무 검토

환자의 말을 듣고 배우는 것은 다양한 이점을 제공한다. 내가 생각한 몇 가지는 환자가 문제를 어떻게 해결하는지에 대해 배우는 것과 그들이 걱정하거나 아플 때 어떻게 신호를 보내는지 배우는 것을 포함했다. 환자의 말을 듣는 것은 다른 지지 자원과 우리가 성공적으로 연락할 수 있는 보호자들을 우리에게 알려준다. 일부 환자는 자신의 질병에 대한 전문가가 되어 식이요법, 약물치료 또는 운동을 관리하는 보다 성공적인 방법을 우리에게 알려줄 수 있다.

● 활동 1.4 반영

인간중심간호의 사례가 이 책의 2부 사례연구에 제시되어 있지만, 처음부터 환자와 이야기하는 상당히 개별적인 방식부터 간호가 제공되는 방식의 전환에 이르기까지 매우 광범위하다는 것에 주목할 가치가 있다. 예를 들면, 3장에서 간호사는 환자의 우려를 특정한 방식으로 경청한다. 5장에서는 환자교육이 다른 방식으로 설계되었다. 그룹중심간호는 종종 특정 지원 프로그램, 질병고- 관련된 재활 프로그램 및 일반적인 재활 치료 문제에서 입증된다. 예를 들어, 환자교육 비디오는 환자측의 일부 공통적 요구를 가정하여 설계된다. 간호의 질은 여러 가지 방식으로 정의된다. 예를 들면, 유연성과 관련하여 환자가 무엇을 할 수 있는지 형성하는 정도를 판단할 수 있다. 그러나 질 또한 설명되는 정도와 환자 지침의 범위를 참조하여 판단될 수 있다. 첫 번째는 과정으로서 간호를 강조하고, 두 번째는 산물로서 간호를 강조한다.

● **활동 1.5 비판적 사고**

경쟁 담론은 케어를 복잡하게 할 수 있다고 생각하는 세 가지 이유는 다음과 같다.

1. 환자들에게 간호에 대한 다른 기대치를 설정한다. 환자는 다른 사람으로부터 읽거나 들은 것에 따라 간호사에게 서로 다른 것을 기대할 수 있다. 환자의 역할(소비자, 파트너, 의료 제품 사용자로서)이 간호사가 예상하기 어려운 방식으로 변경되었다.
2. 환자는 간호사들이 자신들에 대해서 근본적으로 서로 다른 기대를 가지고 있다는 것을 발견할 수 있다. 예를 들면, 환자가 공유되는 의사결정에 열정적으로 참여할 것이라고 가정하는 간호사는 보다 수동적인 역할을 수행할 것으로 기대했던 환자의 동기가 궁금할 수 있다.
3. 일반인 보호자의 간호 장소, 즉 환자와 관계된 사람이 제공하는 장소와 관련하여 논쟁이 발생할 수 있다. 간호사가 인간으로서 환자에 대해 더 많이 이해할 경우에는 보호자의 전문성에 관한 문제가 제기된다. 인간으로서 환자에 대한 지식 외에 그가 무엇을 기여하는가?

추가 자료

1장은 모두 유익하게 탐색될 수 있는 여러 가지 다른 인간중심간호 철학 서적을 참조하지만, 특히 해당하는 인간중심간호 책 몇 권은 다음과 같다.

Marshall, M and Gilliard, J (2014) *Creating Culturally Appropriate Outside Spaces and Experiences for People With Dementia*. London: Jessica Kingsley Publishers.

치매보다 더 자아를 공격하는 것은 없다. 우리가 인간관계에서 기억 속에 축적한 것이 끊임없이 침식된다. 이 세계 각지의 에세이 모음은 치매로 고통받는 사람들의 인격과 존엄성을 보존하는 데 도움이 되는 주도권을 설명하며 나는 그것이 매우 희망적이라고 생각한다.

Koubel, G and Bungay, H (2009) *The Challenge of Person-Centred Care: An Interprofessional Perspective*. Basingstoke: Palgrave Macmillan.

이 에세이 모음은 다양한 전문적인 관점에서 인간중심간호를 살펴보고 모든 서비스가 합쳐지지 않을 경우에는 간호경험이 최선의 경우에도 일관성이 없다고 주장한다.

유용한 웹 사이트

다음의 출처들을 통해서 인간중심간호의 정의에 대해 자세히 읽고 이를 제공하는데 무엇이 수반되는지에 대한 토론을 할 수 있다. 중요한 것은 이 문서들이 대중에게 널리 알려지고 있다는 것이다. 이들은 특별히 간호사를 위한 것이 아니다.

https://healthinnovationnetwork.com/…/what_is_person-centred_care-and_why_is_it_important?

Health Innovation Network South London (accessed April 2018, no date for document declared).

https://valuingpeople.org.au/the-resource/what-is-person-centred-care

Valuing People. What is person-centred care?

www.health.org.uk/sites/health/files/HelpingMeasurePersonCentredCare.pdf

The Health Foundation: Inspiring Improvement, de Silva, D (2014) Helping measure person-centred care. Evidence review, March.

Chapter 2

인간중심간호에 대한 실용적 접근

A pragmatic approach to person-centred care

간호사에 대한 NMC 숙련도 표준

이 장에서는 다음과 같은 플랫폼과 숙련도를 다룬다:

플랫폼 1: 책임 있는 전문가로 성장

간호사는 다음과 같은 것을 할 수 있다:

1.10 탄력성과 감성지능을 보여주고 일상적이고, 복잡하고, 어려운 상황에서 자신의 판단과 결정에 영향을 미치는 이론적 근거를 설명할 수 있다.

1.18 다학제간 팀에서 효과적이고 능동적으로 기여할 수 있는 지식과 자신감을 보여준다.

플랫폼 4: 간호제공 및 평가

간호사는 다음과 같은 것을 할 수 있다:

4.1 사람들에게 중요한 것과 안전, 존엄성, 개인 정보보호, 안락함 및 수면에 대한 요구를 충족시키기 위해 이 지식을 사용하는 방법을 증명하고 적용함으로써, 근거기반 인간중심간호를 제공하는 데 있어 다른 사람들의 역할 모델을 할 수 있다.

4.2 적절한 경우 개인, 가족 및 돌봄제공자는 자신의 간호를 관리할 수 있도록 사람들과 협력하여 공동 의사결정을 장려한다.

장의 목표

이 장을 읽은 후에는 다음과 같은 것을 할 수 있다:

- 의료서비스 자원 내에서 실현 가능한 인간중심간호 접근방법의 특징을 이해한다.
- 접근 방법은 간호사(및 다른 사람)가 참여하는 다양한 종류의 업무에 중점을 둔다는 것을 이해한다.

서론

Introduction

인간중심간호에 대한 실용적 접근은 훌륭한 전문가적 태도의 표현 이상이다. 그것은 환자들이 우리에게 말하는 것을 듣는 것 이상이고, 간호가 어떻게 이루어지는지에 대한 재고를 포함한다. 또한 그것은 지역의 간호제공자들과 돌봄수혜자들의 상상력에 의존하는 어떤 것이며, 무엇이 잘 작동하는지, 무엇이 안심되고 고무적인지를 확인하는 것이다. 이런 의미에서 인간중심간호의 실용적 표현은 거창한 이론에 훨씬 덜 의존하며 부분적 발견에 훨씬 더 열려 있다. 임상간호사들은 인간중심간호의 설계를 규정적인 용어로 표현하는 대신 지역에서 호소력 있는 해결책을 찾기 위해 노력한다. 중요한 것은 환자와 간호사 모두 행해진 것을 좋아해야 한다는 것이다. 시간이 지남에 따라 만족스럽고 목적의식이 있으며 복제 가능한 것으로 보일뿐 아니라 전문적인 간호기준을 충족해야 한다(예: Riding 등, 2017; Rose와 Yates, 2015).

이것을 염두에 두고, 이 장은 인간중심간호의 실용적인 설계에 관한 복잡한 이론을 소개하는 것이 아니다. 대신, 실현 가능한 것처럼 보이는 인간중심간호의 일부 특성을 특징짓는다. 중요하게 인간중심간호의 과정에서 어떻게 실행할 수 있는지를 강조한다. 어떤 간호사와 철학자가 생각한 인간중심간호의 비판 중 하나는 지나치게 복잡하다는 것이다. 인간중심간호에 대한 보다 실용적인 개념은 사람이 중심 무대라는 것을 인정하지만, 다양한 의료인력 및 서비스가 환자와 협력하여 케어 문제에 대한 만족스러운 해결책을 만들 수 있다고 주장한다(Wigert와 Wikstrom, 2014). 인간중심간호는 간호사가 기여하는 것을 축하하는 도구일뿐만 아니라 간호를 원활하게 하는 것을 돕는 협력적인 도구이다.

이 장에서 인간중심간호는 간호업무의 5가지 요소로 설명된다. 간호업무요소들은 환자와 서비스 간에 발달하는 지원관계의 일부로 제시된다. 각 업무요소에 주의를 기울이면 환자가 자신의 간호가 개별적이라고 느낄 가능성이 높아진다. 중요한 것은 환자의 인식된 역할을 바꾸어서 환자를 치료에 적극적으로 참여시키는 데 도움이 될 것이다. 환자가 회복 및 재활이라는 개인적인 목표를 달성해야 하는 경우 대개 필요한 몇 가지 개별적 업무요소가 있다(Bigi, 2014). 행복감을 달성하고 유지하려면 개인의 헌신이 필요하다. 보호자가 의료서비스를 어떻게 평가하는지에 대한 고전적인 사회학적 연구에서 Baruch(1981)는 초기에는 종종 서비스가 긍정적으로 평가되었다고 언급했다. 그러나 시간이 지남에 따라 보호자들은 환자가 스스로 설정한 목표를 달성했는지 여부를 고려하기 위해 서비스를 잠시 멈추었고, 서비스의 평가는 악화되었다(이것을 '잔혹한 이야기'라고 언급했다). 서비스 이용자들은 시간이 지남에 따라 지지와 간호를 더 부정적으로 평가하는 경향이 있었다. 역설적인 것은 목표달성이 종종 환자/보호자의 기여도에도 의존한다는 것이었다. 오로지 인식된 전문적 지지 부족의 관점에서만 목표를 달성하지 못한 것을 평가하는 것은 정직하지 못한 일이었다.

일부 환자는 자가간호 능력이 제한되어 있고, 다른 환자들은 더 많은 일을 할 수 있는 잠재력을 가지고 있다. 장기적으로 서비스는 노인 환자와 만성질환을 앓고 있는 많은 사람들과 보다 전략적으로 업무를 진행하는 것은 중대한 변화로 보인다. '아픈 것'에서 '잘 사는 것'으로 이동하려면 반드시 학습과 환자에 대한 책임의 일부에 대한 분담이 필요하다(Schopf 등, 2015).

활동 2.1 비판적 사고(Critical thinking)

다른 종류의 업무를 포함하는 인간중심간호의 이점은 무엇입니까? 말하자면 환자를 위해 완성된 이상(ideals), 표준(standards), 과제(tasks) 측면에서 그것을 생각하는 것과 어떻게 다릅니까? 간호사가 업무를 시작하면 그것은 생각의 의식적인 응용, 경험 및 통찰력을 내포하고 있지만, 우리는 항상 왜 특정한 방식으로 실무를 진행하는지에 대해 열심히 생각하면서 일합니까?

이 장의 끝에 요약된 답변이 제공됩니다.

우려, 니즈 및 필요사항 예측

Anticipating concerns, needs and requirements

새로운 환자에게 질문부터 시작하는 인간중심간호를 상상하는 것은 유혹적이지만, 여기서는 그 만남이 이루어지기 훨씬 더 먼저 일이 시작된다고 주장한다. 간호사 및 다른 의료 종사자는 자신의 케어 환경과 관련된 만만찮은 준비 작업을 수행해야 한다(Stirk와 Sanderson, 2012). 간호사는 환자가 치료를 받으러 올 때 전형적으로 갖는 우려, 니즈 및 필요사항을 예측하고 분명하게 설명해야 한다. 단일 전형의 환자는 없지만, 대부분의 환자는 서비스가 중재하는 의료서비스 변화와 관련하여 몇 가지 공통된 관심사와 요구가 있을 것이라고 주장할 수 있다. 환자의 우려, 니즈 및 필요사항을 예상하는 데 연구, 경청 및 임상 경험의 근거가 중요하다.

활동 2.2 실무 검토(Practice reviewing)

지금 잠시 중단하고 당신이 돌보는 환자가 일반적으로 공유한다고 생각하는 우려, 니즈 및 필요사항을 나열해 보십시오. 그러한 것들이 여러분의 환자들이 치료하는 데 도움을 주는 질병과 밀접하게 연관될 수도 있지만 여러분이 사용하는 치료법, 수술 또는 시술과 관련이 있을 수도 있습니다. 또한 개인이 의료 환경에 주는 환자 이력을 나타낼 수도 있습니다.

다음으로 어떻게 이 정보를 얻었는지에 대해서 메모를 적어 두십시오. 환자의 우려, 니즈 및 필요사항에 대해서 당신이 무엇을 하는지 어떻게 알 수 있습니까?

이 답변은 당신 자신의 성찰에 기초한 것이므로 이 장의 끝에는 요약된 답변이 없습니다.

케어 환경 내에서 둘 이상의 환자 그룹을 간호하며 각 그룹에 공통된 우려, 니즈 및 필요사항이 있을 수 있다. 우려는 건강 변화에 대한 걱정이나 불확실성과 관련된다. 또한 우려는 그 변화가 의미하는 것과 미래의 생활양식에 무엇이 수반될 지와도 관련된다. 니즈는 변화를 최대한 안전하게 끝내는 것과 관련될 수 있으며, 필요한 조정에 대한 것이다. 필요사항은 그러한 변화에 자신 있게 참여할 수 있도록 적절하게 준비가 되어 있는 것과 관련된 문제이다. 예를 들면, 장루 전문가가 되기 위해 배우는 사람에게는 장루관리 기술이 필요하다(Lim 등, 2015). 암 치료 병동에서 환자는 서로 다른 암 약물요법을 완료할 수 있다. 그러나 그들이 가진 공통점은 부작용의 정도가 다른 약물을 사용하고 있다는 생각을 받아들이는 것에 있다. 환자는 모호한 치료의 특성에 대처하고 있다(Weeks 등, 2012). 정신 건강관리 환경에서 환자는 미묘하게 서로 다른 진단을 받고 있을 수도 있지만, 흔히 그들에게 공통적인 것은 일종의 집단치료를 공유한다는 것이다(Lorentzen과 Ruud, 2014).

몇 가지 이유로 공통적으로 느끼는 우려, 니즈 및 필요사항을 이해하는 것이 인간중심간호의 전제 조건이다.

- 공통적으로 되풀이되는 환자의 경험을 이해하지 않고는 우리는 다음 환자를 도

울 수 있는 우리의 능력에 대해 확신할 수 없다. 이것은 우리가 환자와 함께 구축하려고 하는 첫 번째 친밀한 관계에 매우 중요하다. 신뢰는 인식된 전문지식을 바탕으로 한다(예: Schaepe와 Ewers, 2017). *우리는 대화 나누는 것에 대해 알고 있는 것처럼 들려야 한다*. 왜냐하면 그것이 우리가 하고 있다고 말하고 있는 것이고 우리가 환자가 겪고 있는 변화를 이해한다고 환자를 안심시키는 이유이기 때문이다.

- 예를 들면, 인슐린 자가투여, 공황발작에 대한 대처, 머리에서 들리는 목소리에 대해 대응하는 것과 같이 환자에게 요청하는 모든 것은 우리가 전형적으로 환자들이 쉽거나 어렵다고 생각하는 것과 그들이 어느 정도 성공을 거두면 해낼 수 있는 것을 명확히 밝혀낸다면 성공할 가능성이 높다(예: Klinke 등, 2013). 우리가 다른 환자들을 알고 이해했다는 것을 보여줌으로써 우리는 우리가 환자경험에 대해 상당한 관심을 가지고 있다는 것을 새로운 환자에게 전달한다.
- 일반적으로 우리의 간호영역에서 경험되는 우려, 니즈 및 필요사항을 이해하는 것은 환자와 개별적으로 협의해야 하는 것의 범위를 좁힌다. 확실히 우리가 다음에 돌보는 환자는 상당히 다를 수 있지만, 통계적으로 환자들은 상당히 많은 것을 공유한다. 환자가 느끼는 공통적인 우려, 니즈 및 필요사항을 조사하는 행위는 시간이 제한되고 자원이 제한적일 때 환자에 대한 질문사항을 정할 수 있게 도와준다. 예를 들면, Perti 등(2014)은 암 화학요법과 관련된 피로의 위험을 설명한다.
- 공통적으로 느껴지는 환자의 우려, 니즈 및 필요사항을 이해하는 것은 임상적으로 가치는 있지만 환자가 잘 받아들이지 못하는 요법, 치료 또는 실무에 의문을 제기할 수 있게 한다. 효과적인 치료는 효과가 있어야 하고, 사용하기에 비용이 효율적이어야 하며, 중요한 것은 환자가 수용할 수 있어야 한다. 치료 및 간호조치가 어떻게 받아들여질지 더 많이 예측할수록 더 전략적으로 솔루션을 추천할 수 있다.

간호사가 인간중심간호를 제공하려고 계획할 때 직면하는 문제점들 중 하나는 간호사가 속한 팀이 일반적인 환자경험과 니즈를 미리 연구하지 않았다는 것이다. 그 팀은 간호사들이 환자에게 무엇이 가장 중요한 것인지 알고 있다고 가정했을 수 있다. 이것은 환자에게 제기된 질문과 자신과 가족들에게 주어진 첫 번째 확신의 기초로 사용할 수 있는 일관성 있는 '양질의 실무' 지식이 적다는 것을 의미한다. 간호사의 우려가 여러 방향으로 퍼지는 것처럼 보이는 경우 즉, 환자에 대한 질문이 크게 엇갈린다면 환자는 불안해할 수 있다. 환자를 안심시키는 것은 양쪽 모두 초점을 맞추는 것(문제를 이해함)과 환자가 경험한 것(관련성이 있음)이다.

환자의 과거정보는 여러 가지 방법으로 얻을 수 있다. 여기에는 다음과 같은 것이 포함된다.

- 서비스 품질에 대한 환자경험, 이것은 때로는 만족도 설문지에 평가로 추가됨.
- 사례연구, 특히 위험관리 절차와 관련하여 연구된 사례연구
- 환자의 불만 및 축하 편지–축하 편지는 왜 어떤 것이 그렇게 좋은 지 설명할 경우 가장 가치가 있음
- 비슷한 의료서비스 변화를 겪고 있는 환자들을 대상으로 현지 및 다른 곳에서 수행된 연구(정성적 자료연구가 여기에서 특히 중요함)
- 학생 간호사 피드백–이것은 당신을 놀라게 할 수 있지만 학생은 실습지에서 완전히 새로운 이해를 가져오며 환자와 좋은 관계를 가지는 것에 대한 우려 때문에 환자의 말에 긴밀하게 주의를 기울임

활동 2.3 반영(Reflecting)

당신이 진행했던 임상실습 또는 근무한 장소를 생각해 보십시오. 팀에 합류했을 때 환자경험과 관련하여 당신은 무엇을 보고받았습니까? 어디서 그러한 브리핑을 받았으며, 직원은 어디에서 정보를 얻었습니까? 자격을 갖춘 직원과 환자경험에 대한 통찰력을 공유했습니까? 그렇다면 그 피드백으로 무엇을 하기를 바랍니까?

향후 실습계획을 위해서 당신이 간호할 환자에게 중요할 것으로 생각되는 환자의 우려를 식별하십시오. 당신의 실습 포트폴리오/메모에 그 우려에 대해 당신이 알아낸 것을 어떻게 기록할지 계획하십시오. 첫 회의에서 이 주제에 대한 당신의 관심을 직원에게 알려서 당신의 통찰력이 향후 업무에서 팀을 어떻게 도울 지 더 잘 계획하십시오.

이 장의 끝에 요약된 답변이 제공됩니다.

환자 이야기 듣기

Hearing the patient narrative

두 번째 종류의 업무는 인간이 자신의 경험을 자신과 다른 사람에게 어떻게 이야기하는 지와 관련이 있으며, 어떤 일이 일어났는지 더 잘 이해할 수 있는 것이다(Rosa, 2014). 우리는 이야기하는 사람들이다. 잠시 멈추어서 지금까지의 삶을 생각해 본다면, 특히 다사다난 한 것처럼 보이는 것, 가치 있거나 주눅이 들게 하는 것처럼 보이는 것이 이야기를 통하여 해석되었으며 그 중 일부는 시간이 지남에 따라 반복되고 조정되었을 가능성이 높다. *우리가 — 했던 날을 기억하십니까?*

경험을 이야기할 심리적 욕구는 우리가 해석하는 사건의 모호함에 달려 있다. 다양한 자극(시각적, 청각적, 촉각적, 후각적)이 우리에게 빠르게 도달하며, 기억된 것이 일어나고 있는 일을 설명하기 위한 쉬운 탬플릿을 제공하지 못한다면, 우리는 설명을 시도하여 경험을 처리할 필요가 있다(Taipale, 2014). 우리가 일어나고 있다고 생각하고 있는 것, 위협, 위안, 도전 또는 보상으로 나타내는 것은 모두 현실 그 자체만큼 강력하다. 인식은 스트레스 수준과 우리의 행복감에 중요한 영향을 미친다. 예를 들어, 치과에 처음 방문했던 것을 생각해 보라. 구강검사 결과가 무엇이든 상관없이, 치과의 의자에 앉기 전에 그 방문은 이미 지각적인 '사건'으로 형성되고 있었을 것이다.

간호사가 환자를 만날 때는 사건에 대한 환자의 인식과 간호에 대한 그들의 기대와 간호사와의 관계가 무엇인지 파악해야 한다(Price, 2017a). 파트너십, 지지 및 존중에 대한 상호 동의 가능한 인식의 도달은 간호사가 환자를 만날 때 수행하는 초기 업무의 일부분이다. 물론 모든 환자가 똑같이 자신의 인식을 공유할 수 있는 좋은 상태에 있는 것은 아니다. 예를 들면, 통증, 완전하지 않은 의식, 약물 또는 독의 영향을 받거나 심리적 위기를 겪는 사람들은 우리와 협의된 케어 관계를 시작하기에 그리 적합한 상태에 있지 않다.

환자의 이야기를 이끌어내는 것이 항상 쉬운 것은 아니다. 환자는 자신의 경험에 대해 많은 것을 공개하기 전에 간호사를 신뢰해야 한다. 그러나 환자가 자신의 생각을 나누는 데 도움이 되는 몇 가지 조치가 있다. 여기에는 다음과 같은 것이 포함된다.

- 환자와 대화하기에 안전한 장소를 확보하는 것. 공공 장소에서 설명하는 것은 훨씬 더 조심스러울 수 있다.
- 처음에 정보를 어떻게 사용할 지와 어디서 정보를 공유할 지 설명하는 것. 일부 간호는 다른 간호사에 의해 제공되며 그들에게 환자의 우려사항에 대해 간략히 설명해야 한다는 사실을 환자에게 알려야 한다.
- 환자의 표현된 고통, 혼란, 불안 또는 관련 감정에 대한 비판단적 태도를 보여주는 것. 환자는 변화하는 가운데 있고 문제를 이해하려면 시간과 지지가 필요하다. 환자의 우려에 공감한다면 그들의 상황을 존중한다.
- 단순히 예 또는 아니오로 대답할 수 없는 질문인 개방형 질문을 사용하는 것. 따라서 예를 들어, *통증이 있습니까?* 라고 환자에게 물어보는 것보다 통증을 설명

하도록 권유하는 것이 좋다.

- 환자의 말에 주의를 기울이는 것. 이것은 눈을 마주친 상태로 유지하고 환자의 설명을 들을 시간을 조금 남겨두는 것을 뜻한다. 환자의 우려 또는 표현된 요구에 대한 생각을 주기적으로 요약한다면 우리가 듣고 이해한 것을 확인할 수 있다. *감염이 있고 가슴이 답답하게 느껴지기 때문에 현재 수술에 대해 확신이 없습니까?*

경우에 따라 우리가 질문하여 무엇을 주의 깊게 보아야 하는지를 파악하는데 도움이 되는 확인된 환자경험을 체크리스트나 위험척도로 만들어 공식화할 수 있다. 위험척도의 개념은 욕창위험에서 익숙하지만(예: Satekova 등, 2017) 우울증과 자살위험을 평가하는 데에도 광범위하게 사용되며(Ceccarini 등, 2014), 현재의 환자인식을 탐구하는 질문이다. Sox와 Stewart(2015)는 구조화된 질문이 어떻게 전체 간호 패키지를 계획하는 데까지 확장될 수 있는 지를 설명한다. 또는 환자가 직면한 징후, 증상 및 사건에 대한 특정질문과 그 경험에 대한 개방형 질문을 결합할 수도 있다. 이 질병에 대해 무엇을 알게 되었습니까? 지금 일어나고 있는 것에 대해 어떻게 느꼈습니까? Howell 등(2018)은 새로 진단된 골수종 환자를 지원할 때 이것의 가치를 설명한다.

활동 2.4 추측(Speculating)

잠시 멈추어서 당신이 모호한 상황에서 병원에 입원한 환자라고 상상해 보십시오. 당신은 익숙하지 않은 증상을 겪었습니다. 당신의 건강에 관한 의문을 제기하는 사건으로 인해 일상생활이 중단되었습니다. 당신은(환자 관점에서) 질문 알고리즘에 따른 표준 질문 체크리스트를 사용하여 당신의 경험과 위에서 설명한 느낌을 말하게 하는 개방형 대화 접근방법의 상대적 장점과 한계가 무엇이라고 생각하십니까?

이 장의 끝에 요약된 답변이 제공됩니다.

환자와의 초기 대화는 여러 가지 목적이 있다.

- 임상적 목적(예: 위험 평가, 문제 진단)에 도움이 되는 것
- 환자와 개인적 목적(환자를 안심시키고, 신뢰를 쌓는 데 도움이 되는)에 도움이 되는 정보를 모두 수집하는 것(Price, 2017a)

개방형 대화에서 사용되는 접근방법의 균형은 환자에게 우리가 그들을 어떻게 보는지를 나타낼 것이다. 우리가 환자를 사람으로서 보는가? 환자는 우리가 주로 이해해야 할 난제인가? 우리가 어떤 종류의 환자인지, 즉 협조적인지, 비협조적인지, 통찰력이 있는지, 또는 상대적으로 무지한지에 관하여 신속하게 판단되는가? 징후, 증상, 사건과 관련된 구체적인 임상 질문을 환자경험과 관련된 보다 일반적인 개방형 질문과 결합하면 확실히 환자에게 호소력이 있다. 이 접근방법은 사람에 대한 관심을 신속하게 표명한다. 이것은 간호사가 일반적인 환자의 우려에 대해 이미 환자가 무엇을 의심하는지 점검할 수 있게 한다. 그러나 이것은 또한 간호사에게 잠재적인 두려움을 일으킨다. 환자의 인식을 너무 강조하고, 경험과 요구에 강하게 초점을 두면, 이후의 모든 환자 기대치를 적절하게 해결할 수 있을까? 전문가가 되는 것은 그 사람에 대한 명시적인 배려와 관심을 가지는 것을 수반하며 또한 환자가 직면할 수 있는 위험을 다루는 것에 대해 체계적이고 잘 조직되어 있는 것을 포함한다.

처음 만났을 때 완전히 한쪽에 대화의 비중을 두는 것은 비실용적이다. 우리가 전적으로 **임상적 요구(clinical need)**를 위한 정보수집에 초점을 둔다면 간호가 차갑게 보일 수 있다. 만약 우리가 전적으로 환자를 한 사람으로서 존중하는 것에 초점을 둔다면, 우리는 아마도 비현실적인 서비스에 대한 기대를 초래할 수 있다. 적극적으로 간호사와 파트너가 되도록 요청받는 환자들은 간호에 대해 점진적으로 더 큰 책임이 요구되는데, 초기에 전적으로 환자인식의 필요성만 강조한 경우에는 원하는 방식으로 진행할 가능성이 적어 다른 마음가짐이 필요할 수도 있다. 즉 변화된 환경에 대한 상호 이해에 초점을 두고, 임상적 문제를 분석하고 그 문제를 다루기 위해 자원을 결

집하는 다른 사고방식이 필요할 수 있음을 의미한다.

활동 2.5 **추측**(Speculating)

이제 당신이 계획하에 병원에 입원하는 환자라고 상상하십시오. 의료전문가들과의 개방형 대화는 당신의 기대를 어떻게 바꾸었나요? 이것이 간호사가 질문한 대화와 환자가 질문한 대화의 균형을 어떻게 바꿀 수 있을까요? 간호사가 안심해야지 환자도 안심할 수 있습니다. 환자가 간호사에게 말하고 싶은 것은 무엇일까요?

이 장의 끝에 요약된 답변이 제공됩니다.

환자에게 현재까지의 경험에 대해 개방형 질문을 하는 것은 매우 중요한 이점을 가진다. 그것은 환자에 대한 적절한 배려와 그들의 인식에 대한 관심을 표현한다. 다른 사람의 경험과 상황을 이해하는 것은 바로 인간적이라는 인상을 준다. 그러나 환자가 무슨 일이 있었는지, 어떻게 느꼈는지 이야기할 때 단순히 질문을 하는 것과 적극적으로 경청하는 것 사이에는 차이가 있다(Browning과 Waite, 2010). 환자의 말을 적극적으로 경청하기 위해서는, 즉 우리에게 말하는 것을 잘 들으려면, 환자가 말하는 것의 의미에 대해 질문해야 한다. 예를 들면, 환자는 자신의 질병에 대한 놀라운 해석을 공유한다. – *나는 내 질병이 누가 나에게 주문을 걸어서 생겼으며 나는 저주를 받았다고 생각한다*. 문화적으로 그러한 질병에 대한 설명은 일부 사회에서는 정상일 수 있지만 서양에서는 드문 경우이다. 환자가 우리에게 이것을 설명한다면, 나중에 질병과정과 자가간호에 대해 가르치는 것이 더 어려울 수 있다. 질병의 원인에 대한 그들의 설명을 부드럽게 반박해야 할 수도 있다. 그러나 다른 많은 환자의 이야기들은 이것보다 훨씬 더 미묘하다. 환자의 신뢰 수준, 희망 및 포부, 인식된 회복단계를 언급할 수 있으며 나중에 간호사와 간호에서 파트너 관계를 맺을 수 있는 정도를 결정할 수 있으므로 그것을 아는 것이 중요하다.

간호사가 환자와 라포를 구축하려면 무엇이 일어났는지, 무엇이 일어나고 있다고 생각하는지, 어떻게 느끼는지에 대한 환자의 이야기를 경청하고 듣는 것이 중요하다. 그러나 그 이야기가 알려지고 이해될 수 있는 속도는 상당히 다양하다(Price, 2017a). 자신의 상황을 잘 파악할 수 없는 매우 아픈 환자는 명확한 이야기를 공유하기에 적합하지 않다. 우리는 환자가 간호과정 내내 자신의 인식 정도를 다시 이야기하도록 계속해서 요청해야 한다.

환자 이야기를 이해하는 것은 환자를 알고 이해하는 데 매우 중요하다. 사건, 질병, 상해, 환자와 관련된 것, 회복 또는 조정을 시작하는 것에 대해 그들이 어떻게 생각하는지에 대한 이해는 다음 단계의 간호업무에 중요하다. 환자는 **환자 역할(patient role)** 및 아플 때 다른 사람들과 관계를 어떻게 조정해야 하는지에 대해 매우 개인적인 관념을 가지고 있다(Segal, 2017). 그들은 매우 수동적으로 행동할 것으로 기대할 수 있다. 그들은 질병의 문제를 아주 합리적이고 심지어 냉담한 방식으로 간호하는 것을 선호할 수도 있다(*나는 이것을 관리할 만큼 지능적이므로 이렇게 합시다*). 일부 환자는 질병 경험을 매우 어리둥절하게 생각하여 자신에게 닥친 것에 대한 무모한 생각을 표현하는 위기에 빠질 수 있다. 분명히 주요 정신질환으로 고통받는 환자는 특히 자신의 삶을 통제할 수 있는 능력과 관련하여 자신의 상황, 이상한 경험과 신념에 대한 무질서한 추론방법으로 어려움을 겪을 수 있다.

따라서 간호사는 환자의 변화된 상황을 추론할 수 있는 능력을 재고해야 한다. 많은 경우에 우리는 환자가 상황을 새롭게 이해할 만큼 상대적으로 잘 갖춰져 있다는 것을 확인할 수 있다. 예를 들면, 사전 계획된 병원입원 또는 우리가 근무하는 병원을 정기적으로 방문하는 환자는 자신의 질병에 대해 광범위한 지식을 가지고 있으며, 발생하는 문제를 관리한 경험이 있다. 규칙적이고 장기간의 치료 프로그램을 받는 환자는 특히 어려움을 극복하기 위한 유용한 대처전략에 대해 전문가가 될 수 있다(Carmichael과 Bridge, 2017).

치료에 대한 논의에 참여할 환자의 준비상태를 점검하는 것이 필수적이지만 때로는 간과되기도 한다. 위험관리와 관련된 요구사항은 환자의 부분적인 책임에 대한 준비보다 앞서 진행된다. 간호사는 환자의 처리능력에 대해 약간의 의구심을 가지고 있다는 정보를 환자에게 전달해야 할 필요성을 갖게 된다. 이러한 상황에서 환자에 대한 신뢰를 쌓아 사건을 담당할 수 있게 하는 케어 계획 작업은 위험관리 요구에 뒤처진다. 가능한 한 환자의 진료에 대한 사전동의를 얻어야 하지만 의사결정이 항상 우리가 원하는 만큼 심사숙고하거나 광범위하게 논의될 수 있는 것은 아니다.

이제 나는 환자의 이야기를 듣는 업무의 중요성을 요약할 수 있다(표 2.1).

표 2.1 환자의 이야기를 듣는 이유

이유	해석
환자 이력과 환자가 직면하는 위험을 규명하기 위해서	우리는 환자의 이야기를 경청하여 사건의 순서를 이해하고 질병 내의 패턴과 그에 따르는 위험을 식별한다.
환자의 인식, 두려움, 니즈, 희망 및 포부를 이해하기 위해서	질병은 경험이며 환자는 이 경험에 기초하여 반응할 것이다. 환자의 인식을 더 잘 이해할수록 더 민감하게 대응할 수 있다.
사람에 대한 관심을 표현하고 친밀한 관계를 발전시키기 위해서	우리가 이야기에 응답하는 방식은 개인에 대한 우리의 관심과 사람에 대한 존중에 대해 많은 신호를 보낸다.
환자의 인지된 역할과 관련하여 환자가 기대하는 것을 규명하기 위해서	환자는 환자의 역할에 대한 다른 개념으로 케어를 받는다. 우리가 이것을 더 잘 이해할수록 우리의 가이드가 더 효과적이고 지지적인 것처럼 보일 수 있다.
환자의 정서 및 추론 상태를 확인하기 위해서	많은 간호는 공유된 사고와 학습을 수반하지만, 환자가 공유하는 것을 통해서 환자의 정서 및 추론 상태를 확인해야 한다. 예를 들어, 충격에 빠지거나 혼란스럽거나 고통스러운 환자는 간호하는 간호사의 파트너가 되기가 훨씬 어렵다.

위험 공유 및 바람직한 향후 방향 파악

Sharing risks and identifying desirable ways forward

간호사가 환자와 수행하는 그 다음 관계 작업은 위험을 설명하고, 특정 선택사항을 고려해야 하는 임상적으로 필수적인 것을 설명하며, 이를 환자 선호도 탐색과 균형을 맞추는 것이다. 고전적으로, 인간중심간호 문헌은 후자를 주요 치료 프로토콜 측면에서 다루는 경향이 있으며, 예를 들어, 수술을 추구할지 또는 지지 또는 약물적 조치로 보다 보수적으로 치료를 계속할 것인지를 선택하는 경향이 있다(Adams와 Grieder, 2013).

그러나 모든 간호계획 협의가 더 큰 치료 선택사항들과 관련이 있는 것은 아니다. 예를 들면, 자신의 주사를 투여하는 등의 개별적인 조치와 관련될 수 있다. 자신에게 인슐린 주사를 제공하는 방법을 이해하는 것은 약물계산의 평가, 왜 정해진 시간에 주사가 필요한지 및 음식섭취 및 운동수준과 주사가 어떻게 균형을 이루는지 이해하는 것을 수반한다. 그러나 중요한 점은 간호사가 환자의 진행방식과 관련하여 환자의 의사를 존중하면서 성공적인 위험관리 요구사항을 정직하게 연관시켜야 한다는 것이다. 인슐린 주사의 예에서, 환자는 그들 자신의 인슐린 치료요법을 관리하는 법을 배워야 한다.

인간중심간호, 환자의 케어 형태에 도움을 줄 수 있는 환자의 권리, 위험관리와 증거의 효과적인 사용과 관련된 문제들에 대해 의료 문헌 내에서 논의된 것이 무엇이든 간에, 환자 병상에서 모두 함께 제시된다. 간호는 이것이냐 저것이냐의 문제가 아니다. 간호사는 환자가 자신의 간호를 형성하는 데 도움을 주어야 하지만 안전을 과도하게 해치지 않아야 한다. 환자는 명백하게 자신의 건강을 훼손하는 생활습관을 유지하고자 할 수 있다. 그러한 상황에서 간호사는 환자에게 그들의 의사결정의 가능한 대가에 대해 알리지 않고 물러서 있을 수 없다.

활동 2.6 반영(Reflecting)

임상적 위험관리와 환자 선호(표현된 요구)가 서로 상충되는 것처럼 보였던 환자를 생각해 보십시오. 위험(취하거나 무시된 조치의 가능한 결과)을 완전히 설명하는 것이 얼마나 중요했습니까? 위험관리와 인간중심간호 목표를 모두 충족시키는 해결책을 찾는 데 있어 환자의 특정한 두려움에 대해 배우는 것이 얼마나 중요했습니까?

이 장의 끝에 요약된 답변이 제공됩니다.

그러나 공유되는 치료 의사결정의 대부분은 수행하기에 좋고/안전하고/이로운 것과 환자가 이해할 수 있고, 대처할 수 있고, 성공할 수 있다고 생각하는 것을 중심으로 한다(예: Bewtra 등, 2014). 둘 사이에 균형이 맞아야 한다. 적응능력을 충분히 고려하지 않고 환자가 완전히 변화한다고 주장하는 것은 간호사가 환자에게 요구되는 것을 말했다는 것을 보장하지만 그것이 반드시 성공을 보장하는 것은 아니다. 실제로, 달성된 결과, 동의된 행동과정은 위험을 최소화하고 계획된 변경을 달성하고 유지할 수 있다는 환자의 자신감을 극대화하는 타협이다.

활동 2.7 비판적 사고(Critical thinking)

현재 건강상의 위험에 대해 어떻게 생각하십니까? 절대적입니까? 어떤 희생을 치르더라도 위험을 피해야 합니다! 그 대신 당신은 위험을 산출로 보십니까?

첫 번째, 어떤 것이 발생할 가능성으로 인식되고 있는데, 이것은 우리가 "벌칙의 가능성"이라고 부를 수 있는 산출입니다(예: 상처가 덧나고 괴저가 발생함). 우리가 행동하지 않거나 잘못된 행동을 하면 이 결과가 초래될 수 있습니다.

두 번째, 발생되는 그 사건의 인식된 중요성이 있습니다(예: 사건이 수반하는 것, 아마도 다리를 잃고 휠체어에 묶이는 것). 우리는 그 산출을 "결과의 중요성"이라고 부를 수 있습니다. 위험은 대가의 가능성과 발생시 그 중요성의 측면에서 설명할 수 있습니다.

간호사가 위험에 대해 생각하고 환자가 위험에 대해 생각하도록 돕는 방식은 인간중심간호로 간주되는 것의 일부입니다. 이것은 환자가 치료 의사결정에 대한 자신의 책임을 인식하는 데 도움이 됩니다.

이 답변은 당신 자신의 성찰에 기초한 것이므로 이 장의 끝에 요약된 답변이 없습니다.

역할과 진행에 중요한 것에 동의

Agreeing roles and what counts as progress

위험 및 느낀 요구(felt needs), 진행방법에 대해 가지고 있는 환자의 선호도에 대한 분석은 공유된 케어 업무를 설명한다. 당사자들이 무엇을 해야 한다고 생각하는지, 그리고 그들의 순서도 설명한다. 그러나 다른 두 가지 질문이 남아 있다. 첫 번째, 누가 수반되는 업무를 할 것인가, 두 번째, 그것이 예상대로 수행되는지 어떻게 알 수 있는가? Polit과 Feiring(2016)은 간호사의 재활 업무가 여전히 문제가 될 수 있으며, 이것은 정확히 역할에 대한 기대가 다르기 때문이라고 우리에게 상기시켜 준다. 우리가 할 것과 환자에게 하라고 요청할 것을 결정하는 것이 항상 간단한 것은 아니다.

계획된 사회행사를 준비하고 있는 요양원 노인거주자들의 시나리오를 상상해보라. 모든 사람들은 환자가 가능한 편안하게 옷을 입는 것에 동의할 것이다. 환자가 함께 옷을 입는 것은 기분이 좋게 느껴져 사기가 유지된다. 문제는 이 의제에도 최대의 독립성을 유지하는 것이 포함되어 있다는 것이다. 거주자가 스스로 일을 더 많이 할수록 그들의 자존감에 대한 지지가 커진다. 따라서 간호사들은 옷 입는 것을 얼마나 안내해야 하는지, 거주자들을 위해 얼마나 많은 일을 할 것인지를 결정해야 한다. 간호사는 안내 및 지원자인가, 아니면 과제 완수자인가? 실제로는 간호사는 타협을 협의한다. 간호사는 환자의 양말과 신발을 신겨줄 수 있고, 그것이 노쇠한 환자에게는 얼마나 어려운지 알 수 있다. 다른 옷 입는 단계(예: 셔츠 착용)는 바람직한 자가간호 기술로 간주된다. 환자를 위해 일하는 것이 덜 인간중심적으로 보일 수도 있고, 품위가 없는 것으로 보일 수도 있지만, 이는 직원 자원을 고려했을 때 주어진 물질적 필요성일 뿐만 아니라 환자를 안심시키는 것도 될 수 있다. 노화는 심리적 과정일 뿐만 아니라 생리적 과정이기도 하다. 모든 자가간호 영역에 영향을 줄 수 있는 능력이 점차적으로 잠식되고 있다.

간호사가 수행하는 역할의 명확성은 인간중심간호에서 중요하다. 간호사가 여러 가지 역할을 적용하고 교대 시마다 역할을 바꾸는 것처럼 보이는 경우, 환자는 무엇을 기대해야 하는지 알기가 어려울 수 있다. 그러면 케어가 모호하고 일관성이 없어 보일 수 있다. 한 간호사는 업무 관계에서 이것을 기대하는 듯하고 다른 간호사는 전혀 다른 것을 기대한다. 그러므로 환자와 함께 하려고 하는 역할을 확인하고, 그들이 준비되어 있는 것은 인지된 수준의 간호 파트너와 연관시키고, 그다음 일관된 방식으로 행동하는 것이 중요하다.

활동 2.8 **반영(Reflecting)**

환자와 어떤 역할을 했습니까? 그것을 적으십시오. 환자에게 당신이 무엇을 기여하려 고 했는지 설명하는 것이 얼마나 중요해 보였습니까? 당신의 접근방법에 일관성이 있는 것이 얼마나 중요해 보였습니까?

이 장의 끝에 요약된 답변이 제공됩니다.

표 2.2는 간호사가 환자에 대해 적용하는 일부 역할을 요약한 것이다. 중요한 것은 간호사가 적용할 수 있는 역할은 환자의 간호에서 파트너 역할을 할 수 있는 능력, 이용 가능한 케어의 기간 및 간호사의 기술에 의해 영향을 받는다. 모든 간호사가 모든 역할을 수행할 수 있는 것은 아니며 모든 간호사가 모든 기술에 대해 자신감을 느끼는 것은 아니기 때문에 지속적인 전문성 개발은 팀 내에서 우선순위가 높은 기술부족에 집중해야 할 수도 있다. 예를 들면, 만성질환을 관리하기 위해 환자의 자가간호가 중요한 환경에서는 교육자의 역할이 특히 중요하다.

표 2.2 인간중심간호 관계에서 가능한 간호사 역할

역할	해석
문제 분석가	환자는 케어 관계 초기에 그들이 직면한 문제를 설명하기 위해 도움이 필요할 수 있다. 문제를 명명하고, 특징을 설명하고, 범위를 결정하는 것은 일반적으로 문제를 해결하기 위한 전제 조건이다. 예를 들면, 환자는 요실금과 이와 관련된 두려움을 특징짓는데 도움이 필요할 수 있다.
상담자/고문	상담은 많은 다른 것들을 수반하며 이용 가능한 교육, 기술 및 시설에 따라 여러 가지 수준에서 실행될 수 있다. 그러나 여기서는 매우 절제된 가능한 추론과정을 언급한다. 대부분의 간호사는 이 일에 참여하여 환자가 여러 가지 행동과정의 장점과 한계 또는 비용을 측정할 수 있도록 도와준다. 예를 들면, 간호사는 환자가 추가 3개월 동안 항우울제를 사용하는 것의 장점이나 다른 것에 대해 숙고하는 것을 도울 수 있다.
교육자	간호사는 환자에게 다양한 기술을 가르치지만, 종종 트레이너 이상으로 환자가 케어 환경을 넘어서 문의하고 학습할 수 있는 능력에 대한 자신감을 키우도록 도와준다. 다른 사람들이 배우도록 돕는 것은 다른 사람들이 새로운 방식으로 생각하고 잘 작용하는 것을 결정하도록 돕는 것이다. 예를 들어, 간호사는 서비스 사용자(학습 장애)에게 식사를 계획하고 요리하고, 열원과 관련된 예방조치를 취하고 여러 가지 음식에 대해서 무엇이 가치 있는지 검토하도록 교육한다.
친구	환자들은 그들의 지원 네트워크가 매우 다양하며, 사람들은 그들이 존중, 칭찬 및 사랑을 받을 가치가 있다고 그들을 안심시킬 수 있다. 많은 경우 간호사는 환자에 대해 역경과 변화를 다루면서 그들의 위엄 있는 노력을 상기시킨다. 그들은 환자의 의심에 귀를 기울이고 시도되고 있는 것에 대한 존중을 표현한다. 예를 들어, 간호사는 화학요법으로 탈모증이 유발되었을 때, 8살짜리가 우정을 유지하는 데 관련된 사항을 파악하도록 돕는다. 아이는 우정이 틀림없이 사라질 것이라고 두려워한다.
동기유발자	환자가 종종 특히 귀중한 것으로 기억하는 것 중 하나는 간호사가 제공하는 격려이다. 간호사가 이러한 상황에서 회복 또는 재활의 단계에서 일반적으로 관리되는 것을 언급할 때 환자가 잘하고 있다고 확신시키는 것이 특히 중요하다. '지금까지' 통상적 또는 평범한 것에 대해 언급된 '잘 했음'은 특히 귀중할 수 있다. 예를 들어, 다른 환자들이 개선이 종종 미뤄졌을 때 간호사가 시간이 지남에 따라 무엇이 성취되었는지 설명함으로써 노인은 뇌졸중 후 진행사항의 평가에 도움을 받는다.

표 2.2에 요약된 역할은 특히 심리적이며 환자와 분담되는 간호업무에 중점을 둔다. 그 역할은 간호사의 '돌봄' 업무를 대체하지 않는다. 일정기간 동안 간호사는 환

자가 자신을 일상적으로 관리할 수 있도록 간호활동을 수행해야 한다. 인간중심간호는 여전히 실제적인 신체적 돌봄을 제공하지만, 간호 중에 환자를 '위해서 하는 것'이 환자와 '함께 하는 것'만큼 가치 있거나 필요하지 않게 된다.

환자 **동기화(motivation)**는 인간중심간호의 성공에 중요하다. 간호업무의 일부를 간호사만큼 환자가 해야 하는 경우에는 환자가 경과 지표에 대해 배워야 한다. 간호사는 다른 환자가 성취하는 것을 알고 있으며 문헌에 보고된 것도 알고 있지만 환자는 이에 대해 무지할 수 있다. 따라서 간호 협의의 일환으로 환자는 합리적으로 진전으로 간주되는 것을 확인할 수 있도록 도움이 필요하다(Sanderson, 2014).

간호사는 환자가 자주 할 수 있는 일과 관련하여 경과 지표를 생각한다. 예를 들면 우리는 종종 이동(mobilizing)하는 것에서 환자의 경과에 대해 언급하기가 더 쉽다는 것을 알고 있다. 일부 재활 환경에서는 환자가 자신이 얼마나 더 많은 것을 할 수 있는지 볼 수 있도록 비디오 녹화를 사용하여 경과를 기록할 수도 있다. 그러나 인간중심간호는 신체적인 동시에 심리적이다. 예를 들어, 화상을 입은 환자는 모습과 기능이 개선된 상처뿐만 아니라 자신에 대해 어떻게 이야기하는 지와 관련하여서도 진전을 보인다(Dunpath 등, 2015). 환자는 자신의 변화된 모습에 대한 혐오감으로 시작한 후에, 유머감각과 극기심에 기반한 새롭고 보다 회복력이 있는 자아감에 대해 말하는 보다 실용적인 방법을 채택할 수 있다.

활동 2.9 **실무 평가**(Evaluating practice)

활동 2.8에 대응하여 환자와 함께 한 역할을 다시 생각해보십시오. 각각의 경과 지표를 얼마나 쉽게 표시할 수 있었습니까? 예를 들어, 동기유발 역할을 한다면 환자에게 미래에 대해 보다 긍정적인 전망을 달성했다는 것을 암시하기 위해 무엇을 강조할 수 있습니까?

이 장의 끝에 요약된 답변이 제공됩니다.

교훈 배우기, 미래 계획 조정

Learning lessons, adjusting plans for the future

업무의 마지막 단계에서는 간호사가 시작한 곳으로 되돌아 가서 미래 환자의 상황과 요구를 예상한다. 이러한 업무의 대부분은 사례토론, 영향평가 토론, 지역연구 프로젝트 참여 등을 통해서 다른 사람들과 함께 하는 것이 가장 좋다. 그러나 개인적으로 성찰해야 하는 일도 있으며, 이 중 일부는 유용하게 전문적인 개발 및 등록 업데이트 업무를 계속하는데 초점을 두는 것이다. 수술을 준비하는 환자들이 직면하는 반복적으로 발생하는 어려움을 알게 된 상황을 상상해보라. 아마도 초점을 불안과 환자들이 마취와 외과의사의 기술을 신뢰하면서 통제력을 잃었다고 생각하는 다른 방식들에 있다. 환자들에게 개별적인 지원을 제공한 경험에서 온 통찰력을 기록하기 위해서 그러한 사례들을 살펴보면 비판적으로 평가된 실무에 대한 일관된 초점을 형성할 수 있다. Price(2017b)는 전문 언론에 출판하기 위해 이러한 사례연구를 기록하는 것의 가치를 강조했다.

교훈을 배우는 것은 여러 가지 방식으로 생각할 수 있다. 간호사들은 종종 업무를 판단된 성과 측면에서 생각하도록 권장되어 왔다. 우리는 무엇이 잘못되었고 무엇을 잘했는지 분명히 표현한다. 이러한 정직한 평가가 중요하고 실무에 필요한 비판적 검토이지만, 교훈을 배우고 계획을 조정하기 위한 유일한 초점은 아니다. 임상경험을 통해 종종 환자에 대해 알게 되는 것 중 하나는 단지 환자가 얼다나 다양할 수 있는지 뿐만 아니라 케어 관계 동안 환자가 어떻게 변하는지이다. 관계가 시작될 때 전적으로 수동적인 환자는 점차 자신감을 갖게 된다. 환자들은 점점 더 적극적이 된다(Ludman 등, 2013). 여기서 문제는 우리가 제공하는 지원에 대한 환자의 변화하는 반응을 읽는 방법을 우리가 어떻게 배웠는지이다. 우리는 무엇이 환자를 걱정하게 하고, 무엇이 안심시키는지를 어떻게 읽었는가?

여기서 중요한 점은 환자가 간호의 대인관계 측면에 대해 간호사에게 가르친다는 것이다. 간호사가 환자의 말을 경청하고, 환자의 반응을 관찰하고, 대화가 어떻게 발전했는지(그들이 말한 것, 당신이 말한 것, 그것이 환자와 간호사의 분담되는 일에 어떤 영향을 미쳤는지)에 대해 다시 생각할 용의가 있다면 때로는 간호가 어때야 하는지를 이해하기 시작할 수 있다. 그러므로 그것은 간호사가 아마도 성공하거나 실패한 것이 아니라, 시간이 지남에 따라 담론(요구, 방향과 진전에 대한 우리의 공통된 이해)이 어떻게 변했는지를 간호사가 발견하는 것이다. 환자가 자신의 경험에 대한 이야기를 하면 간호사는 환자와 간호사가 함께 만든 이야기를 공유하게 될 수 있다. *우리는 이것을 시도했지만 효과가 없었다. 우리는 이 시점에서 다른 사람들을 참여시키는 것에 대해 생각했지만 그 당시 환자는 자신이 없었다.*

활동 2.10 반영(Reflecting)

위의 담론 용어로 환자와 함께 간호업무를 살펴볼 수 있는 특권을 가진 적이 있습니까? 그것을 촉진하는 것처럼 보이는 것을 적어 두십시오. 환자가 특히 성찰적이었고, 문제를 해결하기 위해 공동노력을 검토하는 데 편안했습니까? 환자가 자신의 질병에 대해 전문가처럼 보였으므로 자유롭게 배울 수 있었습니까? 좋은 평가환경을 만드는 것이 무엇인지 이해하면 당신은 환자에게 케어 진행과 같은 현상파악을 예상하도록 요청하게 될 수 있습니다.

이 답변은 당신 자신의 성찰에 기초한 것이므로 이 장의 끝에는 요약된 답변이 없습니다.

의료전문가 팀이 식별한 조정된 간호는 당신의 개별적 간호와 관련하여 큰 변화(예: 일부 장비 교체, 치료법에 대해 환자를 교육하는 다른 방법)를 나타낼 수 있지만 종종 훨씬 더 개별적이다. 그래서 아마도 당신은 다른 방식으로 듣고 응답할 것이다. 내가 배운 경청하는 방법들 중 하나는 나의 반응을 2단계로 생각하는 것이었다. 첫 번째는 일반적으로 말하는 것을 들었다는 것과 그것이 나에게 중요해 보였다는 것을 표명하는 것이었다. '*물리치료를 하면서 문제를 악화시키는 것에 대해 정말로 걱정하고 있습니다. 당신은 수술 후 당신의 다리로 서있을 수 있을지 잘 모릅니다*'라고 말할 수 있다. 여기서 나는 환자의 두려움에 대한 우려를 표명하고 있지만 내가 무엇을 이해하는지도 명시하고 있다. 환자는 수술이 다리에 어떤 영향을 미쳤는지에 대해 의문을 가진다. 그러나 두 번째 반응은 대개 환자에게 무엇이 도움이 될지 상상하는 것이었다. 나는 환자와 함께 그들의 우려를 완화시킬 수 있는 것에 대해 생각하면서 추측할 것이다. '*그래서 우리는 아마도 환자와 대화할 수 있습니다. 그는 운동선수가 아니며 자신이 자신감이 있다고 설명하지 않았지만 물리치료 작업을 마치고 다리를 시험해보았습니다. 그것이 어떻게 보일까요?*' 내가 자주 반복하는 두 번째 반응이 흥미로운 점은 그들이 반드시 주거나 해야 할 것을 약속하지 않았다는 것이다. 그들은 우리가 시도할 수 있는 것에 대해 점점 더 많이 표현했다.

장의 요약 CHAPTER SUMMARY

이 장에서 우리는 매우 실용적이고 지역적이며 협력적인 태도의 인간중심간호가 어떻게 구성될 수 있는지 탐구했다.

인간중심간호에 대한 실용적인 접근방법은 다음과 같은 것으로 구성된다:

- 다른 종류의 작업 – 인간중심간호는 환자의 입원 전 계획된 단계, 그들의 이야기(narrative)에 초점을 맞추고 위험평가와 역할의 합의로 넘어가는 단계를 통해 발전한다.
- 각 당사자의 책임을 수반하는 탐색적 과정에 초점을 둔다. – 인간중심간호는 이러한 의미에서 위험관리와 밀접한 관련이 있는 표준, 프로토콜 또는 정책 요건을 포기하지는 않지만, 환자가 자신의 역할을 수행하고 질병 또는 상해 경험, 문제 또는 요구를 공유하고, 그리고 무엇이 그에 대한 지원 및 협력적 케어가 될지에 대한 자신의 인식을 공유하도록 권장한다.
- 간호사는 임상적 요구 및 느낀 요구(felt need)에 초점을 둔다. – 간호사는 환자에게 질병 그리고/또는 치료와 관련된 위험 및 필요사항을 알릴뿐만 아니라 환자의 희망과 포부에 열심히 주의를 기울여야 한다.

인간중심간호의 이러한 표현에서 필수적인 것은 준비작업이다. 의료진이 환자의 되풀이되는 우려와 요구를 이해하기 위해 사전에 하는 것은 미래에 대한 투자가 된다. 이것은 간호사(및 다른 사람들)가 자신의 전문지식과 경험, 그리고 환자의 걱정거리에 대한 연민을 환자에게 신속하게 전달할 수 있게 한다. 이것은 간호사가 보다 전략적인 방법으로 환자에 대한 조사에 집중할 수 있게 한다. 근거로부터 배운 것은 환자 간호에 대한 조사를 하는 데 사용되며, 케어 관계가 발전함에 따라 더 많은 것을 얻을 수 있다. 환자는 다음과 같이 결론을 내릴 수 있다; *간호사는 상황에 대해 잘 알고 있다. 그들은 내가 어떻게 그것에 직면하는지 이해하기 위해 시간과 관심을 쓴다.*

활동: 간단히 요약된 답변

● 활동 2.1 비판적 사고

업무측면에서 인간중심간호를 바라보는 장점 중 상당 부분은 우리가 이미 이 개념을 잘 알고 있다는 사실에 초점을 맞춘다. 우리는 근무 시 전략적 목표를 달성하기 위해 다른 사람들과 협력한다. 직장에서 사람들은 서로 다른 기술들이 있으며 완수해야 할 서로 다른 역할을 가지고 있다. 업무는 무언가 진행 중이라는 것을 나타낸다. 업무는 날마다 다르며 때로는 다른 때 보다 더 성공적이다. 인간중심간호도 동일하다. 이것은 협업과 동료가 성취하고자 하는 것을 식별하는 것에 의존한다는 것이다. 이상, 표준 및 프로토콜이 모두 존재하지만, 일은 매일 새로운 참여를 통해서 현실화되며 이것은 우리가 기분 좋게 느낄 수 있는 것이다.

● 활동 2.3 반영

내가 학생 간호사로서 이수한 최고의 임상실습 중 하나는 환자들이 다양한 화학요법 치료를 받는 종양 병동이었다. 순수하게 환자를 치료하는 데 사용되는 약물의 부작용 측면에서만 보는 것은 매우 쉬웠을 것이다. 그러나 나의 멘토는 환자의 약물에 초점을 두지 않고 환자의 다른 세 가지 심리적 관심사를 말해달라고 요청했다. 나는 몇 가지 제안을 제시했지만 인상적이었던 것은 그녀의 관심사가 병원에 입원하여 집을 떠나고 아프다는 것 때문에 역할이 바뀌는 것에 관한 것이었다. 그녀가 나에게 해준 실습 브리핑은 환자 여정의 관점에서 시작되었다.

● 활동 2.4 추측

나의 관점에서 두 가지를 언급하고 싶다. 먼저, 질문들이 잘 정리된 것으로 보였고 나의 메모나 간호계획에 언급된 참고자료가 잘 정렬되고 연계된 것 같았다. 중요한 답변이 명확하게 기록되어 있고 질문이 체계적인 것이라고 생각했다. 이것들은 간호사가 나의 문제를 이해한다고 말해주는 것일 것이다. 그러나 나는 무슨 일이 일어나고 있는지에 대한 '나의 의견'에 대한 질문을 받기를 바랄 것이다. 이것은 간호사가 내 경험에 관심이 있다는 것을 확신시켜 줄 것이다. 흥미롭게도 간호사가 그러한 환자의 인식에 대한 점을 기록하는 것이 훨씬 더 어려워 보인다. 아마도 간호사는 환자를 공정하게 대변하지 못하는 것을 두려워하기 때문에 메모로 요약하기가 더 어렵다. 당신은 어떻게 생각하는가?

● 활동 2.5 추측

사전 계획된 입원상황에서 더 높은 비율의 표준 질문과 설명이 받아들여질 수 있다는 것에 당신이 동의하는지 알고 싶다. 왜 그런가? 아마도 환자로서 직원들에게 앞으로의 간호가 일상적이고, 잘 실행되고, 친숙하다는 사실이 안심시키는 것으로 보일 수 있다. 직원들이 뜻밖의 일이 일어나지 않을 것이라고 확신한다고 느낄지도 모른다. 나는 확실히 대답을 듣고 싶은 몇 가지 질문을 할 것이지만, 앞으로의 간호에 대한 많은 표준 설명을 듣는 것이 상당히 만족스러울 수 있다. 의료진의 질문은 존중과 안심시키는 것을 넘어서 환자에게 신호를 보낼 수 있다는 것을 기억할 가치가 있다. 예를 들어, 많은 질문은 환자로서 나에게 어떤 일이 일어나고 있는지 확신하지 못하는 직원 측의 불확실성을 나타낼 수 있다.

● 활동 2.6 반영

나는 정기적으로 마리화나를 사용하여 관절통증을 관리하는 환자를 간호한 것을 기억한다. 그 남자는 관절염으로 고통받았으며 관절염증이 주기적으로 일어났다. 그러나 마리화나가 '의약'이라는 그의 신념은 환자의 추론능력이 점차적으로 약화되고 있다는 의사의 우려와 충돌했다. 환자는 불분명하게 말했고, 그의 '마리화나와 술'이 자신의 자가간호 능력을 방해하지 않는다고 항의했다. 그 결과 우리가 환자의 고통에 관심이 있는지, 그리고 권장된 대체약물이 실제로 마리화나 사용에 대한 비난인지에 대한 다툼이 천천히 진행되었다. 환자가 선호하는 약물의 부작용을 탐색하는 것이 중요해졌다. 그러나 그것은 자신의 대처전략에 대한 명확한 존중으로 이루어져야 했다.

● 활동 2.8 반영

나는 환자들에게 화상과 같은 심각한 외상 후의 문제점에 대해 상담을 해주기도 했다. 나의 전문지식은 변화된 신체 이미지를 관리하는 데 있었다. 내가 한 일 중 하나는 옷을 쇼핑하도록 환자를 데려간 것이었다. 이것은 세 가지 목적이 있었다. 첫 번째, 이것은 그들이 모습이 손상되었다고 느낄 때 대중과의 만남을 연습할 수 있게 했다. 두 번째, 이것은 내가 그들이 어떤 의류 스타일이 더 기능적으로 보이는지 검토할 수 있도록 도와줄 수 있게 했다(예: 켈로이드 조직이 어깨 움직임을 제한하는 경우 팔을 소매에 넣기가 어려울 수 있음). 세 번째, 이것은 내가 옷의 색깔과 프로필에 대해 그들과 토론할 수 있게 했다. 그들의 옷 디자인은 그들의 외관을 강조하거나 위장하는 데 도움을 주었다. 결함에 주의를 끌거나 시선을 다른 곳으로 돌릴 수 있었다. 그래서 나는 이러한 방문에 대한 나의 도움은 사회적 만남의 지원, 실질적인 옷 입어 보기 조언자 및 외모 심리학자라고 설명했다.

● 활동 2.9 실무 평가

활동 2.8에 대한 나의 답변을 다시 보면, 경과 지표는 두 종류였다. 환자 자신이 느끼는 감정, 다른 사람들과의 만남을 관리하는 것과 관련하여 얼마나 자신감이 있었는지에 대해 환자가 말한 것, 그리고 내가 관찰한 것이 있었다. 때때로 두 가지는 일치하지 않았다. 예를 들면, 환자는 아마도 내 도움에 대해 감사하기 때문에 대처하는 것에 대해 더 큰 자신감이 있는 것으로 말할 수 있다. 그러나 그들의 사회적 만남을 관리하는 실제 능력은 훨씬 적었다. 그들은 접촉을 피하거나 실제로 매우 빨리 철수했다. 그래서 나는 따라서 상호작용이 덜 필요한 만남부터 시작했다. 우리는 TV방에서 뒤에 앉아서 다른 환자들과 함께 뉴스를 보곤 했다. 그것은 짧은 만남이었고 단지 얼굴을 마주치는 것이 조금 덜했다.

추가 자료

여기에 권장되는 세 가지 책은 모두 실질적인 인간중심간호 전달에 수반되는 것을 맥락과 관련 짓는데 도움이 되도록 선택되었다. 인간중심간호의 많은 부분이 심리학적 용어로 표현되므로 이와 같은 책을 읽으면 보다 민감하고 공감적인 방식으로 환자에게 접근할 수 있다.

Aaslestad, P (2009) *The Patient as Text: The Role of the Narrator in Psychiatric Notes 1890–1990*. Oxford: Radcliffe Publishing.
내가 노르웨이 문학교수(책은 영어로 출판됨)의 책을 추천하고 있다는 것이 놀라울 수 있다. 그러나 잠시 멈춰서 정신건강관리 실무에서 이야기와 이야기하는 것이 얼마나 중요한지 고려해보라. 이 책은 인간중심간호와 이야기를 밀접하게 연결하는 책이며 정신건강간호분야 이외의 동료들과도 관련이 있다(나의 생각).

Fishman, S (2012) *Listening to Pain: A Clinician's Guide to Improving Pain Management Through Better Communication*. Oxford: Oxford University Press.
통증은 의료전문가가 환자에 의해 제공된 이야기를 긴밀하게 참고하여 일해야 할 필요성을 잘 보여준다. 우리가 질병이나 상해와 관련된 통증이 어떤 것으로 생각하든 환자는 통증이 개별적으로 경험되고 표현된다는 것을 신속하게 상기시킨다. 이 책을 읽을 때 실용적인 인간중심간호에 대한 요구사항을 상기해야 한다.

Ofri, D (2017) *What Patients Say, What Doctors Hear*. Boston: Beacon Press.
우리가 듣기를 기대하는 것만 환자에게서 들을 위험이 있다. 우리는 질병과 치료가 환자에게 어떤 의미가 있는지에 관하여 '알고 싶은 마음자세'를 가지고 시작한다. 이 유용한 책은 우리가 간호에서 마주하게 되는 가정에 도전한다.

유용한 웹 사이트

www.nationalvoices.org.uk/person-centred_care_in_2017_-_national_voices…
National Voices는 환자의 이익을 증진시키는 다양한 영국 자선단체의 집단을 대표한다. 2017년에는 의료서비스 사용자가 서비스는 인간중심적 방식으로 자신의 요구를 충족시키고 있다고 생각하는 정도에 대한 연구를 발표했다. 이 링크는 해당 보고서로 연결된다.

www.bmj.com/content/350/bmj.h181
이 링크를 통해 영국 의학저널에 게재된 '만성질환에서 인간중심간호 제공'이라는 제목의 Eaton 등(2015)의 글을 볼 수 있다. 이 글은 인간중심간호를 제공하는 것과 관련된 몇 가지 과제를 간략히 설명하며, 2장에 관련된 작업과 같은 종류를 강조한다.

www.nice.org.uk/guidance/sg1/chapter/patient-centred-care

2014년 7월에 발행된 인간중심간호에 관한 국립보건원(NICE) 지침을 안내한다. 유의하게 NICE는 간호요구사항을 반복적 또는 주기적으로 특성화 한다. NICE 지침은 이 장에서 소개된 일반적으로 반복되는 환자요구에 대한 준비적 사고를 위한 사례를 지원하는가?

PART 2

인간중심간호를 제공하는 방법

How to deliver person-centred care

이 책의 2부는

7개의 사례연구를 기반으로 한 장으로 구성되어 있으며, 각 장은 2장에서 요약한 인간중심간호의 다양한 요소의 적용에 중점을 두고 있다.

3장에서는 환자가 자신의 상황을 이해하도록 돕는 데 초점을 맞추고 사례연구는 다발성경화증의 징후와 증상을 확인하는 중인 여성을 중심으로 한다. 이것은 환자의 이야기를 듣는 것에 도움을 주며, 현재 상황에 대한 인식을 이해하는 데 도움이 된다.

4장에서는 환자가 변화와 불안에 대처할 수 있도록 돕는 것으로 주의가 옮겨 간다. 이 장에서 환자는 대장암 진단에 대한 불안에 직면한다. 이 장에서 다루는 업무의 요소에는 환자의 이야기를 듣고 위험을 공유하며 앞으로 나아가는 길을 식별하는 것이 포함된다.

5장에서는 환자가 치료, 간호 및 회복에 대해 배울 수 있도록 돕는 것에 대해 안내한다. 이 장은 배우는 일과 인간중심의 교육자로서 간호사를 탐구한다. 다시 한번 예상되는 환자의 우려와 요구에 대해 자세히 설명할 것이지만 역할에 대해 합의하는 일에도 초점을 둔다.

6장의 제목은 '환자가 재활하도록 돕기'이다. 재활을 하는 것은 두려운 운동으로 보일 수 있다. 이 장에서 소개된 인간중심간호 작업은 환자의 두려움 관리, 재활과 관련된 역할에 동의하고 환자의 운동 및 생활습관 조정 프로그램을 완수할 때 환자의 경험을 통한 학습에 중점을 둔다.

7장에서는 환자들이 자가간호 동기를 구축하고 유지할 수 있도록 돕는 직무로 옮겨 간다. 앞의 두 장이 인간중심적 방식으로 환자를 교육하고 지원하는 데 중점을 두었다면 이 장은 간호사의 급성기 간호 지지 이후 환자가 동기를 유지하도록 돕는 것에 관한 것이다. 이 장에서 우울증과 환자 동기유발을 이해하는 것과 관련된 준비 업무에 대해 다룬 후에 환자와 함께 하는 우리의 업무로부터 교훈을 배우고 추후의 지원에 더 적합하도록 간호를 조정하는 것에 중점을 둔다.

8장은 죽음을 앞둔 환자를 돌보는 것에 중점을 두고 있으며, 수술이 불가능한 뇌종양으로 인해 죽어가고 있는 어린 소년의 사례연구를 다루고 있다. 이 마지막 사례연구에서 아이와 그의 어머니가 이에 대처하는 데 어떻게 하면 가장 잘 도울 수 있을지 탐색한다. 이 책의 2장에서 읽은 모든 종류의 업무를 한데 모았다.

9장에서 책의 2부에 대한 결론을 내리며, 인간중심간호를 조율하고 미래를 바라보는 데 무엇이 필요한지 검토한다. 이 장과 관련된 사례연구는 없고 대신에 몇 가지 앞으로의 기회와 과제를 고려한다. 몇 가지 요인들이 케어 관계가 이미 변화하고 있음을 시사하지만, 우리가 통찰력과 기술을 어떻게 가장 잘 사용할 것인지 예상하지 않는 한 인간중심간호는 제공되지 않는다.

Chapter 3

환자가 자신의 상황을 이해하도록 돕기

Helping patients to make sense of their circumstances

간호사에 대한 NMC 숙련도 표준

이 장에서는 다음과 같은 플랫폼과 숙련도를 다룬다:

플랫폼 1: 책임 있는 전문가로 성장

간호사는 다음과 같은 것을 할 수 있다:

1.8 모든 상황에서 근거에 입각한 결정을 내릴 수 있도록 근거를 적용하고, 경험을 활용할 때 비판적으로 생각할 수 있는 지식, 기술 및 능력을 보여준다.

1.9 자신의 결정에 부적절하게 영향을 줄 수 있는 개인적 및 외부적 요인을 인지하고 다루면서 사람들의 요구와 선호에 따라 간호 및 중재에 관한 모든 결정을 내릴 필요성을 이해한다.

플랫폼 2: 건강증진 및 건강악화 예방

간호사는 다음과 같은 것을 할 수 있다:

2.10 사람들이 자신의 건강, 삶의 선택, 질병 및 치료에 대해 이해하고 결정하는 데 도움이 되는 정보를 접근 가능한 방식으로 제공한다.

플랫폼 3: 요구 평가 및 간호계획

간호사는 다음과 같은 것을 할 수 있다:

3.5 평가 과정에서 수집된 모든 정보를 정확하게 처리하여 개별화된 간호에 대한 요

구를 식별하고 합의된 목표를 가진 간호중재를 위한 인간중심 근거기반 계획을 개발할 수 있는 능력을 보여준다.

장의 목표

이 장을 읽은 후에는 다음과 같은 것을 할 수 있다:

- 지원 관계가 시작될 때 그리고 환자가 여전히 자신의 상황을 이해하고 있을 때 인간중심간호의 실제적인 업무를 이해한다.
- 간호사가 환자의 이야기와 환자가 지금까지 수집한 근거에 의존하는 방식을 이해한다.

서론

Introduction

이 책의 2장에서는 간호가 실용적으로 인간중심적이 되도록 간호사가 수행해야 하는 다양한 종류의 업무에 대해 자세히 설명했다. 나는 사례연구를 시작하였으며, 질병이 시작되는 환자에게서 무언가 잘못되었다는 것을 시사하는 징후와 증상들을 수집하였다. 이 장에서는 환자에게 무슨 일이 일어나고 있는지 알기 위해 돕는 간호사의 아주 미묘한 업무를 이해하도록 도와준다. 이러한 상황에서 간호사는 환자의 우려와 요구의 본질을 예상하는 것이 중요하다. 이를 위해 사례연구 간호사(Omara)는 근거를 잘 활용해야 한다. 그러나 환자가 자신의 이야기를 하는 방식을 주의 깊게 경청하는 것도 중요하다. 환자가 중점을 두는 것과 환자가 자신의 상황과 우선순위를 어떻게 설명하는지가 환자가 가장 힘이 된다고 느끼는 것에 대한 중요한 단서를 제공한다.

2018년 영국에서는 약 10만 명이 다발성경화증 진단을 받았으며 남성보다 여성의 발생률이 3배 더 높다(MS Society, 2018). 전 세계적으로 다발성경화증의 발병률은 250만 건으로 추정된다(Ghafari 등, 2015). 영국에서 다발성경화증 진단을 받은 사람들 중 85%가 질병의 완화-재발 형태로 고통받을 가능성이 있고, 15%는 처음부터 점진적으로 더욱 공격적인 형태로 고통받는다(NICE, 2016).

다발성경화증은 성인기의 질병으로, 직장생활과 생식기간이 한창인 사람들에게 자주 발생한다(Sillence 등, 2016). 그러나 질병의 진행, 재발의 정도, 재발의 빈도 및 잔류 질환의 정도는 매우 다양하다(Isaksson과 Ahlström, 2008). 따라서 이것은 자신의 상황을 이해하려는 환자를 위한 매우 필수적인 사례연구이다. 질병의 첫 징후 및 경미한 징후 및 증상이 모호하고 진단하기 어려울뿐만 아니라 반복되는 질병의 증상은 다른 원인에 쉽게 기인할 수 있다. 환자의 90%에서 다발성경화증 진단인 자기공명영상(MRI) 검사를 받을 때까지(MS Society, 2018), 다양한 징후와 증상이 경험되었을 수 있다.

다발성경화증은 퇴행성 신경학적 상태로 신경계 내 신경의 절연성 수초에 영향을 미치며, 다양한 징후와 증상을 나타낸다. 여기에는 피로, 통증, 보행 불안정, 방광 또는 장 조절 장애, 시력 관련 증상, 신경성 마취 또는 마비와 같은 감각변화 및 불안 및 우울증과 같은 심리적 증상이 포함된다(Murray, 2017). 재발의 패턴은 예측할 수 없으며, 신경 손상의 결과로 남은 재발기간 및 잔류 문제는 매우 다양하다.

활동 3.1 추측(Speculating)

상상력은 환자가 자신의 상황을 어떻게 인식하는지 예상하도록 하는 인간중심간호의 중요한 측면입니다. 이제 당신이 지난 18개월 동안 나타났다가 사라지는 것을 반복하는 일련의 질병을 겪었다고 상상해 보십시오. 중요한 것은 이것들은 신체의 다른 부분들에 영향을 미쳤으며, 의학적인 치료없이 단기간 지속되었습니다.

다음 질문에 대한 간단한 메모를 작성하십시오.

1. 습관적으로 당신을 걱정하게 하지만 그 후에 사라지는 것처럼 보이는 징후나 증상을 당신은 어떻게 이해합니까?
2. 경험을 누구와 공유할 수 있으며 그 이유는 무엇입니까? 자동적으로 의사와 상담합니까?

3. 그것이 당신의 직장생활 동안 발생한다는 사실에 따라 당신의 질병에 대한 경험과 반응은 어떠한 영향을 받습니까?

이 장의 끝에 요약된 답변이 제공됩니다.

인간은 정기적으로 나타나는 건강상 변화에 영향을 받아 걱정의 정도가 높아지지만, 만약 그 후에 가라앉는다면 우리는 안심하게 된다. 예를 들면, 시력이 흐려지는 것은 과도한 컴퓨터 화면 작업으로 인한 것일 수 있다. 바이러스는 설명할 수 없는 질병의 발생을 설명하기 위해서 자주 사용된다. 예를 들면, 우리가 감기나 독감에 걸렸다고 말하지만, 무엇이 문제를 일으켰는지 정확히 알아내지는 못한다. 누군가가 '유행성 질병'에 의해 쇠약해졌다고 말하는 것은 정확한 원인을 찾지 않고 자신이 아프다고 느낀다는 것을 인정하는 것이다. 그러나 재발하는 질병의 패턴은 더 큰 우려를 야기할 수 있다(그림 3.1). 우리는 여러 차례의 질병을 연결시켜 우리가 '쇠약해진다'고 말할 수 있다. 그러나 그러한 연결의 가능성은 신체의 동일한 부분에 영향을 미치는지 여부와 징후 및 증상이 유사한지 여부에 달려 있다(Murray, 2017). 질병에 대한 패턴을 인식하면 의학적 상담의 가능성이 더 높아진다. 다발성경화증과 관련된 것들은 분명히 패턴이 아닌 것처럼 보일 수 있으며, 의료적 훈련을 받지 않은 사람은 신체의 다른 부분에서 작동하는 신체 시스템과 관련되어 있기 때문에 그들 사이의 연결을 훨씬 어렵게 여길 수 있다.

인간은 자신의 질병에 대해 이야기한다(Jurecic, 2012). 그들은 무슨 일이 일어나고 있었는지, 그리고 이것이 무엇을 의미하는지 설명한다. 사용된 이야기는 과거 질병이나 상해 경험에서 비롯된 것이거나 인터넷을 약간 검색하여 구성한 것일 수 있다. 환자는 동료, 이웃 및 친구에게 자신의 상황을 물어볼 수 있다. 그러나 환자가 의학적 상담을 받을 때쯤에는 자신의 증상에 대한 가능한 많은 설명을 할 수 있지만 그 중 일부는 정확하지 않다. 그럼에도 불구하고 그럴듯하다고 여겨진다. 또는 무엇이 잘못되었는지 알고 치료를 위해 의학적 도움을 구하기로 결정할 수도 있다. 이 초

모호하지 않은 징후와 증상

우리는 특이한 경험에 주의를 기울이지만 친숙한 것에 의해 야기된 것으로 그것들을 설명할 것이다(예: 과로).

↓

지속되거나 축적되는 징후와 증상

우리는 징후와 증상이 위협을 나타내는지 여부를 더 잘 판단하기 위해서 패턴을 찾는다. 징후 및 증상의 패턴은 신체의 동일한 영역이나 시스템에 영향을 미치는 경우 더 쉽게 관찰된다(예: 요실금 문제).

↓

설명, 대처 및 우선순위 재평가

우리의 징후 및 증상에 대한 표준 설명은 종종 다른 사람들과의 대화에서 재평가된다: "이것이…라고 생각하십니까?" 징후 및 증상에 대한 우리의 개인적인 반응이 적절한지(예: 진통제 복용) 의문을 제기할 수 있다. 하지만 추가 조치는 더 많은 시간과 추가적인 상담이 우리 자신의 건강을 위해 사용할 수 있다고 생각하는지 여부에 따라 달라질 수 있다.

↓

의료 상담

환자는 전문적인 도움을 구한다. 그들은 임상의와 함께 그들의 첫 이야기를 시험할 수 있다. 문제에 대한 간단한 해결책을 요구할 수 있다.
환자는 지금까지 접하고 관리해 온 것에 대한 안심과 존중을 구한다.

그림 3.1 질병의 최초 징후와 증상의 이해

기 치료 단계의 환자 설명은 여러 가지 이유로 중요하다. 그 설명은 아마도:

- 환자가 느끼는 고통, 분노 또는 다른 감정에 대해 신호를 보낸다.
- 환자가 질병에 대해 어떤 태도를 취하는지 제시한다.
- 환자가 현재 자신의 상황에 대해 이해하거나 이해하지 못하는 것을 묘사한다.
- 초기 방법으로 환자에게 도움이 되는 것을 나타낸다.

다음은 이 중 일부를 설명하기 위한 환자의 이야기이다. Megan은 31세의 유부녀로서 학교에서 시간제로 일하고 있다. 그녀는 공장에서 일하는 Sean과 결혼했다. 사례연구는 사건들을 요약하지만, 더 중요한 것은 Megan이 자신의 용어로 표현된 경험에 대한 경과를 제공한다. 그 경과는 이탤릭체로 제시된다. 환자가 자신의 상황을 이해하려고 시도할 때 그들에게 주의를 기울이고 그들이 전달하는 것을 추측하는 것이 인간중심간호의 핵심이다.

사례연구 ● Megan

지난 14개월 동안 Megan은 세 번의 질병으로 걱정을 했는데, 그 중 어느 것도 근본적인 문제와 연관시키지 않고 모두 '일반적으로 몸이 편치 않다'는 느낌으로 결론지었다. Megan은 5살짜리 쌍둥이 소년의 엄마이며, 아이들이 다니는 어린이집에서 일한다. 부교장은 Megan이 유능하고 교육에 대한 열정을 가지고 있기 때문에 그녀가 수업을 담당하기 위해 교육과정을 준비할 때 멘토링을 해왔다. 그러나 일을 하면서 Sean과 함께 가족을 부양하는 것은 Megan에게 끊임없는 압박으로 여겨졌다. Sean은 도와주려고 하지만 Megan은 자신을 'Mrs. Fix it(고치는 여자)'라고 표현하였다.

14개월 전 Megan은 보행 불안정을 겪었다. 그녀는 다리가 아프고, 약간의 통증이 있다고 호소했다. 그녀는 그것을 *한쪽 다리가 다른 다리보다 짧다*고 느끼는 것으로 묘사했다. 얼마 전에 친구들과 네트볼을 했었는데, 그녀는 특정한 부상을 기억할 수 없었지만 그녀의 문제를 스포츠 부상 탓으로 돌렸다.

갑자기 몸을 뒤틀고 돌리기 때문에 네트볼을 하면 등이 당겨지기가 쉬워요. 하여튼, 나는 등이 아프고, 다리가 불편하며, 불안정하고, 허리를 삐었다고 생각했어요. 할 일이 너무 많은데 네트볼 경기를 한 것이 어리석었다는 생각이 들었어요. Sean은 약간 걱정했고 몇몇 사람들이 디스크인 것 같다고 말했는데, 나는 그에게 호들갑 떨지 말라고 했어요. 그래도 문제가 지속되면 의사에게 진료를 보려고 했어요. 정말 가난한 사람들 앞에서, 스포츠 부상에 대해 불평하면서 이기적인 것처럼 보이고 싶지 않았어요. 그래서 약간의 소염제 크림(Voltarol)을 발랐는데 점점 증상이 좋아지는 것처럼 보였어요. 바쁠 때 아프다고 보고할 수가 없었어요.

7개월 전에 병이 재발하여 Megan에게 다시 영향을 미쳤다. 그녀는 시력이 흐려졌다는 것을 알았고, 문제가 아주 빨리 진행되는 것 같았기 때문에 처음에는 놀랐다. 때때로 흐려진 시력에 두통이 동반되었다. 그 무렵 Megan은 아동발달과 학습에 관한 독서 프로그램에 착수했다. 그녀의 멘토는 교사경력이 장기적으로 그녀에게 적합한지 확인하고, 그것을 추천했었다.

나는 다시 변명을 만들었어요. 나는 시력 문제가 눈의 피로와 관련이 있다고 생각했어요. 많은 자료를 읽었고 그 중 일부는 매우 어려웠어요. 어쨌든, 나는 스스로 변명을 만들어서 안경을 필요로 할 경우에 방문할 안경사를 찾기 시작했고, Sean에게 그 물건들 중 어느 것도 저렴하지 않기 때문에 추가 근무를 해야 한다고 말했어요. 그 후에 Sean은 직장에서 엔진오일에 미끄러져 사고를 당해 어깨가 탈골되었어요. 나의 흐린 시력에 대한 것은 잊혀졌고 천천히 저절로 나아지는 것 같아 보였어요. 나는 책을 조금 덜 읽고 조금 더 요리하고 더 많이 청소했어요.

그러나 지난 달에 Megan이 질병으로 고통받다가 의사를 방문하게 되었다. Megan은 자신의 손에 문제가 있다는 것을 알았다. 어린이들에게 올바른 글자를 보여줄 때 펜이나 연필을 잡기가 어려웠다. 그녀의 팔도 고통스러웠고, 때로는 오른쪽 팔 아래에 핀과 바늘이 있는 것 같았다고 했다.

나는 의사를 방문했는데 의사는 내 손이 얼마나 강한지 테스트하기 위해서 그의 손가락을 쥐라고 말했어요. 그는 나의 팔을 다양하게 움직였고 날씨가 추울 때 통증이 더 심했는지 물었고, 그는 나의 머리를 움직여 목을 검사하기 시작했어요. 그는 나에게 부상을 입었는지 물었어요. 말을 타십니까? 나는 웃으며 아니라고 말하고 그것은 비싸서 못한다고 말했어요! 그가 부상에 대해 물었을 때, 나는 이전의 불안정한 다리에 대해 말했고, 이것이 왜 네트볼 부상으로 인한 것이라고 생각했는지 말했어요. 그는 스포츠 부상을 당했는지 물었고, 나는 기억할 수 없다고 말했어요. 그러자 그는 지난 1년여 동안의 내 건강에 대해 더 많은 것을 묻기 시작했고 그후 나를 신경전문의에게 의뢰했어요. 그는 모든 문제를 일으킨 원인을 식별하는 데 도움이 될 수 있는 스캔 검사를 할 수 있다고 말했어요. 나는 그를 보면서 왜 '이러한 모든 문제'라고 말하는지 물었어요. 그는 그 증상들이 연결되어 있을 수 있다고 말했고, 신경염증이 있을 수도 있다고 말했어요.

그녀에게 일어난 일뿐만 아니라 자신의 이야기를 어떻게 이야기하는지를 평가하기 위해서 Megan의 사례 전체를 연구하는 것이 중요하다. 그녀가 제공하는 설명은 질병의 경험만이 아니라 그것이 그녀의 나머지 생활과 어떻게 관련되어 있는지에 대한 것이다. 일어나는 일은 실제로 그녀가 아내/어머니 및 교사 보조로서 그녀 자신과 그녀의 역할에 대해 어떻게 생각하는지에 영향을 준다. 또한 이 설명은 그녀가 의사를 방문했을 때 무슨 일이 있었는지, 그리고 의사가 그녀의 걱정에 대해 말한 것을 언급한다. 예를 들면, Megan에 대한 문제점에 대한 평가가 그녀의 역할 책임에 대해 얼마나 자주 언급되는지, 그리고 무엇이 감당될 수 있는지에 대해 주목해야 한다. 또한 의학적 설명과 신경염증이 어떻게 이해되었는지도 주목한다. Megan은 자신의 건강요구를 미뤄두고 문제가 스스로 해결되기를 바라는 경향이 있다. 그녀는 해야 할 일을 할 수 없을 때만 도움을 요청하는 것이 정당하다고 느낀다.

Megan은 지역병원의 신경전문의를 방문하였는데, 그는 Megan이 자기공명영상(MRI) 검사를 받도록 했다. 그는 폐쇄공포증을 느낄 수 있는 상당히 크고 웅장한 기계에서 조금 기다려야 한다고 설명했다. 그녀는 다시 움직일 수 있다는 말을 들을 때까지 정말 가만히 있어야 했다. 이 검사를 마치면 그녀의 문제점의 원인으로 '다발성 경화증'을 배제할 수 있을 것이다.

활동 3.2 반영(Reflecting)

Megan이 질병에 대해서 이야기한 방식과 의료전문가와의 첫만남에 대해 어떻게 생각하는지 적어보십시오. 그녀는 현재 어느정도 상황을 이해할 수 있습니까? 그녀가 얼마나 놀라거나 불안하다고 생각하십니까?

당신은 그녀의 징후와 증상이 무엇을 나타내는지 알아내고 배우는 과정을 어떻게 특징지을 수 있습니까? 이 장의 뒷부분에서 당신이 메모한 것으로 돌아갈 것입니다.

이 장의 끝에 요약된 답변이 제공됩니다.

환자의 우려와 니즈를 예상하기

Anticipating the concerns and needs of the patient

2장에서 설명했듯이 과거의 환자경험을 조사하거나 경청함으로써 환자의 우려와 요구를 예상하는 것은 가치있는 일이다. Megan과 같은 환자에게 물어볼 수 있는 많은 질문이 있지만, 환자가 일반적으로 우려하는 것을 알고 있다면 질문과 설명의 초점을 맞출 수 있다.

Omara Cooper는 Megan이 방문한 지역 종합병원의 신경학적 결함을 다루는 임상 전문간호사이다. Omara는 병원의 신경병동뿐만 아니라 Megan이 MRI 검사를 받기 위해서 방문한 외래에서도 일한다. 기술, 의료 및 치료사 동료들 등 Megan과 같은 여성을 만나는 다른 많은 전문가들이 있지만, 환자경험에 대해 가장 밀접하게 일하는 것은 임상 전문간호사다. 그녀는 환자가 자신의 이야기를 하여 질병에 대한 개인적인 이해뿐만 아니라 직면한 건강 결손이 드러날 수 있도록 도와준다. Omara는 카리브해 지역에서 겸상적혈구빈혈(sickle cell anaemia)로 고통받는 환자와의 만남을 통해 인간중심간호에 민감해졌다. 그것은 그녀에게 질병이 개별적으로 해석됨을 가르쳤다. 그 이후로 질병이 환자의 마음속에 어떻게 형성되었는지 궁금해졌다. 종종 친밀한 관계를 발전시키기에 좋은 장소를 제안하는 것이 환자들에게 중요해 보였다.

Omara는 MRI 예약시간에 Megan을 만났을 때 사례연구의 이야기를 이끌어 냈다. 또한 그녀는 그녀와 동료들이 전에 했던 많은 예비작업으로 Megan에게 많은 도움을 주었다. Megan이 환자병력에 대한 경험과 문제를 인식했다면, 의료서비스 동료들에 의한 다발성경화증과 환자의 불확실성에 대한 예비작업은 Omara가 미래에 일어날 수 있는 사건을 설명하기 위해 무엇을 사용할 수 있는지 알려줄 것이다. 질병을 이해하려면 과거의 사건을 해석하고 미래의 사건을 예상해야 한다.

Omara는 Megan이 다발성경화증(그녀의 환자병력 때문에)을 겪었을 가능성이 크다는 것을 알고 있었지만 그것이 유일한 진단이라고 확실하게 확신할 수 없었다. 의학은 환자가 직면한 문제를 설명하기 위해 환자기록과 다양한 검사를 사용하여 다른 진단을 배제함으로써 단계적으로 진행된다(Kornelsen 등, 2015). 환자의 문제는 검사의 계획 및 순서가 반드시 환자경험과 연계되지는 않는 진단적 근거를 따른다는 것이다(그림 3.2).

Megan과 같은 여성들은 징후와 증상, 자신이 할 수 있는 것의 변화에 직면하며, '무엇이 문제인지'에 대한 서로 대립되는 비공식적인 설명을 듣는다. 진단 절차는 개인적인 경험보다 신체 기능에 초점을 둔다. 환자는 민감도(지금은 얼마나 나빠 보이는지)와 불확실성의 인식 수준 측면에서 질병을 경험한다. 그러한 대조적인 초점은 특히 다발성경화증과 같은 신경학적 질환에 해당하며, 이는 시간이 지남에 따라 쉽게 무시할 수 없는 우려가 축적된다. Omara의 경험에서 환자들은 징후와 증상에 대한 자신의 최초 반응을 감정적으로 판단했다. Megan이 더 빨리 도움을 구하지 않은 것에 대해 죄책감을 느낄 위험이 있었다. 그녀는 조사와 진단을 늦춤으로써 어떤 면에서 그녀가 상태가 악화될 수 있게 했다고 걱정할 수 있다.

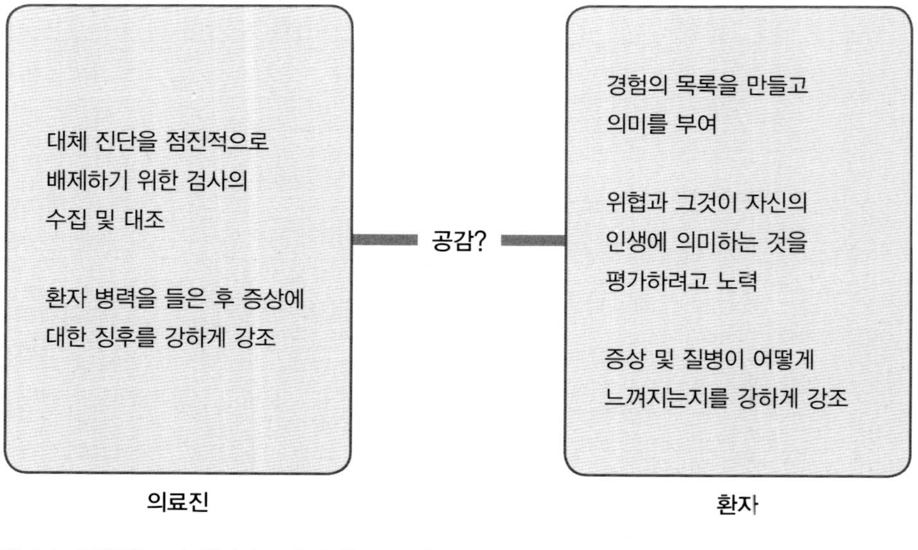

그림 3.2 병행하는 과정(진단단계 대 환자 요구)

활동 3.3 **반영**(Reflecting)

환자의 건강문제에 대한 당신의 초기 대처에 대해 후향적으로 판단해본 적이 있는지에 대해 동료들과 상의하십시오. 당신은 스스로를 어느 정도로 판단했습니까? 당신이 도운 환자에서 부정적인 자기평가를 예상한 적이 있습니까? 그리고 자기비판이 정당한지 여부를 환자와 함께 탐구하려고 한 적이 있습니까? 환자가 이미 자신에 대해 판단한 것을 당신이 예상할 때 어떤 메시지가 환자에게 제공된다고 생각하십니까?

이 장의 끝에 요약된 답변이 제공됩니다.

Omara가 읽은 다발성경화증 환자경험 연구로 돌아가서, 그녀가 Megan과 같은 환자에게 중요할 수 있다고 이해하는 일련의 문제가 있었다. 그 중에서 Megan이 받으러 온 MRI 검사로 시작되었다. 환자들은 MRI 검사 경험과 관련하여 여러 가지 두려움을 가지고 있으며, 이것이 반드시 검사를 통해 확인되는 것과 관련이 있는 것은 아니다. 이상한 소음을 내는 기계 속으로 들어가는 것과 관련이 있었다. Megan과 같은 환자들은 이 큰 것이 어떤 식으로 든 몸을 변화시키지 않고 어떻게 몸 안을 들여다볼 수 있는지 궁금해한다. 또한 그들은 기계 내부에서 어떤 감각을 경험하게 될지도 궁금해한다. Omara가 간호한 환자들 중 한 명이 MRI 검사를 한 시간 동안 세탁기 속에 있는 것으로 표현했는데, *이것은 어떤 식으로 사람을 처리한다*는 것처럼 들렸다. 이와 비슷한 검사를 받은 어떤 환자는 이 *기계를* 암 치료와 연관시켰다. 특히 불안하게 하는 것으로 환자는 기계 안에 남아 있고, 검사자는 기계작동을 위해 자리를 뜬다는 것이었다. Brand 등(2014)은 이를 관리하기 위해 환자가 어떻게 교육을 받았는지, 그리고 어떻게 자신의 검사결과인 컴퓨터 디스크를 가져갔는지 기술했다. 목표는 환자가 경험을 관리하도록 돕는 것이었지만 받은 기술정보를 환자에게 설명하지 않으면 효과적이지 않다. 이러한 이유로 Omara는 다른 방식을 취하여 항상 어떤 과정을 거치는지에 대해 단계적인 방식으로 검사를 설명한다. *그것이 정말로 중요한 것은 무슨 일이 일어날지, 그리고 어떻게 보일지 예상하는 것이다. 이것은 유령 기차 여행이 아니다!*

활동 3.4 비판적 사고(Critical thinking)

다발성경화증 환자의 초기 치료를 위한 국립보건원(NICE) 표준(2016)은 몇 가지에 대한 규정을 제공합니다. 예를 들어, 환자는 진단 후 6주 이내에 전문 의사와 대면상담을 해야 합니다. 그 후에는 그들의 케어 조정을 위한 단일 연락 담당자가 있어야 합니다. 다발성경화증 재발의 치료는 문제가 보고된 후 14일 이내에 시작해야 합니다. 하지만 환자가 기다려야 하는 최대 시간을 기술하는 기준에서 무엇이 누락되어 있다고 생각하십니까? 아니면 환자가 누구와 상담할 것으로 예상합니까? Omara는 Megan이 MRI 검사 경험을 설명하는 방식에 무엇을 추가하였습니까?

이 장의 끝에 요약된 답변이 제공됩니다.

Omara가 과거 환자들에 대한 경험에서 주목한 것들 중 하나는 다발성경화증의 설명이 통증에 대한 언급을 얼마나 자주 생략했는가 하는 것이었다. 환자들은 자신이 어떻게 느끼고 있는지 물어보자 마자 순식간의 통증을 자주 언급했다. 질병의 과정이 어떻게 신경을 손상시키는지에 대한 설명과 약물치료의 이론적 근거가 있지만, 문헌에서는 환자의 불편함에 대한 관심이 훨씬 적었다. 그러나 Vidovic과 동료들(2014)의 연구에서, 대부분의 환자들은 다발성경화증과 관련된 하나의 형태 또는 다른 형태의 통증을 보고했다. 또한 Omara의 경험은 다발성경화증의 초기 단계에서 어떤 형태의 통증이 비교적 흔했는지에 대해 질문하여 환자가 보고한 것을 기록하는 것이 중요하다는 것을 제안했다. 또한 통증에 대해 질문하는 것은 환자에게 의료전문가가 자신에게 관심을 가지는지 여부를 나타내는 중요한 지표이다.

Omara는 환자와 질병의 각 단계에서 논의한 내용만 결정해야 했지만 환자의 되풀이되는 우려들 중 하나는 처음부터 다뤄져야 했다. 이것은 그들이 받을 수 있는 지지에 관한 것이었다. 지지에 대한 기대는 서로 다르며 사람들은 서로 다른 경험을 보고한다.

- Nickerson과 Marrie(2013)는 예를 들면, 환자와 의사의 치료평가가 크게 다르며, 의료진이 치료의 평가를 훨씬 더 긍정적으로 평가한다는 점에 주목했다.
- 다발성경화증 환자는 우울증의 위험에 직면하며 신체 기능이 상실될 때마다 슬퍼하는 경향이 있다(Isaksson과 Ahlström, 2008). 처음에 환자는 극도로 취약하다는 것을 느꼈고, 그 후에는 통제력을 키우려고 애썼다.
- 환자는 질병의 진단 및 첫 치료단계에서 훨씬 더 많은 지지를 받는 경향이 있으며, 나중에는 지지가 중단되는 경향이 있다. Dennison 등(2013)은 이에 대응하여 환자가 성공적인 대처 전략을 개발할 수 있도록 인지행동요법을 추천했다.
- Solheim 등(2017)은 최초의 지지에 대한 환자 평가가 종종 긍정적이지만, 나중의 지지에 대한 평가는 훨씬 덜 긍정적인 것을 확인했다. 환자가 더 악화되었을 때를 보고하면서, Davies 등(2015)은 환자가 그것을 견디도록 남겨진 것에 대해 어떻게 느끼는지 설명했다.

Omara의 경험에서 환자의 불만은 종종 직원들이 질병이 장기적으로 어떻게 보일지 예상하지 못했다는 실망과 관련이 있었다. 간호사와 환자가 자신들을 공동 문제해결사로 보고 처음부터 다른 사고방식이 확립되었을 때에는 지지에 대한 불만이 훨씬 적었다. 환자에게 그들의 상태와 치료를 교육하는 것만으로는 충분하지 않았다. 그들이 정보를 사용하는 방법에 대해 긍정적으로 생각하고 학습과 상담을 계속하도록 돕는 것이 중요했다(Borreani 등, 2014). 간호사는 환자에게 신속하게 대응해야 할 책임이 있고, 환자는 도중에 자신의 경험과 문제해결 노력을 목록으로 작성해야 할 책임이 있었다. 이것은 환자가 자신을 희생자가 아니라 건강요구 사항의 관리자로 간주한다는 것을 의미했다. Oeseburg와 Abma(2006)는 이것을 '상호적 노력'이라는 용어로 케어를 받는다고 묘사했다.

이로 인해 Omara는 검사로 Megan이 다발성경화증을 앓고 있음을 밝힐 가능성을 조심스럽게 탐색했으며, 그렇다면 앞으로 몇 년간 몇몇 공유할 솔루션을 함께 만들 수 있다고 말했다. Megan이 질병의 초기에 의사와 상의하지 않은 것은 미래의 성공을 결정하는 핵심요소가 아니었다. 미래의 성공을 결정한 것은 그들이 함께 문제에 대해 어떻게 생각했는지였다.

활동 3.5 **비판적 사고**(Critical thinking)

Omara에게 앞으로 있을 질병의 본질을 예측하는 데 있어, 그리고 공동 문제해결의 견지에서 기대하는 어떤 장점이 있는지 결정하십시오. 서비스 제공이 종종 어떻게 경험되는지에 대한 Omara의 이해가 Megan에게 어떻게 보일 수 있다고 생각하십니까? 진단이 확정되기 전에 Omara가 다발성경화증에 대해 논의해야 하는지에 대해 토론할 수 있습니다. 일부 환자는 한 번에 하나의 문제를 처리하기를 원하지만, 다른 환자는 미리 경고를 요구할 수 있습니다. 여기서 문제가 되는 것은 Omara가 경험과 전문지식을 신속하게 제공하는 것이 더 나은 지지로 보이는지 여부입니다. 의사는 이미 Megan에게 다발성경화증이 있는지 조사하고 있다고 시사했습니다.

이 장의 끝에 요약된 답변이 제공됩니다.

환자의 이야기 듣기

Hearing the patient's narrative

임상 전문간호사 업무의 위험 중 하나는 간호사의 질병 이해, 조사 과정 및 치료에 대한 간호사의 전문지식에 점점 더 의존한다는 것이다. 환자에게는 그 전문지식이 다소 기술적이거나 차갑게 보일 수 있다. 치료방식이 확인되면 간호사는 이를 강력하게 추천하고, 처방으로 갑자기 전환한다. 환자의 경우 이것은 상당히 어려워 보일 수 있다. Sheridan 등(2012)은 전문지식이 어떻게 위압적으로 보일 수 있는지 설명했다. 만성질환을 앓고 있는 환자는 특히 자신의 경험이 다른 근거만큼 중요하지 않게 간주된다고 느끼는 경향이 있다.

그러나 이에 대한 Omara의 중재는 환자경험에 대한 사례연구와 다발성경화증을 앓고 있는 환자들이 공유해온 이야기에서 비롯된다. 그녀는 환자가 어떻게 질병을 경험하는지에 대해 특징짓는 것에는 적절히 신중을 기하지만, 적어도 일부 되풀이되는 설명은 식별할 수 있으며, 이는 환자가 어떻게 지지되기를 바라는지를 확인할 수 있다(표 3.1). 생각의 패턴을 알아내는 이 능력은 그녀에게는 본능적인 것으로 보인다. 이야기 내에서 환자가 자신의 상황에 대해 어떻게 생각하는지를 제시하는 초기 징후를 알아내는 것을 배우고, 그로부터 필요한 것으로 간주되는 것을 결정하기 시작한다. 질병위험은 임상적 요구를 시사하지만, 경험에 관한 환자 이야기는 환자의 요구를 시사한다.

표 3.1 다발성경화증과 관련된 가능한 환자의 이야기

이야기 서술	설명
긍정적인 삶에 수용될 수 있는 것으로서의 질병	질병이 생활양식에 포함되며 환자는 두 가지 요구 사이의 합의에 도달할 수 있는 방법을 찾는다. 환자의 선호하는 생활양식에 질병이 방해가 되는 것을 제한하기 위해서 노력한다.
삶의 변화로서의 질병	환자는 질병에 대처하는 측면에서 자신의 삶을 재정의한다. 실제 또는 예상되는 문제와 그에 대한 대응이 인생 계획을 지배한다.
응징으로서의 질병	질병이 과거에 지녔던 믿음, 행동 또는 태도에 대한 형벌로 인식된다. 환자는 이것을 죄 또는 금지된 생활양식에 대한 종교적 신념과 관련시킬 수도 있고 아닐 수도 있다. 환자는 질병에 대처할 뿐 아니라 좋은 생활에 대한 검토를 시작한다.
상태로서의 질병, 전문지식의 초점	환자는 자신의 질병을 광범위하게 연구하여 질병을 더 잘 이해하고 다음에 어떤 일이 일어날지 예상한다. 환자에게는 자신의 전문지식 개발이 의료진에 의해 인정되는 것이 중요하다.

활동 3.6 **비판적 사고(Critical thinking)**

활동 3.2에 대한 답변으로 당신이 작성한 메모와 위의 사례연구 내에서 공유되는 이야기를 다시 살펴보십시오. Omara는 Megan의 요구 중 하나가 다발성경화증이 가족과 업무에 미칠 수 있는 영향에 초점을 맞출 가능성이 높다고 생각합니다. Megan은 자신을 책임감 있게 다른 사람들을 지지하는 '행동가'라고 생각합니다. 따라서 Megan이 다발성경화증의 예후와 관련하여 걱정할 수 있는 것이 무엇이든 관심의 초점은 다른 사람들을 돕는 그녀의 일을 지속하는 데 있습니다. 위의 어떤 것이 Omara의 첫 번째 평가를 지지하게 합니까?

이 답변은 당신 자신의 성찰에 기초한 것이므로 이 장의 끝에는 요약된 답변이 없습니다.

간호사는 다발성경화증이 신체에 미치는 해로운 영향에 대해 훨씬 더 잘 알고 있기 때문에 다발성경화증과 같은 진단을 업무나 가족 기능에 미치는 영향의 관점에서 생각하는 것이 이상하게 보일 수 있다. 우리는 무능력, 두려움, 분노, 취약함의 감정에 대해 초점을 맞출 것으로 예상한다. 그러나 Omara는 Megan의 이야기에서 습관적으로 다른 사람들의 요구를 우선시 한다는 것을 알게 되었다. Megan은 우리가 다발성경화증과 연관될지도 모른다는 교과서적인 우려에서 시작한다(Murray, 2017). 이것은 고전적이고 개인적인 우려들을 일축하기 위한 것이 아니고, 그것들이 다른 순서로 처리될 수 있다는 것을 인정하는 것이다. 간단한 비유를 사용하자면 간호사는 자신에게 건네진 조각을 사용하여 환자와 퍼즐을 풀기 시작해야 한다. 신뢰를 강화할 수 있는 것은 Megan이 공유한 이력과 거기에 담긴 암묵적인 우선순위에서 비롯되는 것이다.

Omara가 질병의 사회적·직업적 영향에 대한 이 초기의 초점이 Megan에게 도움이 될 것이라고 확신하는 이유는 무엇인가? 당신은 다음과 같은 것에 주목했을 수 있다:

- Megan은 자신의 건강에 대한 걱정에 주의를 기울이기에는 자신이 너무 바쁘다고 생각하는 것으로 보인다.
- Megan에게 의사를 방문하도록 유도하는 것은 그녀의 교육 능력을 실질적으로 제한하는 것이다 – 그녀는 자신을 어린이집의 도우미로 생각한다.
- Megan은 다리의 불편함에 대해 더 이상 언급하지 않는다 – 추간판탈출증은 안녕과 미래 기능에 중대한 위험이지만, 대안적인 것을 고려하지 않는다.
- Megan은 교육에 대해 열정을 가지고 있고 거기서 경력을 쌓을 계획을 세우고 있다 – 다발성경화증은 그 경력을 방해할 가능성이 있다.

초기의 간호 본능은 환자에게 많은 정보를 제공하는 것이다. 사용되는 간단한 공식은 불확실성이 불안을 유발하며, 불안은 더 많은 정보를 제공함으로써 해결된다는 것이다. 이것은 간호사가 서비스를 제공했다고 느끼기 때문에 안심할 수 있는 접근방법으로 보일 수 있다. 그들은 환자에게 문제에 대해 알렸으나 실제로 환자가 상황을 이해하는 동안, 해당 기술은 환자에게 가장 유용한 정보를 공유하는 데 있다. 관련이 있을 수 있고 그것을 제공하는 것이 자신이 전문가라고 느낄 수 있게 할 정보의 전체 보다는 환자가 상황을 이해하는 과정에서 어디서부터 시작하는지 확인하고 거기서부터 시작해야 한다. 따라서 이 경우 Omara가 다발성경화증에 대해 Megan과 공유하는 정보의 양은 환자의 상황을 이해하기 위한 환자가 느낀 요구(felt needs)에 의해 결정된다.

다음의 내용은 Omara가 Megan과 나누는 대화의 작은 부분으로, MRI 검사로 밝혀낼 수 있는 것을 설명하고 Omara가 이해하는 내용과 환자가 느낀 요구라고 이해한 것과 연결시키려고 하는 것이다.

Megan: *그래서 검사는 내가 다발성경화증이 있다는 것을 밝힐 수 있다는데… 다발성경화증이라는 것이 의사가 신경염증이라고 말한 것인가요?*

Omara: *그래요. 다발성경화증은 신경섬유를 보호하는 껍질에 염증을 일으키고*

상처를 입혀서 신경을 손상시키는 질병이에요. 그렇기 때문에 손이 약하거나 다리가 불안정하다고 느낄 수 있어요. 그것이 당신이 느끼는 고통이나 불안정함을 설명할 수 있어요.

Megan: *그리고 그것은 나에게 일어난 것처럼 나타났다 없어지곤 하나요?*

Omara: *네, 이 질병은 다시 나타날 수 있어요. 당신이 하려고 하는 검사는 어떤 식으로 든 손상된 신경계 부분들에 대해 많은 세부사항을 보여줄 수 있어요.*

Megan: 하지만 다시 사라집니까?

Omara: *상당히 자주 그래요. 그러나 다시 나타날 수 있으며, 어려운 것은 언제 또는 얼마나 자주 다시 나타날지 정확하게 알지 못한다는 것이에요.*

Megan: *무서워요. 매우 무서워요….*

Omara: *당신은 당신이 해야 할 모든 것에 대해 말했어요. 내가 생각하기로는 당신은 교사가 되려고 해요. 돌봐야 할 아이들도 있어요. 질병이 언제 발생할지 모르는 불확실성이 큰 걱정거리가 되나요?*

Megan: *네 그래요! 그래요. 나는 그 질병이 언제 발생할지 알지 못하는 것에 대해 걱정이 되요.*

Omara: *다발성경화증이라면 계획이 곤란해질 수 있어요. 그러나 나는 당신과 내가 만일의 사태에 대해 계획할 수 있다고 생각해요. 예를 들면, 가르치는 방법에는 여러 가지가 있고, 다양한 정도로 전념하여 가르치는 교사직도 있어요. 다발성경화증이 있다고 해서 사람들을 가르치고 도울 수 없는 것은 아니에요. 내가 아는 환자들은 질병으로 인해 발생할 다음 문제를 기다려야 한다고 생각하지 않아요. 그들은 일을 계속할 것이라고 말해요.*

Megan: *그것은 태도에 관한 것이군요.*

Omara: *태도에 관한 것이 아주 많아요. 나는 당신이 스스로에게 미안한 마음을 가질 필요는 없다고 생각해요.*

Megan: *당신의 말이 맞아요! 그러기에는 나는 너무 바빠요.*

Omara: *다발성경화증이라면 우리는 이렇게 다루어요. 해야 할 일을 계획하고, 우리의 도움을 사용하여 당신이 시작한 일을 어떻게 할 수 있는지 계획하죠.*

Megan: *예, 감사해요.*

활동 3.7 비판적 사고(Critical thinking)

위의 짧은 발췌문을 되돌아보고 다음 질문에 대답하십시오.

1. Omara는 Megan의 첫 이야기에 대한 통찰력을 어떻게 사용해서 Megan에 대한 도움에 초점을 맞춥니까?
2. 이 단계에서 Omara는 다발성경화증에 관해 얼마나 많은 정보를 공유하며, 그 정보는 어디에 초점을 맞춥니까?
3. 이 대화에서 왜 Omara가 질병에 대한 태도를 그렇게 많이 강조한다고 생각하십니까? 그것이 어떻게 Megan에게 관심이 가도록 할 수 있습니까?
4. 활동 3.1에 대한 당신의 답변을 감안할 때, Omara의 설명과 제안은 어떻게 보입니까?

이 장의 끝에 요약된 답변이 제공됩니다.

인간중심의 통찰력

Person-centred insights

Megan의 사례연구에서 이용가능한 인간중심간호에 대한 가장 중요한 통찰력을 검토하고자 한다.

과정으로서 감지하기

Sense making as a process

이러한 통찰력 중 첫 번째는 환자의 상황을 이해하는 서술이 점차 많아지고, 그것은 경험, 추측, 통찰력 및 관심으로 구성된다는 것이다. 환자는 징후와 증상, 그리고 직면한 질병의 패턴으로 시작한다. 건강사정에서는 징후에 더 집중할 수 있지만(보다 객관적인 것처럼 보임), 환자는 종종 증상에 더 집중한다. Megan은 자신의 병세를 어떻게 느꼈는지, 그리고 그것과 연관되는 것으로 보이는 것(자신의 기능적 능력)에 대해 안다. *나의 시력이 '흐리므로' 이제는 할 수 없어요.…* *손이 약해져서 아이들을 도울 수 없어요.…* 이 단계에서 당신이 질병의 경험적 특성을 인식한다면 환자가 당신이 질병을 이해하고 존중한다고 느낄 가능성이 높아진다.

환자의 우려를 이해하기
Understanding patient concerns

두 번째 통찰력은 환자의 불안수준에 대한 당신의 가정이 항상 정확하지는 않다는 것이다. 이 사례연구에서 Megan은 자신의 건강에 대한 우려가 가지고 있다는 것을 표명하지만 자신의 안녕에는 집중하지는 않는다. 우려가 꼭 개인의 불안과 일치하는 것은 아니다. 불안수준이 높다고 믿으면 환자에게 더 많은 정보를 제공하여 안심시키려는 유혹을 받을 수 있기 때문에 이것은 중요한 문제이다. 질병의 이해단계에서 더 중요한 것은 종종 환자가 자신의 상황에 대해 어떻게 생각하는지를 이해하고, 올바른 정보를 사용하는 것이다(Stone, 2014; Olaug와 Robson, 2017).

임상적 요구와 환자의 요구
Clinical needs and patient needs

첫 만남 단계에서 임상적 요구와 환자가 느낀 요구(felt needs)를 구별하는 것이 중요하다. 임상적 요구는 일반적으로 위험을 관리하는 것 또는 서비스가 효과적이고 효율적으로 보이게 하는 것과 관련이 있다. 당신은 환자가 가능한 한 많은 독립성을 갖도록 환자와 전략적으로 협력해야 한다. 하지만 환자가 느낀 요구는 변화의 과정에서 오는데, 이 경우 질병의 점진적인 의미 형성, 우리가 살아가는 방식을 변화시키는 능력에서 온다. 이것은 당신의 서비스를 사용하는 환자를 돕기 위해서 수행하는 준비작업과 관련이 있다. 읽거나 수집한 연구와 사례연구는 환자경험뿐만 아니라 질병의 과정에도 초점을 두어야 한다. 만약 질병에 대한 연구를 보고도 아픈 상태를 무시한다면 당신이 환자에게 최초로 반응하는 방식이 환자중심이 아닌 시스템 중심으로 보일 가능성이 더 크다.

환자의 지각을 인지하기

Recognising patient perceptions

환자가 무엇을 말하는지 뿐만 아니라 어떻게 말하는지에 세심하게 주의를 기울이면 환자가 자신의 상황을 어떻게 인지하는지 추론할 수 있다. 이것은 정확한 과학이 아니므로 환자의 우려를 잘못 해석할 수 있지만 이 추론을 하지 않는 것이 아마도 더 안 좋은 것 같다. 제시한 예에서 Omara는 연구 및 지역의 사례연구에서 환자경험과 요구에 대한 일련의 통찰을 모았지만, 그녀는 여전히 Megan이 말하는 환자병력에 대해 주의를 기울인다. Megan이 다른 사람들에 대한 그녀의 책임에 매우 중점을 두는 것이 실질적으로 중요하다. Megan은 아직 자신이 할 수 있는 것의 측면에서 자신의 대처를 평가함으로써 다발성경화증을 다룰 가능성이 있다. Megan의 이야기에서 Omara가 추론한 것은 그녀가 어떤 정보를 제공하는지 구체화하는데 도움이 된다.

환자의 요구를 예측하기

Anticipating patient needs

Omara가 Megan과의 만남에서 강조한 주요사항 중 하나는 환자가 공유하고 있는 담론을 간호사가 성급히 판단해서는 안된다는 것이다. 환자의 이야기 내에서의 패턴, 즉, 요구를 생각하는 전형적인 패턴을 찾아야 하지만, 환자에 대해 고정관념을 형성하는 것을 피해야 한다. 이 사례연구에서, 그 담론은 내가 다른 사람들을 위해 도움을 줄 수 있는 것을 찾고 있다는 것으로 증명할 수 있을 것이다. 그러나 이 담론은 특히 Megan의 질병이 완화-재발 형태에서 보다 공격적이고 지속적인 형태로 옮겨간다면 다시 변할 수 있다(Davies 등, 2015).

Omara는 Megan에 대한 탐구적 접근방법을 강조하지만, 이야기의 분석을 통해 Omara는 지지간호에 대한 명확한 확신을 가지고 있다. 만성질환은 나중에 환자가 간호의 많은 부분을 스스로 관리할 것을 요구하기 때문에 간호를 처음부터 협력적이고 파트너가 되는 것으로 생각할 필요성이 더 크다. 환자가 일부 문제해결 작업에 참여해야 한다는 것은 불가피하다.

다르게 업무하기
Working differently

때때로 간호사는 특히 협업 간호업무를 시작할 때 개별간호를 제공할 시간이 있는지 궁금해한다. 그들은 인간중심간호를 제공하는 것은 서비스가 유지할 수 없는 약속을 하는 것일 뿐만 아니라 환자의 요구에 대한 인식을 탐구하는 데 많은 시간을 소비하는 것이라고 두려워할 수 있다. 그러나 실제로는 더 많은 투입의 필요성이 때때로 과장되어 설명된다. 그 대신 간호사는 환자의 이야기에서 이미 무엇이 제공되었는지 다른 방식으로 주의를 기울인다. 이 사례에서 Megan이 자신의 상황을 설명하는 방식에서 신중하게 추측하는 것이 무엇인지 주목해야 한다. 더 많은 질문이 제기될 수도 있고, 때로는 실제로 제기되지만 비교적 짧은 이야기에서 얻을 수 있는 것이 많다. Omara가 MRI 검사가 밝혀낼 것에 대해 어떻게 논의하는지 주목해야 한다. 그녀는 이 단계에서 다발성경화증에 대해 상당히 많은 정보를 공유하지 않으며, 환자는 알 권리가 있기 때문에 자신이 Megan의 첫 번째 관심사라고 이해하는 것과 가장 잘 연관되는 정보를 공유한다. 다른 환자들이 성공적으로 사용했던 질병에 대한 태도를 공유할 때 그녀는 *어렵다 하더라도 우리가 이것을 다룰 수 있다*는 메시지를 제공할 수 있다. 이 간호를 받은 환자는 Omara가 그들에게 관심이 있었을 뿐만 아니라 희망도 있다는 것을 합리적으로 느낄 수 있다.

장의 요약 CHAPTER SUMMARY

환자가 자신의 상황을 이해하도록 돕는 것은 간호사가 인간중심 방식으로 환자에게 접근할 수 있는 능력을 정확하게 시험하는 것이다.

- 환자가 받을 수 있는 진단과 주요문제 및 우려에 대해 잘 정립된 정보를 다루는 일이 포함된다. 간호사가 사전에 연구하는 것은 임상적 요구(예: 위험과 관련된 것)와 개인적으로 느낀 요구(환자가 일반적으로 질병에 직면하고 대처하는 방법)와 관련이 있어야 한다.
- 간호사는 환자가 현재까지의 경험에 대한 내용에 대해 긴밀히 주의를 기울여야 한다. 그 이야기는 환자가 징후와 증상을 이해해 왔던 방식, 거기서 패턴을 식별하는지, 그것이 환자의 불안을 유발하는지 또는 단순히 우려를 크게 하는지 증명할 수 있다. 환자가 자신의 이야기를 하는 방식을 이해하는 것은 간호사가 먼저 환자가 먼저 어떤 정보를 받고 싶어 하는지 확인하도록 도울 수 있다.
- 다발성경화증과 같은 상태는 환자의 안녕에 대한 심각하고 평생동안 지속되는 위협을 나타낸다. 그러나 그것이 이해되는 방식은 상당히 개별적이기 쉽다.
- 일반적으로 간호는 개방형 질문으로 시작하지만, 환자가 자신의 인식과 의사소통 기법을 공유할 수 있게 하는 질문만으로는 친밀한 관계를 확립할 수는 없다. 간호사는 환자가 가장 염려하는 것에 신속하게 주의를 기울여야 한다. 또한 환자를 위해 앞으로 발생할 수 있는 어려움을 예상해야 한다.

활동: 간단히 요약된 답변

● 활동 3.1 추측

1. 나처럼, 당신이 겪은 징후와 증상을 설명하기 위해 당신도 몇 가지 서로 다른 실제적인 설명과 개인적인 이야기를 개발하는지 궁금하다. 특히 증상은 애매모호해 보일 수 있고, 하루는 다른 날보다 나쁠 수 있다. 피부발진(징후)이 있는지 여부를 주장할 수는 있지만 증상은 조금 더 모호해 보일 수 있다.
2. 우리는 환자들이 임상의와 상담하기 전에 종종 여러 비전문가들과 질병에 대한 설명을 시도한다는 것을 알고 있다. 사회학적 견지에서 이것은 상담한 사람이 의료전문가이기 때문이 아니라 그 개인이 우리가 타당하고 합리적이라고 믿는 사람이기 때문이다. 환자가 의학적 도움을 요청할 때 이미 전문가와 더 일찍 상담하지 않은 것에 대해 죄책감을 느낄 수 있기 때문에 이것은 중요한 이야기이다.
3. 나처럼, 당신도 일하는 성인이 질병에 걸릴 수도 있다고 느끼는지에 대한 이야기를 언급했을 것이다. 심각한 질병이 노화와 관련이 있다고 믿을지도 모른다. 이러한 이유로 징후와 증상을 무시하고 '좀 더 침착하게' 행동하기 쉽다.

● 활동 3.2 반영

당신은 그녀가 자신의 질병이 잠재적으로 심각하다는 사실을 받아들이는 것을 주저한다는 것에 동의합니까? 간호사로서, 당신은 환자가 겪을 수 있는 잠재적 장애를 파악하기 위해서 징후와 증상들을 확인하도록 이미 배웠을 수 있다. 처음에, Megan은 자신의 상황에 대해 지나치게 염려하지는 않지만, 분명히 그녀는 자신에게 영향을 미치는 것이 무엇이든 간에 그녀를 방해하지 않기를 바란다. 질병의 첫 징후나 증상이 극심하지 않는 한(예를 들어, 갑작스러운 가슴통증이 있는 심근경색증과 같이) 환자가 항상 즉시 불안해하는 것은 아니다. Megan은 그때도 여전히 그녀의 상황을 이해하는 여정의 시작에 있었다. 그녀는 그것이 제기하는 위협, 그것이 야기할 수 있는 한계에 대해 배워야 할 것이지만, 그 배움의 시작은 그녀가 가장 걱정하는 것에서 시작한다.

● 활동 3.3 반영

우리는 때때로 질병과 그에 대한 우리의 반응에 도덕적 특성을 불어 넣는다. 우리는 성인이 이렇게 또는 저렇게 행동해야 한다고 주장할 수 있다. 우리는 의사를 성가시게 하지 않아야 한다고 믿을 수도 있다. 이에 반하여, 우리는 위험한 징후를 무시해서는 안된다는 것을 알고 있고, 그것들은 최상의 조기치료이다. Megan이 과거 행동의 타당성에 대해 의심을 품을 가능성이 매우 높기 때문에, 즉, 간호사가 그러한 의심과 아마도 자기비판을 예상했음을 보여주는 것은 간호사들이 질병과 연관된 감정을 존중했다는 신호를 Megan에게 보내는 것이다.

● 활동 3.4 비판적 사고

Omara는 Megan의 모호한 질병경험에 대해서 인간적인 반응을 보이고 있다. 그녀는 그것이 얼마나 혼란스러울지 예상한다. Omara가 MRI 검사가 어떤 느낌인지를 어떻게 설명하는지 주목한다. NICE 표준(2016)은 제공되어야 할 서비스에 대한 설명으로 중요하지만, 개인의 감정을 지지하는 대인관계와 관련된 조사과정은 설명하지 않는다. 이러한 상황에서 Omara는 증상이나 징후가 어떻게 느껴지는지에 대해 많은 개방형 질문을 하였다.

● 활동 3.5 비판적 사고

Omara는 의료시스템의 잠재적 외로움을 이해한다. 그녀는 평가, 진단 및 치료와 관련한 넘치는 조기 제공이 나중에는 항상 충족되지 않는 지지에 대한 기대치를 높일 수 있다는 것을 알고 있다. Megan은 다가오는 모니터링과 자기관리에 위축감을 느낄 수 있지만, 그것을 문제해결 과정으로 묘사하는 Omara와 같은 숙련된 간호사가 있으므로 희망도 있다.

진단이 확정되기 전에 가능한 진단을 고려할지 여부는 대처방법에 따라 다르다. 나는 '유비무환' 접근방법을 선호한다. 이것은 불쾌한 진단이 확인될 경우 좀 더 생각할 시간과 감정을 관리할 시간이 있다고 생각한다. 그러나 환자에게 불확실성에 어떻게 대처하고 싶습니까? 라고 물어보는 것이 더 중요하다.

● 활동 3.7 비판적 사고

1. Omara는 Megan이 자신의 생활방식에서 어떤 조정을 해야 하는지 이해할 시간이 필요하다고 판단하여 Megan이 가장 걱정하는 것에 신속하게 초점을 맞추고 가능한 진단에 대해 설명하기로 결정한다.
2. Omara의 질병에 대한 설명, 그 변화된 생리학은 비교적 간단하지 않다. 그러나 Megan이 재발의 예측 불가능성을 강하게 우려할 것이기 때문에 그녀가 있는 그대로 언급하는 솔직한 답변에 주목한다.
3. Omara는 만성적이고 종종 진행성인 질환이 환자의 사기에 미칠 수 있는 평생의 영향을 이해하기 때문에 태도에 중점을 둔다. Megan이 현재 자신을 '피해자'로 보는 것은 비교적 쉬운 일이지만, Megan의 생활방식 상황을 고려할 때 이것은 호소력 있어 보이지 않을 것이다.
4. Omara의 최초 설명이 Megan이 자신의 생활방식과 관련하여 설명한 것과 잘 일치한다고 생각했다. 그녀는 Megan의 성격을 읽기 시작했다. 질병과 그 문제를 보는 좋은 방법은 환자의 자원과 밀접하게 협력하는 것이고, 여기서 Omara는 이미 Megan의 실용주의를 감지하기 시작했다. 따라서 Omara의 의사소통은 '할 수 있는' 것처럼 보인다.

추가 자료

이 사례연구에서 Megan은 확실한 진단을 확보할 것이다. 그러나 신체적 · 정신적 건강관리의 맥락에서, 징후 및 증상이 무엇을 의미하는지 장기간의 불확실성에 직면하는 많은 환자가 있다. 다음 세 가지 기사에서 환자의 문제점과 요구를 읽으면 무엇이 필요한지 더 잘 알 수 있다.

Kornelsen, J, Atkins, C, Brownell, K 등 (2015) The meaning of patient experiences of medically unexplained physical symptoms. *Qualitative Health Research*, 26(3): 367–76.

Olaug, L and Robson, C (2017) 'It's incredible how much I've had to fight': Negotiating medical uncertainty in clinical encounters. *International Journal of Qualitative Studies on Health and Well-being*, 12(1): 1–13.

Stone, L (2014) Blame, shame and hopelessness: medically unexplained symptoms and the 'heartsink' experience. *Australian Family Physician*, 43(4): 191–5.

유용한 웹 사이트

www.youtube.com 검색 창에 'multiple sclerosis patient stories'를 입력하면 환자가 어떻게 자신의 질병에 대해 알고 그 후에 어떻게 대처했는지에 대한 여러 설명을 확인할 수 있다. 환자 반응의 혼합을 연구할 가치가 충분하고, 그들이 공통적으로 무엇을 가지고 있고 개인적인 대처가 매우 개인적인 문제로 남아 있는 방식에 대해 더 잘 이해하는 것이 좋다. 선택한 것을 자세히 살펴본 결과, 나는 이 환자들과 그들의 이야기를 나누는 것이 Megan과 얼마나 유사해 보였을 지 궁금하다.

다발성경화증 이야기에 대해 자주 YouTube에 자주 기고하는 사람은 Seb(My MS Story(Life of Seb), My MS story–2 years later)라는 분이다. Seb은 초기 증상의 매우 다양한 경험과 진단을 확보하는 데 걸리는 시간 및 질병이 진행됨에 따라 질병에 반응하는 긍정적인 방법을 능숙하게 설명한다. 그의 비디오 이야기를 검토하여 질병에 대한 그의 생각이 어떻게 변하는 지 알아보는 것이 유용하다.

Chapter 4

환자가 변화와 불안에 대처하도록 돕기

Helping patients cope with change and anxiety

간호사에 대한 NMC 숙련도 표준

이 장에서는 다음과 같은 플랫폼과 숙련도를 다룬다:

플랫폼 1: 책임 있는 전문가로 성장

간호사는 다음과 같은 것을 할 수 있다:

1.8 모든 상황에서 근거에 입각한 결정을 내릴 수 있도록 근거를 적용하고 경험을 활용할 때 비판적으로 생각할 수 있는 지식, 기술 및 능력을 보여준다.

1.9 자신의 결정에 부적절하게 영향을 줄 수 있는 개인적 및 외부적 요인을 인지하고 다루면서 사람들의 요구와 선호에 따라 간호 및 중재에 관한 모든 결정을 내릴 필요성을 이해한다.

1.11 삶의 모든 단계에서 동료 및 사람들과의 다양한 기술과 전략을 사용하여 효과적으로 의사소통하고 정신, 신체, 인지 및 행동 건강문제를 다룬다.

플랫폼 2: 건강증진 및 건강악화 예방

간호사는 다음과 같은 것을 할 수 있다:

2.9 적절한 의사소통 기술 및 강점 기반 접근방법을 사용하여 사람들이 능력저하, 건강악화 및 장애로 인한 한계 내에서 삶을 만족시키고 충족시키기 위해 건강문제를 관리하기 위한 자신의 간호에 대한 정보를 바탕으로 선택을 할 수 있도록 한다.

플랫폼 3: 요구 평가 및 간호계획

간호사는 다음과 같은 것을 할 수 있다:

3.4 간호에 대한 인간중심 접근방법을 이해하고 적용하며, 모든 연령의 사람, 그들의 가족, 지역사회와 인구와 협력할 때 공유되는 평가, 계획, 의사결정 및 목표 설정을 보여준다.

플랫폼 4: 간호제공 및 평가

간호사는 다음과 같은 것을 할 수 있다:

4.2 적절한 경우 개인, 가족 및 돌봄제공자는 자신의 간호를 관리할 수 있도록 사람들과 협력하여 공동 의사결정을 장려한다.

장의 목표

이 장을 읽은 후에는 다음과 같은 것을 할 수 있다:

- 불안한 환자가 인간중심 방식으로 계획된 수술을 준비할 수 있는 방법을 이해한다.
- 다양한 의료전문가가 근거, 경험 및 환자 통찰력을 사용하고 협력하여 위험을 예측하며, 최선의 방법을 협의할 수 있는 방법을 보여준다.

서론

Introduction

3장에서 Megan에 대한 비교적 섬세한 인간중심간호에 대해 읽었다. 환자가 여전히 자신의 상황을 이해하고 있을 때 간호사의 접근은 오히려 더 탐구적이다. 그러나 이 장에서는 환자의 불안 및 계획된 간호와 관련된 또 다른 초기 간호 맥락으로 관심이 이동된다.

지적장애가 있는 환자가 수술을 위해 병원에 입원할 때는 우려, 니즈 및 필요사항을 다양하게 예상해야 한다. 환자가 어떻게 추론하는지 인식하고, 그들이 무엇을 어려워할지 예상해야 한다. 병원 간호 및 치료(이 사례연구에서 대장암의 경우)에 관한 어떤 근거도 환자와 그들의 대처 능력에 대한 이해로 연결되지 않는 한 거의 의미가 없다. Megan에 대한 사례가 비교적 개별중재를 나타낸다면, John에 대한 사례연구는 보다 업무중심적인 사례를 보여준다. 입원 전에 행해지는 것은 나중에 큰 이익이 될 것이며, 인간중심간호에서는 미리 생각하는 것이 중요하다.

일단 환자가 징후, 증상 또는 검사결과가 실제로 무엇을 의미하는지 이해하는 단계를 넘어서면, 불안이 증가하는 시기에 들어갈 수 있다(Price, 2017c). 환자는 종종 변화에 혼란을 느끼기 때문에 이 장에서는 변화와 불안에 중점을 두며, 노인이 대장암, 그리고 수술(왼쪽 결장 반절제술) 및 임시 장루 형성이 권장되는 상태를 직면하는 상황을 고려한다. 이러한 종류의 수술적 치료는 장 근육 내에 있지만 전이 징후가 없는 종양에 대해서 비교적 좋은 예후를 제공한다(American Cancer Society, 2018). 환자가 단순히 수술을 받아야 한다는 것은 명백해 보일 수 있지만, 변화와 불안은 그렇지 않다. 특히 60세의 남성이 중간정도의 지적 능력으로 보호지역에 살고 있는 경우, 두 가지 모두 매우 개인적이다. John은 이전에 병원을 다닌 적이 없고, 암을 치료하거나 수술을 받은 적도 없다.

인간은 자신의 환경을 이해해야 하며, 그렇지 않으면 엄청난 양의 새로운 정보들을 관리하기 위해 반복적으로 노력해왔다. 이를 해결하기 위해 우리는 기억을 사용하여 과거사건을 저장하고 위협 또는 안심으로 등록한다. 편도체(위험평가에 밀접하게 관여하는 뇌의 일부)는 가장 큰 관심을 끌만 한 것을 결정하기 위해서 기억과 함께 작동한다(Price, 2017c). 과거에 위협적으로 보였던 것, 즉 불쾌한 감각과 어려운 결과는 문제가 없는 것으로 보였던 것보다 훨씬 더 많은 관심을 받는다. 우리는 습관적으로 유쾌한 경험에 끌릴 수 있지만, 불쾌한 경험은 위험과 대가를 의미하며 우리가 어떻게 나아갈지에 대해 훨씬 더 신중하게 생각하도록 한다. 인간은 모든 새로운 사건을 현실적으로 새롭게 처리할 수 없기 때문에 우리는 사건이 무엇을 의미하는 것에 대한 탬플릿 설명을 작성하고 의존하는 경향이 있다(Owen, 2014). 우리는 사건이 해당 탬플릿 중 하나에 매우 익숙한 것으로 보이는 상황을 지정한다. 이것은 우리가 이상해 보이는 것들에 주의를 집중할 수 있게 해주고, 더 모호해 보이는 것들을 고려할 수 있게 해준다.

활동 4.1 **반영(Reflecting)**

당신의 경험 내에서 우리가 탬플릿 추론에 의존한다는 주장을 지지하는 것은 무엇입니까? 환자를 돌보았을 때 탬플릿 추론이 얼마나 분명해 보였습니까? 환자가 질병, 수술 또는 건강변화에 대해 어떻게 생각하는지 물어봐야 했습니까?

이 장의 끝에 요약된 답변이 제공됩니다.

병원 간호 및 치료를 받는 환자의 문제 중 하나는 참고할 탬플릿이 없을 수도 있다는 것이다. 지적장애 환자의 경우, 병원입원, 수술, 암 치료와 같이 중대한 변화는 특히 어려운 문제를 나타낸다. 여기에는 몇 가지 이유가 있다:

- 이미 불안감을 느끼기 쉬운 환자에서 변화가 급성 불안을 유발할 수 있다.
- 환자가 그들 앞에 나타난 변화에 부적합한 과거 탬플릿에 의존하여 직원에 대한 반응이 이상하거나 무지하거나 심지어 적대적인 것처럼 보일 수 있다.
- 짧은 시간 내에 과도하게 많은 정보와 새로운 학습요구로 위협할 수 있다.
- 환자가 갇힌 것처럼 느끼고 다른 사람들과 협력할 수 있는 능력이 떨어질 수 있다.

지적장애가 있는 환자들은 불안을 겪을 가능성이 더 높다(Nelson과 Harwood, 2011; Reid 등, 2011; Hermans 등, 2013). 예를 들면, 자폐증 범위 내의 상태인 사람들은 특히 불안하기 쉽다(Keefer 등, 2016). 중간정도의 지적장애를 가진 환자는 지적장애가 심각한 환자보다 추론능력이 더 높아서 예상되는 변화와 관련된 더 많은 위협을 상상할 수 있다(Hermans 등, 2013). 환자가 앞으로 일어날 일에 대해 예행

연습할 수 있도록 이러한 사건에 대한 계획을 세울 필요가 있다. 병원입원과 지적장애 및 종양간호를 담당하는 간호사들이 상상력을 가지고 함께 일할 수 있도록 계획할 필요가 있다.

사례연구 ● John

John은 60세의 독신 남성으로, 지난 10년 동안 지적장애가 있는 사람들을 지원하는 보호지역에서 생활했다. John은 지역 호텔에서 근무했는데, 나이가 들어감에 따라 자신의 일과를 조직하는 능력이 점진적으로 떨어졌지만 업무에서는 호의와 존경을 받았다. John은 성격이 명랑하지만 그의 규칙적인 일상을 방해하는 것이 무엇이든 두려워한다.

노인을 위한 집단 검진 프로그램의 일환으로 John은 대변 내에 비정상 세포 또는 혈변 검사를 받았다. 조사원들은 John의 정규지원 담당자인 Alice와 함께 진료소로 불렀다. Alice가 그의 장기능이 정상인지 여부에 대해 확인하는 추가 조사가 진행되었다. John은 호텔에서 일할 때 주방에서 생선과 토끼를 씻었으므로 내장에 대해 알고 있었다. 의사는 그가 대장암에 걸렸지만 검사결과 근육에 국한되어 있으므로 장의 일부를 자를 경우 암이 제거될 수 있다고 부드럽게 말했다. 의사는 대변을 배출하기 위해 '배에 주머니'를 가지고 있을 것이지만, 이후 복원 수술을 통해 정상적인 방식으로 대변을 볼 수 있고, 그가 빨리 수술을 받는다면 '장을 고칠' 수 있다고 설명했다.

의사는 언어를 단순화했지만 Alice는 한 번에 John과 너무 많은 정보를 공유하려고 시도했다는 것을 알 수 있었다. 그가 암에 걸렸다는 사실과 수술이 필요하다는 사실, 복부에 주머니를 달아야 한다는 것은 John이 준비하지 못한 세 가지 큰 변화였다. 그는 정보를 한 번에 조금씩 처리해야했기 때문에, Alice는 이 문제들을 3개의 이야기로, 즉 나쁘게 느껴지지는 않지만 몸이 좋지 않고, 병원에 가서 수술을 받아야 한다는 것, 그리고 화장실에 가는 방식이 달라질 필요가 있다는 것을 연습하도록 준비했다. John이 심각한 병에 대해 통지를 받은 다음날은 John과 Alice에게 힘들었다. 그는 눈물을 흘리며 위축되었고, Alice는 그가 다른 사람들과 함께 식사하고 싶어하지 않는다는 것을 알아차렸다.

John은 *먹는 것 때문에 내 몸안에 무언가 잘못되었다고 말했고 무언가 잘못되었을 때 혼자 먹는 것이 가장 좋다*고 말했다. Alice는 John과 함께 식사를 했고, 식사하는 동안 그가 두려워하는 것을 묘사하도록 격려했다.

다음은 John과의 대화 중에 공유한 세 가지 짧은 이야기이다. 첫 번째는 암의 원인에 관한 것이었다. John은 사람들이 때때로 암에 걸린다는 것을 알고 있었지만 왜 그런 일이 일어나는지에 대해 정확하게 알지 못했다.

잘못된 것을 먹으면 병이 생길 수 있어요. 입에 해로운 것을 넣지 말아야해요. 내가 어떤 해로운 것을 먹었는지 그리고 내가 뭘 잘못했는지 모르지만, 나는 그것을 다시는 하고 싶지 않고 다른 사람들이 그것 때문에 나를 나쁘게 보지 않기를 바래요.

암의 병인(기원 또는 원인)에 대한 John의 개념은 제한적이었다. 그는 섬유질이 좋고(녹색) 그것을 먹지 않으면 아플 수 있다는 것을 알고 있었다. 그는 때때로 사람들이 세균을 먹음으로써 복부질환을 앓는다는 것을 알고 있었다. 그러나 그는 제대로 먹지 않은 것 때문에 처벌을 받는 것처럼 암에 대한 도덕적 근원을 규명하는 듯했다. Alice는 John의 추론 탬플릿 중 일부가 그리워하는 어머니를 중심으로 한다는 것을 알고 있었다. 그의 어린시절 대부분은 어머니를 기쁘게 하는 데 초점을 두었으며, 어머니는 그의 식단을 면밀히 관찰했을 가능성이 있어 보였다.

두 번째 이야기는 병원과 관련이 있다. *병원에 가는 것은 사람들이 담낭을 제거하는 것과 같이 아주 작은 일들을 위해 필요할 수 있어요. Dorothy가 그랬어요.* 그러나 그는 병원이 때때로 오랫동안 그곳에 머물게 한다는 것을 알고 있었으며 그것이 그를 매우 걱정하게 했다.

그들이 나를 데려 간 후 그들은 나를 병원에 얼마나 오래 머무르게 할지 결정할 거에요. 그들이 나를 위해 결정하고 내가 집에 갈 준비가 될 때까지 나를 거기에 둘거에요. 나는 그들이 얼마나 엄격한지, 내가 집에 가기를 요청할 수 있는지 모르지만 그들이 거절할 것이라고 생각해요. 그들이 준비될 때까지 나를 보내지 않을 거에요.

Alice는 John이 병원에 대해 이야기할 때 규칙을 크게 강조하는 것에 주목했다. 그는 병원이 규칙적인 곳이며, 환자를 기쁘게 할 것이 거의 없다고 추측했다. John이 좋아하는 규칙은 안심할 수 있는 규칙이다. John을 친구로부터 멀어지게 하는 규칙은 잘못된 규칙일 것이다.

John의 세 번째 이야기는 *장루주머니(colostomy bag)*에 관한 것이었다. 그는 이것이 무엇인지 그리고 수술에서 회복이 진행되는 동안 장을 보호하는 것과 어떤 관련이 있는지에 대해 명확한 개념이 없었다. 그가 생선을 씻었고 먹으면 몸에 좋지 않은 것을 잘라냈기 때문에 나쁜 것을 잘라내는 것은 이상하게 보이지 않았지만, 그는 장루주머니로 어떻게 대변이 나오는지, 그리고 주머니가 깨끗하게 유지되도록 교체해야 한다는 것을 이해하지 못했다.

나는 장루(colostomy)와 장루주머니에 대해 잘 몰라요. 어디든 가지고 다녀요? 그 장루주머니에 무엇을 넣으며 왜 휴대해야 해요? 나는 의사가 구멍을 뚫고 나쁜 것을 꺼낸다고 생각해요. 그후에는 그들은 봉합할거고, 그러면 장루주머니가 필요하지 않을 거에요.

John은 사전평가 클리닉을 마쳤으며, 이 기간 동안 의사는 신체 건강과 마취를 받을 준비가 되었는지, 병원에서 최대 12일을 지낼 준비가 되었는지 평가했다. 2주 후, John은 수술을 받기 위해 올 것이며, 최선의 정보에 입각한 수술에 대해 동의를 하고 병원에 입원하는 것이 무엇을 수반하는지 예상할 준비가 되어 있어야 한다. Alice는 외과 종양병동에 올 때 John의 담당 간호사가 될 Kieran을 만나서 John이 이 변화를 다루도록 어떻게 도울지 계획할 것이다.

활동 4.2 비판적 사고(Critical thinking)

위의 사례연구에서 John의 추론 탬플릿이 어떤 것이라고 생각하는지 파악하십시오. 그것이 그를 얼마나 적절하게 돕는 것 같습니까? Alice와 Kieran은 앞으로 일어날 일에 대한 John의 기대를 개선하고, 병원이 그에게 주는 변화의 복잡성과 위협이 되는 것을 가능한 한 최소화해야 한다는 데 동의합니다. 간호가 개인적이고 존중하는 것으로 보이려면 추론 탬플릿을 이해하는 것이 중요하다고 생각하는 이유를 적어 두십시오.

이 장의 끝에 요약된 답변이 제공됩니다.

환자의 니즈와 우려를 예상하기

Anticipating the needs and concerns of the patient

John의 입원 전 지원 계획을 수립할 때 Alice와 Kieran은 몇 가지 연구근거에 접근했다. 그들이 논의에서 강조한 연구근거는 대장암(2기) 및 외과적 치료, 지적장애를 가진 사람들의 불안 및 이러한 환자들이 병원입원을 감당하도록 돕는 것과 관련이 있다. 의사는 이용 가능한 연구근거를 완전히 검토하지 않았기 때문에 이들의 협의는 매우 중요하며, 모든 관련 정보가 고려되었다는 것을 알아야 한다.

암의 위협

The threat of cancer

대장암은 환자에게 개방된 위협이 된다(McKenzie 등, 2011). 환자가 치료 후에 완쾌될 수도 있지만, 절대적인 치유가 반드시 보장되는 것은 아니다. 대신, 임상의는 5년 또는 10년 생존율을 언급한다. John의 경우에 그의 수술은 Alice가 도와야 하는 몇 가지 변화 중 첫 번째일 수 있다.

연구근거에 따르면, 장벽 내 종양이 있는 환자의 경우 결장반절제술(hemicolectomy)이 상당히 성공적인 것으로 나타났다(American Cancer Society, 2018).

종양이 림프절로 전이되지 않았을 경우 환자가 좋은 예후를 나타낼 것이라는 실제적 전망이 있다(McKenzie 등, 2011). 이런 맥락에서 수술은 John에게 꼭 필요한 것 같이 보인다. 모든 환자는 동의를 철회할 권리가 있지만, 이 경우에는 그렇게 하는 것이 어렵다. 수술은 장루로 이어지고 병원입원과 관련된 불안을 극복하는 것을 수반하지만, 질병 진행을 막기 위해서는 Alice와 Kieran이 John에게 수술을 추천하도록 설득해야 한다.

수술의 위험성
The risks of surgery

수술 및 마취와 관련된 위험이 있다는 것(Ikard 등, 2013; Ramanathan 등, 2015), 장을 수술하고 장루가 없어지려면 약간의 시간이 걸릴 수 있지만, 모든 것을 감안할 때 이러한 위험은 아무 것도 하지 않는 것보다 훨씬 적다는 것을 설명해야 한다. John은 담낭을 제거한 환자(Dorothy)에 대해 이미 알고 있으므로, 신체 일부를 안전하게 제거할 수 있으며, 환자는 편안한 삶으로 돌아갈 수 있음을 이해한다. 따라서 Alice는 이것이 위험과 이점을 전달하는 좋은 방법이라고 생각한다. John은 필요한 기능을 할 수 있을 만큼 '충분한 '장'을 남겨두고 있는데, 이를 걱정할지도 모른다.

지적장애
Intellectual disability

Kieran은 수술의 성공률에 대한 많은 정보를 제공했지만 지적장애와 불안을 가진 사람들에 대한 정보를 공유하는 사람은 Alice이다. 그녀는 환자들이 좋지 않은 경험을 하고, 동료들이 환자의 경험을 보고하는 데 성공적이지 못한 위험이 있다고 설명한다. 다음은 Alice가 Kieran과 공유한 연구의 요약이다.

- 지적장애를 가진 사람들은 훨씬 더 높은 수준의 불안을 느끼기 쉽지만 그들의 관심의 초점은 여전히 매우 다양하다(Nelson과 Harwood, 2011). Alice는 John이 병원입원 기간과 적용되는 규칙의 엄격성에 대해 얼마나 걱정하는지 Kieran에게 강조한다.
- 지적장애가 있는 사람들은 불안장애의 발생률이 훨씬 높다(Reid 등, 2011). John은 분명히 크게 불안해했지만 지역사회팀은 John을 평가했으며, 그가 병원 경험을 다루는데 도움을 받을 수 있다고 믿는다. 불안장애의 문제는 이미 불안으로 고통받고 있는 환자가 통제할 수 없다고 느꼈던 상황에서 극도로 괴로워하고 공격적이 될 수 있기 때문에 중요하다. 이 병원 에피소드는 잘 관리될 수 있지만 Alice는 앞으로 John이 불안장애로 진행되는 것을 막아야 한다고 강조했다.

- 지적장애가 있는 환자의 경우 불안수준이 빠르게 높아질 수 있다. 사건이 예상되지 않고 설명되지 않으면 불안수준이 증가할 것이다(Hermans 등, 2014). John은 걱정스러운 생각(종종 비현실적인 생각)에 연연해하며, 갑작스러운 공황상태를 경험할 수 있는데, 이는 주의가 집중되었을 때(산만하지 않을 때) 일어날 수 있다. 따라서 밤에 John을 돌보는 직원은 특히 그 위험을 알고 있어야 한다.

John의 지적 문제점은 상당히 복잡했지만 Kieran이 자폐스펙트럼 장애(autism spectrum disorders)에 대해 파악한 특징을 가지고 있었다(Richards, 2017). John은 때때로 감각적 자극에 과민반응을 보였다. 예를 들면, 이상한 소리는 그를 걱정시켰고, 모니터 또는 드립 조절 장치 경보가 문제를 일으킬 수 있었다. 또한 John은 비교적 엄격한 추론방법을 가지고 있었다. 그는 자신의 어머니가 추천하던 것에 초점을 맞추었고, 자신이 신뢰하는 사람을 기쁘게 하고자 했으며, 이 사례에는 Grace를 의미했다. Grace는 지역사회에서 함께 일했고, Alice가 John에게 자신의 어머니를 상기시킬 수 있다고 생각한 지역 자원봉사자였다. 그러므로 John이 입원해 있는 동안 Grace가 John의 동반자 역할을 할 수 있는지 알아보는 것은 좋은 생각일 수 있었다.

마지막으로, Alice는 수술실의 간호사뿐만 아니라 모든 직원이 John과 그의 감정에 대해 대화하는 것의 중요성을 존중할 필요가 있다고 우려를 표명했다. 이것은 일부 의사에게는 자신의 주된 기능이 아닌 피상적인 우려처럼 보일 수 있다(Adams 등, 2012). 그러나 외과팀의 구성원이 John의 생각과 느낌을 반복해서 인정하지 않으면 불안감을 가속화시킬 수 있다. Kieran은 그 점을 주의 깊게 기록했다.

John의 인식에 따라 업무하기

Working with John's perceptions

Alice는 Kieran에게 병원이 환자정보표를 사용했는지 여부를 확인했다(Northway 등, 2017). Kieran은 이 질문을 예상하고 그들이 사용하는 간단한 한 페이지 분량의 환자정보표를 가져왔다(그림 4.1). 이것은 그가 병원에 오기 전에 John과 함께 작성하도록 제안한 세 개의 박스가 포함되었다. 첫 번째 박스에는 직원들이 John의 요구와 우려에 대해 이해해야 한다고 느낀 것들이 기록되어 있다. 두 번째 박스는 의사소통방식에 관해 John에게 어떤 도움이 될 것인가와 관련된 것이다. 예를 들면, 그는 그림이나 비유를 사용하여 설명하기를 원할 수 있다. 세 번째 박스는 John이 병원입원에 대해 관심을 보이게 한 것과 무엇이 그의 간호에 대한 호기심을 가지게 할 수 있는지와 관련이 있었다. 지적장애가 있는 다른 환자들과 마찬가지로 Kieran은 John이 매력을 느끼거나 이해하기 열망하는 것들이 더 큰 개인적 통제감을 줄 수 있기 때문에 그런 것이 있는지 궁금해했다. 한 장의 환자정보표가 환자의 노트 앞에 붙어 있었지만 Kieran은 John이 그의 걱정을 반복할 필요가 없이 가지고 다니면서 직원에게 보여줄 수 있도록 A5 크기로 줄인 요약본도 준비했다고 설명했다. Alice는 그 환자정보표가 훌륭하기 때문에 고무되었다. 서류로 남아있는 것은 환자를 돕는 것이 아니었다(Drozd와 Clinch, 2016).

병원입원 환자 돕기

Helping patients with a hospital stay

Alice는 수술 전 병원방문, 사진의 사용과 스토리텔링(환자가 일어날 사건을 예측하는 방법)의 결합에 대한 연구가 증가하고 있다고 설명했다(Blair 등, 2017).

환자들은 사건, 병원입원, 수술 전 간호, 회복, 병동으로의 복귀 과정 등의 순서로 예행연습을 하여 조절을 할 수 있도록 도왔다. Hollins 등(2015) 연구진에 의한 병원방문 같은 간단하고 명확한 지침은 매우 유용했지만, Alice는 다가오는 병원방문에 대해 John이 자신의 스크랩북을 준비하는 것이 가치가 있다고 생각했다.

일부 스페인 연구자들(Gomez-Urquiza 등, 2016)은 지적장애가 있는 환자가 불안을 관리할 수 있도록 사진을 사용하는 것의 이점에 대해 연구했다. 이 연구에서 환자들은 자연과 가족의 사진을 선택하여 주의를 전환하고 안심시키는 것을 좋아했으며 좋아하는 음악을 사용하는 것과 병행했다. 이 접근방법은 직원들이 제공하는 단

[Corve Dale 환자정보표]

다음 정보는 이 정보표를 소지한 자가 제공한 것이며, 그에게 사용되는 모든 치료 및 간호 지원 조치에 사용해야 합니다. 환자에게 어떤 조치를 설명하기 전에 정보를 읽어 브시기 바랍니다.

환자의 이름: John Beddows **환자의 병동**: Onibury

병동 내선 번호: 3714/3715

저의 요구

저는 계획된 장 수술을 받을 것이지만 이것이 때로는 복잡해 보일 수 있으므로 귀하가 조사 또는 치료를 설명한다면, 저는 간단한 설명과 귀하가 말하는 것을 이해하기 위해 더 많은 시간이 필요할 수 있습니다. 병원은 크고 낯설어 보이므로 제가 길을 잃을 수도 있습니다. 제가 가야 할 곳으로 안내해주시면 도움이 될 것입니다. 낯선 곳에서의 밤 시간은 저를 불안하게 만들기 때문에 제가 어디에 있는지 상기시켜 주십시오.

의사소통

저는 John이라고 불리는 것을 선호합니다. 사람들이 말하는 것을 잘 들을 수 있으므로, 소리 지르지 않아도 되지만 천천히 명확하게 말해주십시오. 거창한 의학적 단어를 피하면 도움이 될 것입니다. 때로는 그림을 사용하여 무언가를 설명해주면 도움이 됩니다. 감사합니다.

믿고 의지하는 대상

저는 병원 주변의 꽃과 정원을 좋아합니다. 그것들은 저를 평온하게 만듭니다. 저는 감정과 복잡한 토론을 따라가지 못합니다. 저의 친구 Grace는 저와 함께 병원에 오는 특별한 도우미입니다.

그림 4.1 John의 환자정보표

순한 안심과 비교할 때 환자의 자신감을 향상시키고 회복을 돕는 것으로 나타났다. 또한 Ginicola 등(2015)은 환자와의 상담 업무를 지원하기 위해 사진을 사용하는 것의 이점을 관찰했다. 사진을 사용하여 환자가 해당 문제에 집중하도록 돕고 그들의 생각을 보다 명확하게 표현하도록 도울 수 있었다.

Kieran은 간호준비의 서로 다른 요소들이 어떻게 조화를 이룰 수 있을지 궁금해 했다. 특별한 도움이 필요한 환자를 위해 수술 전 병원방문을 용이하게 하는 것이 일상적인 일이었다. Alice와 같은 직원들이 계획된 사건의 순서에 대해 이야기함으로써 환자가 이 사건들을 마음속에서 분명히 알 수 있었다. 그러나 어떤 곳에서도 찍은 사진이 없었다면 어떻게 될까? 만약 직원들이 John이 입원 전 방문에서 그들의 사진을 찍어서 인쇄하여 스크랩북에 추가할 수 있도록 하면 어떨까? John이 그를 돌보는 사람들을 빨리 인식할 수 있게 해주는 것도 도움이 되지 않을까? 환자의 주의를 분산시키고 안심시키기 위해 사진을 사용하는 것이 더 나았는가, 아니면 그가 만나게 될 사람들을 설명하고 친숙하게 하는 것이 더 좋았는가?

활동 4.3 **반영(Reflecting)**

이 장의 앞부분을 돌아보자면 다른 의료전문가가 환자의 예정된 간호에 대해 이야기하는 것에 대해 어떻게 결론 내립니까? 예를 들면, 함께 추론하는 것이 얼마나 중요합니까? 다음으로, John이 고려해 볼 수 있는 가능한 간호요소를 반영하는 것이 얼마나 중요합니까? 이 경우에는 다음과 같은 것이 포함됩니다:

- 입원 전 방문
- 환자정보표
- John이 병원에 머무는 동안 John을 안심시키기 위한 동반자(Grace) 제공
- 다가올 사건을 연습하는 것
- John이 추가한 사진/이미지가 있는 스크랩북 사용
- 그가 병원에 가져올 수 있는 녹음된 음악을 제공하여 그가 불안하다고 느낄 때 헤드폰 으로 재생할 수 있게 하는 것

이 장의 끝에 요약된 답변이 제공됩니다.

위험 공유 및 바람직한 향후 방향 파악

Sharing risks and identifying desirable ways forward

Alice와 Kieran은 John을 도울 수 있는 것에 대해 추측했지만, 그를 가장 잘 도울 수 있는 것에 관해 그와 상의하는 것이 매우 중요했다. Kieran과 Alice와의 만남은 지역사회에서 이루어졌기 때문에 계획을 논의하고 계획된 수술에 대해 John이 이해한 내용을 다시 확인하기 위해 John을 방문하기로 했다. 환자에게 정보를 제공하는 것의 문제점 중 하나는 그것이 항상 완전히 이해되지는 않는다는 것이다. 환자는 (Kieran의 경험에서) 때때로 그들이 동의한 것에 대해 발전적인 아이디어를 가지고 있었다.

환자는 암 및 대체 치료법과 같은 복잡한 개념을 이해하는 능력이 다양하지만, 2005년 정신능력 법(Mental Capacity Act 2005) (Brown 등, 2015)은 환자가 자신의 관점에서 의사결정을 할 수 있도록 돕기 위해 모든 노력을 기울여야 한다는 것을 분명히 했다. 정신능력은 날마다 다를 수 있으므로(예: 치매에서와 같이), 가능한 정확하고 생생한 동의를 얻었음을 확인해야 했다. 그래서 Kieran은 John에게 수술이 권장되는 이유를 말해달라고 요청했다. 다음은 John의 답변 중의 발췌 내용이다.

내 소화관 안에 암이 있는데 이를 제거하지 않으면 악화될 수 있어요. 그들은 암이 소화관을 막거나 다른 곳에서 자랄 수 있다고 말했어요. 그러나 그들이 그것을 잘라내면, 나는 더 나아질 수 있는 더 좋은 기회를 얻게 되요. 그것이 내가 먹는 것을 멈추게 하지는 않을 거에요. 나는 제대로 된 것을 먹어야 하지만, 그것이 앞으로 내가 먹는 것을 멈추게 하지 않을 거에요.

Kieran은 John에게 수술이 불편한 일이라고 생각했는지 물었다.

그들은 나를 잠들게 할 것이고, 나는 아무것도 느끼지 않을 거에요! 그후에 내가 알약을 먹을 것이라고 의사는 말했어요. 알약은 내가 빨리 회복되게 할 것이라고 그

들이 말했어요. 나는 항상 침대에 누워있을 필요는 없으며, 아프면 알약을 먹을 수 있어요.

수술 후 달고 있을 장루주머니는 어떻게 생각하나요? Kieran이 궁금해했다.

나는 장루주머니를 달고 있을 것이고 바지를 입을 때 장루주머니가 끼면 안돼요. 셔츠를 입어서 사람들이 볼 수 없도록 할 수 있어요. 라고 John은 대답했다.

Kieran은 John이 그것에 대해 얼마나 많이 이해했는지 확신하지 못했다. 그는 장루주머니가 몸에 부착된 곳을 보여주기 위해 사용된 그림의 종류를 알고 있었다. 그러나 그의 경험상 그림은 그다지 만족스럽지 않았다. 그것은 항상 정면만 보였으며 안을 보여줄 수 없었다. 그래서 그는 Alice의 표정을 확인하면서 John이 장루주머니를 시험해보고 싶어하는지 궁금해했다. John은 동의했고 셔츠를 풀어 Kieran이 그에게 사용될 반투명기 장루주머니를 보여주었다. 대변이 들어가는 구멍이 있었으며 Kieran은 손가락으로 어떻게 하는지를 보여주었다.

대변이 차 있고 주머니를 교체해야 할 때처럼 적당한 무게를 만들어 볼까요? Kieran은 궁금해했다. John은 동의했고 Kieran은 장루주머니 안에 초콜릿 바 두 조각을 밀어 넣었다. 그들은 웃었지만 Kieran은 그것이 적당한 무게를 만드는 것이라고 설명했다. John은 그의 피부에 닿는 느낌을 느낄 수 있었다. Alice는 채워진 주머니가 부착된 상태의 측면에서 보았다. *우리는 장루주머니를 가로 지르지 않도록 당신의 바지 허리 밴드에 맞게 고정했어요.* 라고 Kieran이 John에게 말했다.

그 후에 Kieran은 환자정보표가 병원 직원에게 John이 무엇을 필요로 하는지, 무엇을 좋아하는지, 무엇에 관심이 있는지 신속하게 알려주는 좋은 방법이 될 수 있는지를 설명했다. 그는 John에게 정보를 추가할 3개의 박스만 있는 간단한 형식의 환자정보표를 보여주었다. Kieran과 Alice는 이 시스템을 설명하는 것이 John과 논의한 다른 지원 혁신에 대해 토론할 수 있는 좋은 방법이라는 데에 동의했다. John은 자신이 어디로 가는지 걱정했으므로 병원방문이 도움이 된다는 데 확실히 동의했다. 그는 일이 일어날 순서의 이해뿐만 아니라 일이 어디서 일어나는지도 알고 싶어 했다.

활동 4.4 비판적 사고(Critical thinking)

무언가를(안전하게, 개인적으로) 시도하는 것은 불안한 환자를 돌보는 개별간호의 중요한 부분입니다. Kieran은 John을 돕기 위해 자신의 경험을 어떻게 사용하고 있습니까? 장루주머니가 어디에 장착되어 있는지 보여주는 간단한 그림은 무엇이 잘못되었습니까?

이 장의 끝에 요약된 답변이 제공됩니다.

Alice는 말했다. *Grace와 내가 병원에서 친구가 되기를 원하는지 궁금해요. 우리는 Grace가 당신과 함께 병원을 방문하도록 해서 모든 것이 어디에 있는지 보게 할 수 있어요. 병원입원 당일에 당신과 함께 와서 수술을 받기 전에 한 시간 정도를 같이 보내도록 할 수 있어요. 우리는 당신이 일어날 때 그녀가 당신의 침대 옆에 있도록 해줄 수 있어요.*

어려운 시기에 친구가 함께 있을 것으로 예상하고 John의 얼굴이 밝아졌다. Alice는 그에게 그녀나 Grace가 매일 방문하여 좋은 시간을 보내면서 John이 모든 걱정을 나눌 수 있다고 안심시켰다. 지지는 이틀 동안만 이루어질 것이 아니며, Kieran은 특별한 친구에게 연장된 방문 시간을 부여하는 것에 대해 동의했다. John은 그러한 지지를 받을 것이라는 데 다시 한번 안도감을 표시했다.

우리가 저녁에 방문하면 잠자기 전에 걱정을 잊는데 도움이 될 수 있을까요? John은 고개를 끄덕였다.

다음으로 Alice는 병원방문을 돕고 수술 후 매일 일어날 일을 기억하는 데 도움이 되는 사진을 사용하기로 했다. Alice는 이미 스크랩북을 사용하여 Kieran이 Alice에게 설명한 일어날 일련의 사건을 기록하는 데 사용했다. 그러나 John의 읽기 능력이 상당히 제한되어 있기 때문에 스크랩북의 텍스트만으로는 어려움이 있었다. 스크랩북보다는 사진이 더 좋을 것이다. 그리고 그가 직접 찍은 사진을 사용하는 것은 어떨까 생각했다.

John은 Alice가 그를 위해 과감한 결정을 내렸을 때 좀 더 불확실했다. 이것은 John에게 반복되는 도전이었으며, 그녀는 이러한 것에 대해 과거부터 잘 이해하고 있었다. John은 여러 가지 선택사항에 직면하고, 대안적인 행동의 평가가 점차 어려워졌다. John은 결정이 두 개 또는 세 개로 나눠질 때 더 편안하다고 느꼈다. 그 후에 그것에 따라 추가 선택이 점차적으로 이루어질 수 있었다.

Alice: *우리가 John을 방문하러 갈 때 병원, 병동, 수술실 사진을 좀 찍어줄 수 있어요?* (두 가지 선택, 예 또는 아니오)

John: *할 수 있어요. 그런데 카메라 가지고 있어요?*

Alice: *사진을 찍는데 휴대폰을 사용할 수 있어요.*

John: *그렇군요.*

Alice: *당신은 어떤 사진을 원하나요?* (많은 선택사항이 있지만 이것은 통제력과 Kieran이 환자정보표를 준비하는 데 중요해 보였다).

John: *내가 자는 침대와 아마도 의사?*

Kieran: *John의 수술을 위해 어떤 의사가 근무할지 알고 있어요. John, 병원방문 시 그를 만나러 갈 거에요. 우리도 근무할 것이기 때문에 함께 사진을 찍을 수 있어요.*

John: *네. 병원 밖의 사진도 보고 싶어요. 꽃 사진이 있으면 부탁해요.*

Alice: *어떤 사진이 John을 더 위로하는 것 같나요?* (역시 두 가지 선택, 예 또는 아니오).

John: *나는 꽃을 좋아해요. 호텔 접수처에 꽃을 놓아 두는 것을 좋아했어요. 병원에 있는 사람들을 위해 꽃을 가져갈거에요.*

병원에서 꽃을 침대 옆으로 가져오는 것은 정책에 어긋나지만 Kieran은 즉시 John의 요구가 중요하다는 것을 인식했다. 꽃은 편안함을 의미했다.

Kieran: *책에 수술과 회복에 대한 이야기를 들려주는 그림이 있고, 좋아하는 모든 꽃의 그림이 있다면 어떨까요? Grace가 방문할 때 그녀에게 보여줄 수 있어요?*

John이 빛났다. *예, Grace에게 꽃을 보여줄거에요.*

활동 4.5 평가(Evaluating)

당신은 Alice와 Kieran이 지지하는 친구들을 사진과 사전 병원방문에 얼마나 잘 연결시키고 있다고 생각하십니까? 지지 자원 혼합의 유용한 점은 무엇입니까?

이 장의 끝에 요약된 답변이 제공됩니다.

John은 음악을 듣는 것을 좋아했고, 병원에 입원해 있는 동안 들은 헤드폰 세트도 있다. 이것의 임상적 목적은 공황과 고통의 위험을 줄이는 것이었지만, John은 지루함을 다루는 관점에서 그 가치를 설명하기로 결정했다. 음악을 듣는 것이 더 좋았고, 특히 피아노 음악을 듣고 싶다고 말했다. 그의 어머니는 피아노를 연주했었다고 했다.

John과의 만남 후에 Kieran은 환자정보표를 완성할 수 있다고 느꼈다. 그는 John의 요구, 좋아하는 의사소통방법 및 관심사를 신속하게 파악하고 있었다. Kieran은 병원 관리인을 설득해서 회복 동안 John을 만나도록 설득할 수 있는지, 병원 앞에 있는 화단을 보도록 하는 것이 더 좋을지 확신할 수 없었지만 시도는 해볼 것이다.

John의 가장 시급한 요구는 그날의 심상 지도(mental map)와 그것이 어떻게 전개될지에 초점을 맞췄다. 그들은 입원 일에 Grace가 John과 함께 와서 마취실까지 동행할 수 있도록 준비할 수 있었지만, Alice와 Grace가 방문하지 않은 다른 날에 John이 병동의 일과를 예상할 수 있도록 도울 필요가 있었다. John에게는 질서정연한 느낌이 중요했으며, Kieran에게 이러한 세부사항은 일상적인 것처럼 보였지만 John에게는 매우 중요하다고 평가되었다. 병동의 일과는 John의 피를 치료하고 잘 움직이기 위한 물리치료사의 방문으로 식사, 의료진 방문, 드레싱 또는 상처 확인 등이 중단되었다. Kieran은 병동이 바쁘지 않고, 시끄럽지 않게 보이게 할 수 없었기 때문에 직원들이 무엇을 하는지 John에게 설명하는 것이 중요했다. 하지만 더 조용한 시간도 있을 것이고, 저녁에 조명을 조정하여 잠 잘 준비를 도울 수 있을 것이다.

활동 4.6 반영(Reflecting)

지금 잠시 멈추어서 John이 입원 준비를 하는데 도움이 되는 자원의 수준을 조사하십시오. 이것은 3장의 Megan의 지원보다 더 자원 집약적입니까? 그러나 모든 자원이 병원에서 제공됩니까? 의료진만이 지원을 제공합니까? John이 입원했을 때 지금의 자원을 어떻게 배치할 수 있습니까?

이 장의 끝에 요약된 답변이 제공됩니다.

인간중심간호 통찰력

Person-centred care insights

환자의 불안에 주의를 기울이는 것은 인간중심간호를 보여주는 훌륭한 방법이다. 그러나 잠시 멈춰서 정확히 왜 그런지 고려해 보자.

환자의 불안을 이해하기

Understanding patient anxiety

첫 번째 요점은 불안이 매우 개인적이라는 것이다. John과 같은 일부 환자의 경우 추론방식이 훨씬 엄격하다. 사건의 중대한 변화와 낯선 정보를 수용하는 범위가 통상적인 것보다 상당히 좁다.

따라서 불안을 올바르게 다루려면 환자에게 불안을 유발하는 원인과 병원 경험의 일부인 간호 및 치료로 인해 어떻게 악화될 수 있는지 알아내야 한다. Alice와 같이 숙련된 전문가는 간호사에게 무엇이 John과 같은 환자가 주변 환경에 고통을 받고 있는지 설명할 수 있다. 그녀가 Kieran에게 말했듯이, John은 불안해지면 점점 더 많은 질문을 하는 경향이 있다. 각 질문에 대한 답변이 잘 이루어져야 하며, 그렇지 않으면 더 까다로운 추가질문이 촉발될 수 있다. 직원이 불안의 위험을 인식하고 환자가 변화를 처리하는 방식에 잘 반응한다고 느끼는 것만큼 환자를 안심시키는 것은 없다.

John과 같은 환자의 불안을 예방하려면 상당한 계획이 필요하다. 전문가가 노력하고, John의 불안이 제대로 관리되지 않을 경우 발생할 수 있는 가능성을 고려한다면 이러한 노력은 좋은 방법이다. John은 공황상태가 되어 간호하기 어려워질 수 있다. John의 입원에 대한 기억은 여전히 부정적인 영향을 미쳐 필요한 향후 치료를 제공하기가 훨씬 더 어려워질 수 있다. John은 인공항문의 복원수술이 예정되어 있기 때문에 치료가 잘 이루어진다면 다음 병원방문이 훨씬 쉬워질 것이다.

창의적으로 일하기

Working creatively

잠시 멈추어 서서 인간중심간호의 상담적 이상을 재고할 때, 만약 불안감을 피하기 위해 철학적으로 John의 선호를 옹호한다면, 미리 정해져 있고, 대체로 예측 가능한 병원 경험을 갖는 것은 일종의 반대 이상을 내포한다. 최소한의 의사결정에 직면하기를 원하고, 다른 사람들이 책임지고 있다고 느끼는 것을 더 좋아하는 환자들도 있다. John과 같은 환자는 아마도 간호사들이 일상적으로 상상하는 모범 환자가 아닐 것이다. 따라서 Alice와 Kieran은 John이 변화에 대처할 수 있는 그의 인식된 능력 이상으로 과도하게 위협을 제기하지 않는 선택과 정보에 직면하도록 중간선을 찾아야 한다.

이 사례에서 인간중심간호는 의료전문가와 자원봉사자 모두에 의해 제공된다. John의 추론형식은 어머니에 대한 기억과 매우 밀접한 관련이 있기 때문에, 이 경우 자원봉사자는 큰 역할을 할 수 있다. Grace는 단순히 자신의 존재를 통해 안심시킬 수 있는 잠재력을 가지고 있다. 그녀가 '의료전문가'가 아니고, 그가 신뢰하는 환경에서 낯선 환경으로 함께 왔다는 사실은 논쟁의 여지없이 그의 불안을 상당히 감소시키기에 충분하다. 의료진이 해야 할 일은 Grace가 John과 같은 환자에게 하는 가치 있는 역할을 상상하고 유연한 방문 방식을 통해 그 역할을 용이하게 하는 것이다. 직원들이 인간중심간호에 대해 표명한 우려 중 하나는 직원들이 제공할 수 있도록 자원이 제공되는 것보다 훨씬 더 많은 일을 해야 한다는 것이다. 그러나 이 예에서는 업무를 개선하지 않고도 다른 방법으로 업무를 공유할 수 있다.

다른 사람의 경험을 이용하기

Using others' experience

이 사례연구가 설명하는 것은 간호 개별화의 상당 부분이 환자를 실제로 잘 아는 지식이 풍부한 돌봄제공자 또는 가족에게 의존할 수 있다는 것이다. 환자를 평가하고 긴밀한 관계를 구축하고 어떻게 진행할지 계획하는데 사용할 수 있는 시간에 지식이 있는 다른 사람을 최대한 활용하는 것이 중요하다. 적어도 환자가 추론이나 의사소통을 하는데 문제가 있다면, 간호사는 항상 환자를 충분히 빨리 알 수 없다.

급성기 물리치료 환경에서 일하는 간호사는 자신에게 오는 신체 질환이나 상해뿐만 아니라 지적장애가 있는 환자들을 어떻게 하면 가장 잘 돌볼 수 있을지에 대해 당황스러워할 수도 있다. 간호사는 전문성과 실무분야를 통해 환자를 돌보는 데 익숙해진다. 그러나 John의 경우와 같은 사례연구는 익숙하지 않은 배경에서 온 광범위한 환자에게 일부 원칙이 유용하게 적용될 수 있다는 것을 확신시켜 주었다. 이러한 원칙에는 다음과 같은 것이 포함된다.

- 가능하면 지역 간호전문가와 협력한다.
- 환자를 가장 편안하게 만드는 방법을 확립한다. 병원 환자정보표는 환자가 다른 사람이 이해하기를 바라는 것과 어떻게 의사소통하기를 원하는지를 빨리 알려주도록 간호사를 돕는다.
- 무엇이 안락하게 하는지 다양한 방법을 생각한다. 역사적으로 수술 전 불안은 흔히 수술 전 진정제로 치료되었다. 그러나 불안은 환자에게 더 친숙해 보이는 다른 방법으로도 똑같이 효과적으로 해결된다. 이것은 꽃 사진과 환자가 즐기는 음악 등이 포함된다. 헤드폰으로 음악을 듣고 자신이 가져온 줄거리 스크랩북을 넘겨보는 환자는 수술 전 훨씬 더 나은 심리적 상태를 유지할 수 있으며 이후에는 더 잘 회복할 수 있다.

환자의 이야기에 접근하고 이해하기

Accessing and understanding the patient's narrative

John과 같은 상황의 환자 이야기를 듣고 그들의 인식을 이해하는 것은 훨씬 더 어렵다. Alice는 John이 어떻게 추론하는지 이해하는데 익숙하고 그의 과거이력에 대해 상당히 많이 알고 있다. 이 사례연구에서 공유한 이야기의 발췌는 John이 말하는 것에 대한 해석이 더 어려울 수 있다는 것을 보여준다. John과 같은 환자는 자신이 익숙한 말을 하는 방법을 가지고 있다. 그는 방언과 특이한 용어를 사용할 뿐만 아니라 자신의 신념과 가정에 밀접하게 관련된 방식으로 생각을 한다. 간호사가 John의 세계에서 규칙의 역할을 미리 이해하지 않는 한, 병원 규칙 및 퇴원 허가와 같은 환자의 우려사항을 읽는 것은 쉽지 않을 수 있다. 이러한 이유로, 특히 위험 평가 및 계획 수립과 관련된 간호는 환자와 비슷한 배경에서 온 숙련된 실무자 또는 현명한 가족과 협력해야 한다.

활동 4.7 **반영(Reflecting)**

John의 사례연구에 대한 생각을 평가하기 위해 지금 잠시 멈추시오. 당신의 학습/업무가 신체적으로 아픈 환자를 돌보는 것과 관련이 있다면, 그와 같은 환자에 대해 어느 정도의 불안감을 느낄 것 같습니까? Alice와 같은 사람의 지혜에서 어떤 확신을 얻습니까? 지적 장애가 있는 환자를 간호하는 것을 배우고 있다면, 암과 장 수술과 같은 신체간호 상황에서 환자가 필요로 하는 것을 전문 동료에게 설명해야 할 것에 대해 무엇을 가르쳐 주는가? Kieran과 같은 간호사의 전문지식을 안심시켜 주는 것은 무엇인가?

이 답변은 당신 자신의 성찰에 기초한 것이므로 이 장의 끝에는 요약된 답변이 없습니다.

장의 요약 CHAPTER SUMMARY

이 장에서 우리는 변화가 환자에게 무엇을 의미할 수 있는지 살펴보았으며, 그 변화를 통해 환자를 돕는 데 있어 인간중심간호의 중요한 역할을 강조했다. 환자가 지적장애가 있는 경우 변화가 특히 어려울 수 있다. 변화를 통한 추론 능력은 모든 환자에게 균등하게 적용되지 않는다. 그러나 우리가 만들 수 있는 몇 가지가 있다.

- 변화를 겪고 있는 환자들을 돕는 것은 그들이 어디에서 시작하고 어디로 진행 중인지를 이해하는 것으로부터 시작한다. 환자의 삶의 맥락, 그들의 통상적인 생활에 대한 이해가 없으면 간호를 개별화할 수 없다.
- 변화를 통한 환자 지원과 관련된 많은 부분은 팀워크에 의존한다. 서로 다른 전문가들이 환자의 요구에 대해 서로 다른 통찰력을 갖는 경우가 종종 있다.
- 변화하는 동안 환자를 지원하는 여러 가지 방법이 있으며, 이 중 일부는 자원 집약적일 수 있지만, 다른 것들은 적은 자원으로도 가능할 수 있다. 이 사례연구에서 지원하는 친구의 참여가 그 예다.
- 고정관념에서 벗어난 연구는 환자가 변화할 때 간호를 자유롭게 할 수 있다. 따라서 근거를 검토하고 환자의 요구를 사전에 이해하는 것이 정확한 간호를 제공하는 데 필수적이다.

활동: 간단히 요약된 답변

● 활동 4.1 반영

추론 탬플릿의 한 예는 아픔과 통증 및 처방전 없이 구입할 수 있는 진통제 사용과 관련이 있다. 우리는 '받아 들여야 할' 그리고 약물치료를 요구하는 통증의 양이나 빈도에 대한 습관적인 생각을 할 수 있다. 때로는 추론 탬플릿은 예를 들어, 노화와 관련된 일반적인 개념과 관련이 있다. 우리의 추론 탬플릿은 약물투여에 대한 태도와 약에 대한 과도한 의존에 영향을 받을 수 있다.

● 활동 4.2 비판적 사고

John의 추론 탬플릿이 잘 발달되지 않았다. 암과 관련하여 그는 잘못된 음식을 통해서 암에 걸린다고 믿는 것으로 보인다. John은 세포 수명, 악화 또는 일부 유형의 암에 대한 유전적 기초에 대한 개념이 부족하다. 도덕적으로 나쁜 사람들이 암에 걸릴 위험이 더 크다는 우려 때문에 탬플릿이 복잡해 보인다. 규칙을 따르지 않으면 암에 걸릴 수 있다. 병원에 대한 그의 이해도 똑같이 제한적이다. 병원은 규칙, 통제 및 지시의 장소이며, 통제는 다른 사람에게 굴복하는 것이다. 규칙을 준수하지 않으면 신속하게 퇴원하지 못할 수 있다. 인공항문 형성 및 장루주머니 사용과 관련된 John의 탬플릿은 간단한 역학을 기반으로 하는 것 같다. 무언가를 잘라 내면 끝을 함께 결합할 수 있다. 그는 장이 쉬고 있다는 개념을 이해하지 못한다. 이 탬플릿은 현재 자신의 간호 요구와 일치하지 않으며 그에게 어떤 일이 일어날지 알아내도록 도움을 받지 못한다면 병원에서 상당히 괴로워할 수 있다.

● 활동 4.3 반영

John과 같은 환자에게는 직원과의 연결이 중요하다. 수술 종양학 팀이 Alice와 같은 지원 인력의 도움 없이 John을 충분히 아는 것은 어렵다. John을 지원하는 데 사용할 수 있는 많은 자원이 있지만, 모든 것이 그의 개인적 요구에 꼭 맞는 것은 아니다. 여기에서는 사진의 사용이 분명히 도움이 될 것이다: 그의 주의를 보다 편안한 것으로 돌리거나 앞으로의 수술 여정을 예상하도록 돕는 데 사용된다. John은 갑작스러운 변화를 이해하는 능력이 제한되어 있으므로 지지 요소를 조정하는 것이 중요하다.

● 활동 4.4 비판적 사고

Kieran은 경험을 통해 환자가 인공항문 주머니가 어떠한지 볼 수 있을 뿐만 아니라 느낄 기회가 있을 때 가장 잘 이해한다는 것을 안다. 이것은 주머니가 피부에 어떻게 부착되는지, 내용물의 무게가 어떻게 느껴지는지의 문제이다. 그 후에 장루주머니를 비우고 피부를 깨끗하게 유지하는 실질적인 문제가 있다. 환자들은 장루주머니가 얼마나 큰지 그리고 그 위에 옷을 입는 것에 관해 보고 느낄 필요가 있다. 장루주머니의 단선도(line diagram)의 문제점은 John의 장루주머니를 장착할 장소가 없을 수 있으며, 장루주머니를 착용하고 관리한 경험을 적절하게 나타내지 못한다는 것이다.

● 활동 4.5 평가

Alice와 Kieran은 이미 Alice가 John을 안심시키고, 수술 이상의 어떤 장소로서 병원에 관심을 가질 것이라고 믿는 것과 함께 John의 간호를 맞춤화 하고 있다. 여기서 John은 여러 가지 지원을 받고 있다. 그는 대화할 수 있는 친구를 갖게 될 것이다. 그는 다음에 일어날 일을 상기시키기 위한 스크랩북을 가질 것이며, 이것은 그가 병원에 갇히는 것을 두려워하므로 매우 중요하다. 그가 그 스크랩북을 사용하여 보다 즐거운 것들(꽃)에 관해 이야기할 수 있다는 사실은 병원 규칙(침상 꽃 없음)이 그에게 위협이 된 것처럼 보일 때 유익하다. 그의 환자정보표는 그가 대답하기 어려울 수 있는 어색한 질문을 피하는데 도움이 된다.

Alice가 일련의 선택을 통해 John을 신중하게 이끌어가는 것이 중요하다. 이것은 일부 환자들이 바라는 것만큼 광범위하지 않을 수도 있지만, John이 그렇게 하지 않으면 느낄지도 모르는 불안을 감소시키는데 도움이 된다.

● 활동 4.6 반영

이 계획된 케어 패키지는 Alice와 Kieran의 시간이 상당량 걸리기 때문에 실제보다 자원 집약적이다. 그러나 John이 신뢰하는 자원봉사자(Grace)를 잘 활용하고, John의 병원 입원을 성공적으로 만들 수 있는 현실적인 기회가 있다. 대장암 진단이 추가 입원으로 이어질 수 있다는 점을 감안할 때, 이번 기회에 John이 긍정적인 경험을 확보할 수 있도록 도움을 받는 것이 중요한 것으로 보인다. 병동 일과에 대한 설명을 통해 John이 지금하고 있는 것과 그가 받는 것 중 일부는 이후 입원을 위한 훌륭한 준비일 수 있다.

추가 자료

의료전문가의 도움을 받아 정기적으로 환자의 과정을 설명하는 개념은 특히 인간중심간호에 초점을 두고 만성질환을 고려한 문헌에서 더욱 두드러졌다. 다음 세 가지 책 모두 환자의 변화 경험과 과정 중에 환자를 더 잘 지원할 수 있도록 서비스를 마련할 수 있는 방법에 대한 이해를 높여준다.

Macauley, C, Powell, P and Fertleman, C (eds)(2016) *Learning from Paediatric Patient Journeys: What Children and Their Families Can Tell Us*. Baton Rouge, FL: CRC Press.
환자로서 아이의 여정 대부분은 부모나 보호자의 설명에 의해 매개되므로, 이것은 최상의 효과를 위한 간호를 제공하는데 도움이 되는 유용한 정보원이다.

Wallis, I (2014) *The Reluctant Patient: A Journey of Trust*. Arlesford: Circle Books.
2장(유용한 웹 사이트)에서는 다발성경화증에 대한 환자의 이야기를 살펴보도록 권장한다. Wallis는 환자의 통찰력 접근방식에 대한 설명을 한다. 환자가 간호를 어떻게 인식하는지 이해해야 한다.

Worth, J (ed) (2012) *Perfecting Patient Journeys: Improving Patient Safety, Quality and Satisfaction While Building Problem-Solving Skills*. Cambridge: Lean Enterprise Institute.
이것은 다분히 환자의 인식과 경험을 다루는 '안내' 방법이다.

유용한 웹 사이트

www.theguardian.com/society/2013/sep/15/anxiety-epidemic-gripping-britain
Cooke, R (2013) Living with anxiety: Britain's silent epidemic. The Guardian, 15 September. Rachel Cooke의 연구는 불안의 경험과 그 개인이 어떻게 불안을 더 넓은 환경에 연결시키는지에 대한 개인적인 증언을 제공한다. 그렇다면 이런 것이 나의 불안에 대한 인식과 얼마나 잘 일치하는지 물어볼 가치가 있다. 내가 그런 식으로 사물을 보는 환자에게 내가 어느 정도 공감할 것인가?

불안 상태

www.anxietyuk.org.uk/get-help/anxiety-information
Anxiety UK는 다양한 불안 상태로 고통받는 사람들과 그들의 가족을 지원하는 자선 단체이다. 이 사이트는 상황의 요약을 읽고 불안발작이 어떤 느낌인지 더 잘 이해하기에 좋은 사이트이다. 불안은 변화를 감지할 수 있는 렌즈이며 케어에서 환자가 간호사와 협력하는 방법에 제약이 될 수 있다.

Chapter 5

환자가 치료, 간호 및 회복에 대해 알도록 돕기

Helping patients learn about treatment, care and recovery

간호사에 대한 NMC 숙련도 표준

이 장에서는 다음과 같은 플랫폼과 숙련도를 다룬다:

플랫폼 1: 책임 있는 전문가로 성장

간호사는 다음과 같은 것을 할 수 있다:

1.8 모든 상황에서 근거에 입각한 결정을 내릴 수 있도록 근거를 적용하고, 경험을 활용할 때 비판적으로 생각할 수 있는 지식, 기술 및 능력을 보여준다.

1.9 자신의 결정에 부적절하게 영향을 줄 수 있는 개인적 및 외부적 요인을 인식하고 다루면서 사람들의 요구와 선호에 따라 간호 및 중재에 관한 모든 결정을 내릴 필요성을 이해한다.

플랫폼 2: 건강증진 및 건강악화 예방

간호사는 다음과 같은 것을 할 수 있다:

2.10 사람들이 자신의 건강, 삶의 선택, 질병 및 간호에 대해 이해하고 결정하는 데 도움이 되는 정보를 접근 가능한 방식으로 제공한다.

플랫폼 3: 요구 평가 및 간호계획

간호사는 다음과 같은 것을 할 수 있다:

3.4 개인, 그들의 가족, 지역사회 및 모든 연령의 사람들과 일할 때 간호에 대한 인간중심 접근방법을 이해하고 적용하며, 공유되는 평가, 기획, 의사결정 및 목표

설정을 보여준다.

플랫폼 4: 간호제공 및 평가

간호사는 다음과 같은 것을 할 수 있다:

4.2 적절한 경우 개인, 가족 및 돌봄제공자는 자신의 간호를 관리할 수 있도록 사람들과 협력하여 공동 의사결정을 장려한다.

장의 목표

이 장을 읽은 후에는 다음과 같은 것을 할 수 있다:

- 환자의 질병 및 치료에 대해 환자를 교육하는 것이 어떻게 인간중심적 방식으로 이루어질 수 있는지 이해한다.
- 여러 가지 교육의 개념이 인간중심간호와 어떻게 관련이 있는지 이해한다.

서론

Introduction

모든 환자가 학습자가 되도록 하는 것은 2장에서 읽은 협동적 위험관리, 역할 명확화 및 진행 평가 업무를 형성하는 데 도움이 된다. 환자가 만성질환에 직면한 경우 학습이 요구된다. 우리가 학습자의 역할과 관련된 것이 무엇인지 토론하고, 교수자나 학습 촉진자에게 필요한 것이 무엇인지 신중하게 고려해야 하기 때문에 인간중심간호에 대해서 중요한 문제를 제기한다.

대학과 같은 다른 환경에서는 교수 관계(teaching relationship)에 대한 명확한 아이디어가 있을 수 있지만 의료에서의 교수-학습 관계는 다르다(Price, 2015). 한 가지로 학습자는 자신이 매우 마지못해, 그리고 아주 갑자기 학습역할을 하게 될 수도 있다. 다른 한 가지로, 간호사는 대학 교수와 달리 학습자의 성과를 평가하고 판단할 수 있는 동일한 권한을 가지고 있지 않다. 또한 간호사의 '학생'은 소비자이며, 제공되는 교육은 환자가 판단하는 서비스의 일부가 된다. 교육의 주제는 질병 또는 치료요법의 알려진 어려움(임상 요구)과 관련될 수 있지만, 환자의 인식된 학습요구는 환자가 느꼈거나 걱정한 것(느낀 요구)과 더 자주 연관될 수 있다(Laursen 등, 2017a).

여기서 간호사는 상충되는 요청들에 직면한다(1장 참조). 한편으로, 간호사는 환자의 인식된 요구에 개별적으로 주의를 기울여야 한다. 또한 추가적인 건강관리 문제점 및 비용이 발생하지 않도록 하기 위해서는 환자에게 자가간호를 교육하는 것이 매우 중요하다. 당뇨병을 앓고 있는 환자는 평생 동안 간호의 90% 이상을 관리해야 한다(Laursen 등, 2017a). 질병이나 장애를 돌보지 않는다면 자원이 제한된 의료서비스에 대한 수요가 크게 증가할 수 있다. 따라서 간호사는 개별화된 교육을 바라지만, 교육이 포괄적이고 효과적이며 효율적이어야 한다는 것과 상충된다.

환자가 자신의 질병, 치료 및 회복에 대해 배우도록 돕는 것과 관련된 문제들 중 하나는 '교육'과 같은 개념은 매우 서로 다른 방식들로 이해된다는 것이다. 가장 간단하게, 교육은 환자들에게 그들의 문제와 치료에 대해 알도록 하는 것으로 구성될 수 있다. 환자정보 전단지 또는 비디오는 교재로 볼 수 있다(Sustersic 등, 2017). 일반적으로 전단지는 간단하고 접근하기 쉬운 용어로 질병을 다루며 주요 치료방법을 설명한 다음 추가자료에 대한 연락처를 제공한다.

보다 복잡한 교육의 개념은 질병관리에 필요한 것을 시연하고 설명하는 것으로 확장된다. 따라서 당뇨병에 대한 사례연구에서 이러한 시연은 예를 들어, 저혈당 예방에 중점을 둘 수 있다(Anuradha, 2015). 이런 의미에서 교육은 간호사와 환자 사이에 훨씬 더 많은 상호작용을 요구하는데, 이는 일반적으로 상호작용이 위험과 문제해결을 평가하는 데 도움이 되기 때문이다.

그러나 아마도 가장 복잡한 교육의 개념은 '건강 코칭'이라고 묘사할 수 있다. 이것은 환자의 인지적(추론적) 요구뿐만 아니라 만성질환과 관련된 평생동안 지속되는 도전에 대한 정서적 관리를 다룬다. 건강 코칭은 환자가 자신의 상태를 가지고 생활하고, 도전을 받아들이고, 긍정적으로 보이는 자신에 대한 새로운 사고방식을 찾도록 도와준다. 코칭하는 것은 환자가 자신의 질병관리 책임을 이행하도록 돕는 것이며, 성과를 판단할 수 있는 기준뿐만 아니라 목표와 전략을 상호 인식하는 것을 가정한다(O'Hara 등, 2015).

활동 5.1 **비판적 사고**(Critical thinking)

위 교육의 세 가지 개념에 대해 생각하고 인간중심간호의 가능성이 가장 커 보이는 것을 결정하십시오. 간호사에게 필요한 기술과 관련하여 이러한 형태의 교육에 무엇이 관련된다고 생각하십니까? 가장 인간중심적인 교육 접근방법을 사용하는 의료 자원 관리와 관련하여 무엇이 필요합니까?

이 장의 끝에 요약된 답변이 제공됩니다.

위에서 간략하게 설명된 교육의 개념은 종종 환자의 여러 질병 단계와 학습 선호도 및 적성과 연관된다(표 5.1). 정보를 공유하고 질병과 첫 치료법을 설명하는 것은 종종 급성질병 상황과 관련이 있다. 이것은 아마도 가장 적은 인간중심적인 형태의 교육처럼 보일 수 있지만, 환자의 급성질병 상황에는 매우 적합하다. 환자가 극심하게 아플 때, 아마도 응급입원을 했을 때 환자가 많은 것을 배울 수 있는 능력은 제한적이다. 환자는 일반적으로 정보 과부하로 고통받는 동시에 낯선 새로운 환경에 처하게 된다(Avery 등, 2016). 환자가 정보에 입각한 치료에 동의할 수 있을 만큼 충분히 이해해야 할 필요가 있지만, 이 단계에서는 향후 간호에 대해 더 광범위하게 협력할 것이라는 확신을 가지지 않을 수도 있다. 환자는 과거보다 병원에서 더 적은 시간을 소비하므로 보다 광범위한 방식으로 환자를 교육할 수 있는 기회는 제한적일 수 있다(Bergh 등, 2012). 그러나 이러한 실행문제 이외에도 일부 환자는 스스로 사실을 이해하고 나중에 얼마나 더 조사해야 할지 결정하기를 원한다고 주장하면서 보다 사생활을 침범하는 형태의 교육에 저항할 수도 있다.

표 5.1 질병의 단계 및 교육의 개념, 환자 능력 가정

질병의 단계	교육의 개념	환자 능력 가정
급성질병(발견되었으며 이해되어야 하는 것)	주요 정보를 공유하여 환자에게 병과 주요 치료에 대해 알려줌	환자는 제공된 정보를 이해하고 어떤 추가 질문을 해야 할지를 인식함
질병에서 회복 중 및 예비 재활	시연, 설명 및 질문-답변으로 교육	환자는 질문을 하도록 동기화 되며, 간호사가 공유하는 것에 대해 주의를 기울임. 임상적 요구(위험관리)와 개인적 요구 사이의 일치에 대한 탐구가 필요함
상당한 정도로 스스로 관리해야 하는 만성질환	건강 코칭	환자는 질병에 걸린 삶에 대한 조절력을 가능한 많이 회복하고 유지하려는 적극적이고 탐구적이며 크게 동기화가 된 사람임

시연, 설명, 질문 및 답변, 술기 학습과 같은 두 번째 의미의 교육은 병원 회복기간 동안 운영될 수 있지만 외래 진료소, 재활 프로그램 및 지역사회 기반 지원그룹으로 확대될 수 있다. 이 단계에서 환자는 '다음에는 무엇인가'에 대해 생각하고 의료진에게 조금 덜 의존하게 할 기술을 배우기를 원할 수 있다. 실제로, 이러한 의미에서 많은 교육의 전제는 환자가 점점 더 독립적이 되도록 권한을 부여하는 것이다. 예를 들어, Snow 등(2013)은 당뇨병 환자를 대상으로 하는 교육의 목적은 환자가 전문가가 될 수 있도록 하는 것이라고 설명한다.

그러나 대화식 교육은 어려운 과제이며, 이는 상대적으로 노동 집약적이다. 예를 들면, 당뇨병 간호에서 DESMOND 프로젝트(당뇨병의 양질의 구조적 교육 개발, Desmond Project, 2018)에서는 학습자는 6시간의 교육을 받는다. 덴마크에서 이러한 학습은 최소 10시간의 학습에서 2~10주에 걸쳐 수행되는 24시간 이상의 교육으로 확대될 수 있다(Laursen 등, 2017b). 이 교육을 비용효과적으로 만들기 위해 그룹별로 학습이 진행된다. 환자는 당뇨병과 성공적인 치료뿐만 아니라 식이요법, 운동과 같은 생활습관 교정에도 주의를 기울이는 학습 과정을 이수한다.

모든 환자가 대규모 그룹에서 잘 배우는 것은 아니며(Grohmann 등, 2017), 환자가 왜 교육과정에 참여하지 않는지에 대한 지식체계가 증가하고 있다(Horigan 등, 2017). 환자들은 실행의 어려움뿐만 아니라 동료들과의 비교를 두려워하여 중도 탈락할 수 있다. 간호사와의 개별 교육과 다른 환자와의 그룹 학습 간의 토론은 2장에서 다룬 경쟁담론들을 상기시킬 것이다. 전자는 과정과 개성을 강조하고 후자는 비용 효과성을 강조한다.

건강 코칭은 환자가 매우 인간중심적인 방식으로 학습하도록 돕는 방법으로 널리 옹호되었다(Olsen, 2014). 이러한 종류의 코칭은 2000년 이후 빠른 속도로 발전했으며, 건강교육과 건강증진을 결합한다. 건강 코칭은 공유된 목표설정과 동기를 유발하는 면담을 결합하여 환자가 건강한 행동을 가장 잘 유지하는데 적합한 것을 찾도록 돕는다. 건강 코칭의 목표는 개인을 이해시킬 뿐만 아니라 전략적으로 행동하여 선택한 목표에 대한 장애물과 그것을 극복하는 방법을 찾도록 돕는 것이다. 그러나 학습이 일대일이고, 장기간에 걸쳐 연장될 수 있기 때문에 비용이 많이 든다.

활동 5.2 반영(Reflecting)

성공적이었던 학습 경험을 회고해 보십시오. 그룹 학습을 즐겼습니까? 그렇다면 왜 그랬습니까? 강사나 다른 조언자에게 접근하여 개인적으로 배우기를 선호했습니까? 그렇다면 왜 그랬습니까? 질병과 관련하여 선호하는 학습 방식을 고수하거나 다른 접근법을 선택하도록 유도하는 것은 무엇입니까?

이 답변은 당신 자신의 성찰에 기초한 것이므로 이 장의 끝에는 요약된 답변이 없습니다.

당뇨병

Diabetes mellitus

이 장의 사례연구는 Tom이라는 14세 소년과 그의 어머니 Naomi에 관한 것이다. Tom은 제1형 당뇨병으로 고통받고 있다. 당뇨병은 혈당이 세포 내에서 에너지원으로 활용되거나 지방 축적으로 바뀌어 신체의 저장 영역에 저장될 수 있게 하는 혈당의 대사에 영향을 미치는 질환이다. 포도당은 식료품(특히 탄수화물)을 통해 추출되며 췌장에서 인슐린을 생산하여 체세포에서 사용할 수 있게 된다. 제1형 당뇨병에서 췌장의 베타세포는 신체 내 자가면역 반응의 일부로 점진적으로 파괴된다. 환자가 이러한 형태의 당뇨병에 걸리는 이유는 불분명하지만, 유전적 요인과 바이러스 유발 요인 모두 역할을 한다고 추정되어 왔다(Pearce, 2014). 베타세포 파괴의 결과는 혈당수준을 처리하고 감소시키기 위해 이용할 수 있는 인슐린이 점점 더 적어진다는 것이다. 제1형 당뇨병은 가장 일반적으로 어린이 또는 젊은 성인과 관련이 있다.

대조적으로 제2형 당뇨병은 자가면역 질환이 아니며, 전 세계 수백만 명의 사람들의 건강에 중대한 위협이 되고 있다. 예를 들어, 캐나다에서는 당뇨병이 2020년에 캐나다인 3명 중 1명에게 발생될 것으로 예상된다. 조절되지 않은 당뇨병은 캐나다에서 의료 비용의 약 80%를 차지한다(Grohmann 등, 2017). 제1형 당뇨병의 발병률은 훨씬 적으며, 진단된 사례의 약 10%가 이 유형에 해당한다. 그러나 이것은 어린시절에 발병하며, 치료가 불가능하기 때문에 환자에게 평생 자가치료의 어려움을 일으키고 대체 인슐린 요법에 의존하게 한다.

표 5.2는 제1형 당뇨병 진단을 받은 환자가 직면하게 되는 문제의 종류를 나타낸다.

표 5.2 제1형 당뇨병 진단을 받은 환자가 직면하는 문제의 예

문제	주의
식이 포도당 섭취 수준을 조절하는 것(주로 탄수화물 소비량 조절을 통해)	당뇨병 환자는 여전히 생활방식, 에너지 요구량/성별에 맞는 다이어트가 필요하지만, 피하 인슐린 주사가 치료에 도움이 될 수 있도록 관리해야 한다.
목표 범위 내에서 혈당수준을 관리하기 위해 적시에, 적절한 형태로, 적절한 양의 인슐린을 자가투여 하는 것	인슐린은 낮과 밤의 다른 시간에 신체의 신진대사 요구를 관리하고, 포도당 섭취가 증가할 수 있는 식사 시간과 일치하도록 여러 가지 조합 및 시간으로 여러 가지 형태, 단기, 중기 및 장기 작용으로 투여된다. 목표 혈당수준이 환자와 일치하지만, 달성되는 경우가 드물며, 장기간 매일 지속된다(Pearce, 2014).
생활습관 요구를 다시 평가하여 포도당 섭취와 인슐린 사용의 적절한 균형에 도달하고, 주기적 변화에 따라 조정하는 것	젊은 사람들은 수면과 기상의 균형, 식사 사이의 시간과 같은 생활습관이 변화하며, 스트레스를 받거나 몸이 좋지 않을 때는 혈당조절에 대한 추가 요구를 할 수 있다. 이런 이유로 탄수화물 섭취와 인슐린의 균형은 일정하게 유지될 수 없다.
자가투여 인슐린이 효과적으로 흡수되도록 하는 것	인슐린이 반복적으로 주입되는 부위는 흡수속도가 느리고, 불균일하게 변화한다. 따라서 주사부위를 변경해야 한다. 환자는 인슐린 펌프를 사용하여 인슐린 공급을 더 잘 조절할 수 있다.
너무 적은 포도당 섭취에 대해 너무 많은 인슐린의 불균형과 관련된 급성 위험(저혈당증)을 모니터링하는 것	가장 급성이고 잠재적으로 생명을 위협하는 위험은 환자가 저혈당으로 쓰러지는 경우이다. 환자는 사탕 형태로 비상 포도당 공급품을 가지고 다녀야 한다. 환자는 저혈당증의 초기 징후를 인식하는 법을 배운다.
케톤산증, 무기력증, 의식상실 및 장기적 전신 합병증의 위험 증가로 이어지는 부적절하게 조절된 혈당수준(혈액에 너무 많은 포도당)과 관련된 지속적인 위험을 모니터링하는 것	심장, 신장, 눈, 사지 순환 및 뇌 손상을 포함하여 부적절하게 조절된 혈당수준(고당혈증)에 여러 가지 위험이 따른다. 그러나 만성 고혈당증은 증상으로 유의미하게 등록되지 않아 환자가 위험한 것을 무시하기가 더 쉽다.
보다 전략적이고 의식적인 방식으로 건강을 관리하고, 이전에 주의를 기울이지 않아도 되었던 것을 관리하는 사람으로 자신을 재평가하는 것	환자는 자기관리에 대한 책임이 있고, 스스로 당뇨병이 있다는 것을 받아들일 필요가 있다. 그들은 다른 젊은이들이 할 필요가 없는 방식으로 의식적으로 건강을 관리해야 한다.

활동 5.3 반영(Reflecting)

표 5.2를 공부하고 1형 당뇨병이 10대 소년에게 미치는 영향이 얼마나 큰지 적어 놓으십시오. 환자를 학교생활을 하는 사람, 사교를 하고, 스포츠를 하는 사람으로 생각해야 합니다. 일부 영향은 즉각적이고 환자가 효과적으로 자기관리를 하지 않으면 환자가 다프게 되지만(예: 저혈당증으로 고통받음) 나머지 영향은 드러나지 않게 누적됩니다(예: 시력의 점진적인 손상). 환자의 학습에 어떤 의미가 있다고 생각하십니까?

이 장의 끝에 요약된 답변이 제공됩니다.

사례연구 ● Tom과 Naomi

Tom은 14살이며, 최근 극복하기 매우 어려운 겨울 바이러스 폐감염으로 고통을 받았고 몇 달 동안 기진맥진한 느낌이 들었다. 그는 약간의 피부 감염도 겪었으며, 수업에 집중하는데 문제가 있었다. 이 문제들을 조사하는 동안 Tom의 혈당수준이 평가되었고, 그가 제1형 당뇨병을 앓고 있다는 것을 확인했다. Tom은 병원에서 짧은 시간을 보내면서 정맥 내 주입으로 혈당을 조절했고 피하 인슐린 주사를 시작했다. Tom과 Naomi는 제1형 당뇨병에 관한 정보 전단지를 받았으며 변경된 생리적 상태에 대한 짧은 비디오를 보았지만, 이제는 병원의 당뇨병 클리닉을 방문하여 당뇨병 전문간호사인 Chloe를 만난다.

Tom은 병원에서 초조해하는 것 같았다. 실제로, 그가 당뇨병이 있다는 소식은 그를 망연자실하게 만들었다. 그는 당뇨병은 노인들이 걸리는 질환이라고 생각했기 때문이다. 반면 그의 어머니는 안심한 것처럼 보였다. Naomi는 Tom의 체중이 감소되기 시작했을 때 암에 걸렸을까봐 두려워했다. 이제 Naomi에게 간호는 먹는 것과 인슐린을 어떻게 스스로 투여하는지 조절하는 일에 착수하는 것이다. 그녀는 간호사가 Tom에게 인슐린을 주사하는 것을 보았다. 그녀는 Tom에게 이미 시행된 교육을 Tom이 *단순히 배워야 할* 지시로 설명한다. Tom이 최대한 빨리 개선되기를 바라는 그녀의 열정적인 접근방법이 Tom의 간호 기록에 언급되었다. 그럼에도 불구하고

Tom은 첫 주사만 임시로 맡아서 했다. 그는 당뇨병 관리가 수반하는 것을 더 탐색하기 꺼려하는 것 같다. 전문간호사인 Chloe는 병동 간호사가 이미 Tom과 Naomi에 대해 브리핑한 것들을 훑어 보고, 그녀는 그들에게 설명한다.

Naomi는 Tom을 대리하면서 먼저 대답한다.

아뇨, 당신이 맞아요, 그들은 우리에게 할 것들을 말했고 보여주었어요, 그렇지 않니, Tom? 우리는 그것들을 계속해야 하고 Tom의 건강에 가장 좋은 것을 해야 해요. 이것에 대해 호들갑을 떨어도 아무 소용이 없어요. 우리는 건강에 좋은 것을 계속해야 해요. Tom은 스스로 인슐린 주사를 놓아야 해요. 그렇지 않으면 그는 정말 아프게 되요.

Chloe는 Tom이 똑같이 느끼는지 궁금해한다. Tom은 대답한다.

아니요, 난 정말로 준비가 안 됐어요. 내 친구들 중 누구도 이 일을 할 필요가 없어요. 이것은 마약을 해야 하는 것처럼 느껴지고, 마약을 위해 주사바늘이 필요한 것처럼 느껴져요.

Chloe가 고개를 끄덕였다. 주사와 불법 약물은 그녀의 젊은 환자들에 의해 만들어진 흔한 연결고리였다. 그것은 오명을 가지고 있고, Tom이 친구들에게 설명해야 하는 것이었다. 어떤 형태로든 자기관리는 기정 사실이었으며, 이것은 부인할 수 없었다. 그는 단기적으로 혈당을 효과적으로 조절해야 했고, 장기적으로는 당뇨병의 합병증을 피해야 했다. Chloe는 Naomi에게 미소를 지었다. Tom의 어머니는 걱정스러워 보인다. 그러나 Chloe는 Tom 자신이 대처해야 해야 할 것과 그가 배우는 방식의 견지에서 이것이 그에게 무엇을 의미하는지에 대해 연습할 수 있도록 도와 주어야했다. 그녀는 Tom에게 말했다.

하루에 모든 것을 배울 수는 없어. 그리고 네 친구들은 모든 것을 즉시 설명하도록 요구할 수 없어. 너는 배우고 자신을 더 잘 돌볼 시간이 있어. Tom 나는 네가 무엇을 배워야 한다고 생각하는지 궁금해.

Tom은 병동에서 기억할 수 있는 것을 요약해야 했다. 그는 감자 같은 탄수화물의 섭취를 조절해야 했고, 설탕이 든 음료에 대해서도 다시 생각해야 했다. Tom은 계속해서 위 가까이에 인슐린을 만드는 뭔가가 있고, 거기서 분비되는 인슐린이 혈액에서 근육을 위해 음식을 포도당으로 바꾸는 것이라고 설명했다. 그는 그것을 많이 생산하지 않기 때문에 스스로 주사하는 법을 배워야 했다.

Chloe는 증상에 대해 그가 무엇을 알아 채고 있는지 알고 싶어했다. 건강에 좋지 않다는 점에서 당뇨병에 걸린 느낌은 무엇인가요?

내가 아플 때, 나는 항상 자고 있는 것처럼 보였어요. 나는 아무것도 할 수 없는 것 같았어요. 두통이 있어서 다시는 축구를 하지 못할 것 같은 느낌이 들었어요.

그녀는 인슐린이 너무 많거나 실수로 너무 많이 주었을 때는 어떤 느낌이 들었는지 물었다.

그들은 내가 현기증이 나고 극도로 지쳐서 나가떨어지거나 다칠 수 있다고 말했다.

그래요, Chloe가 말했다. 그녀는 Tom에게 몇 가지 서로 다른 것들을 배워야 한다고 설명했지만, 그녀가 그를 교육할 수 있는 첫 번째는 그가 느낀 것과 증상에 관한 것이었다. 그녀가 그것들을 다루어서 그가 더 안전하게 느끼기를 바랐다. 다른 학습 중 일부는 당뇨병이 수년에 걸쳐 어떻게 문제가 될 수 있는지와 관련이 있었다. 그녀는 그에게 그것이 타당해 보이는지 물었다.

나는 극도로 지쳐서 나가떨어지고 싶지 않아요. 사고를 원하지 않고, 몸이 발작을 하는 것 같이 아파 보이고 싶지 않아요. Tom이 말했다.

우리는 식이요법, 주사 및 혈액 내 혈당 검사에 대해 조금 이야기할 수 있어. 그리고 우리는 네가 현재로서는 너 자신의 방식으로 해 나가는 것에 대해 이야기할 수 있어. 네가 피곤하게 되고 걱정하게 되는 것을 조절하기 시작할 수 있어. Chloe가 웃었다.

Tom은 어머니의 얼굴을 살핀 다음 Chloe에게 고개를 끄덕였다.

앞으로 몇 주 동안 보다 기술적인 것은 미뤄 둘 수 있어. 만났을 때 네 기분을 좋게 하고, 친구나 선생님 그리고 의사를 다루는 데 도움이 될 수 있는 전문적인 것들이 있어.

Tom은 다시 고개를 끄덕였다.

저는 예술계 아이이고, 학교에서 과학을 하고 있지 않아요. 저는 수학 귀재나 그런 사람이 아니어서 인슐린 약을 섞는 것이 겁이 나요. 그는 설명했다.

그래서 우리는 그곳에서 시작하고 간단하게 해야 해. Chloe가 제안했다. *그 후에 왜 그런 일이 일어나는지, 장기적인 문제를 어떻게 피할지에 대해 이야기할 수 있어. 나는 네가 학교에서 배우는 것이 어떤지 알고 싶었어.*

Tom은 잠시 생각했다.

나는 사실을 먼저 배우고 나서 개인 지도 시간에 되돌아 가서 내가 똑바로 알고 있는지 확인하는 것을 좋아해요. 나는 영어 개인 지도 선생님을 좋아하는데, 그는 설명을 재미있게 해요. 그리고 내가 잘못 설명해도 그는 비웃지 않아요.

Chloe가 고개를 끄덕였다.

일부 사람들이 당뇨병에 대해 배우는 방법 중 하나는 짧은 과정을 밟는 것인데, 이것은 단지 6시간에서 7시간 정도의 며칠 오후에. 하지만 다른 연령대의 사람들이 섞여 있어. 그것은 어떨까?

Tom은 얼굴을 찡그렸다.

멍청해 보이고 싶지 않아요. 나는 역할놀이나 그와 비슷한 것을 하고 싶지 않아요!

Chloe가 웃었다.

역할극은 없지만 그 과정을 진행하는 사람들 중 일부는 나이가 드신 분들이야. 당뇨병, 그것은 서로 다른 연령대의 사람들에게 영향을 미치거든. 알겠지? 그녀는 조심스럽게 말했다.

Tom은 그것이 낯설게 보일 것이라고 생각했고, 기이할 수도 있다고 생각했다.

Chloe는 다시 생각했다. 일부 과정은 10대만 대상으로 진행될 수 있지만, 그녀가 알고 있는 대부분은 연령과 배경이 서로 다른 환자를 포함했다.

다른 건 어때? 나는 Gina라는 소녀를 알고 있어. 그녀는 18살이고 거의 2년 동안 자신의 당뇨병을 관리해왔어. 그녀는 시험 준비를 하면서 그것을 둘러싼 몇 가지 문제를 가지고 있었기 때문에 나를 만나러 와서 몇 가지를 다시 살펴 보았어.

그녀는 그것이 도움이 되었고, 당뇨병을 앓고 있는 다른 사람들을 도울 것이라고 말했어. 그리고 내가 도와주는 Toby라는 또 다른 환자가 있어. 나는 네가 구성하는데 도움이 될 수 있는 개별 지도 그룹을 형성할 생각인데 어떻게 생각해?

Naomi는 열정적으로 고개를 끄덕였지만, Chloe의 관심은 Tom에게 있었다. 그녀는 기다렸다. Naomi는 말하기 시작했지만, Chloe는 부드럽게 그녀의 손을 만졌고 시선은 다시 Tom에게 돌아 갔다.

네, 그것은 좋은 것처럼 들려요. 그런 식으로 시도해보고 싶어요. 그가 말했다.

활동 5.4 비판적 사고(Critical thinking)

위의 사례연구를 되돌아보고 다음 질문에 답하십시오.

1. 왜 Chloe는 Tom이 자신의 말로 학습과제를 설명하도록 요청했다고 생각하십니까?
2. 왜 그녀는 학습이 점진적일 수 있다고 강조한 것이 중요하다고 생각합니까?
3. 일어났었고 일어날 수 있는 증상을 중심으로 한 교육을 먼저 계획한 것의 이론적 근거가 무엇이라고 생각하십니까?
4. 이 대화에서 그녀가 Tom의 요구에 대해 매우 열심히 그리고 신중하게 생각하고 있다는 것을 시사하는 것은 무엇입니까?

이 답변은 당신 자신의 성찰에 기초한 것이므로 이 장의 끝에는 요약된 답변이 없습니다.

환자의 니즈와 우려를 예상하기

Anticipating the needs and concerns of the patient

Chloe가 의지한 인간중심간호의 아이디어에 대한 주요 출처는 그녀의 사례연구 환자 Gina였다. Gina의 십대 시절은 혼란스러웠다. 그녀는 식이요법을 더 복잡하게 유지해야 하는 글루텐 불내증(Gluten intolerance)으로 고통을 받았고, 이는 그녀가 식사에서 흡수한 포도당의 양이 현저하게 변하는 것을 의미했다. Gina가 인슐린을 음식 섭취량에 맞추는 방법을 배운 것은 거의 효과가 없었다. 문제는 Gina의 혈당수치가 놀랄 만큼 불안정한 것처럼 보였을 뿐 아니라, 시험 준비를 하면서 했던 체중조절 요법으로 이를 악화시켰다는 것이다. 조절력을 되찾고 싶다는 소망은 Gina의 마음에 크게 다가왔으며, 그것은 임상 방침이 권장하는 것처럼 혈당수치에만 집중되지 않았다.

Chloe에게 깊은 감명을 준 것은 Gina가 그녀에게 젊은 사람의 심리에 대해 알게 해준 것이다. 자신을 조절하고 이미지를 조절할 필요성이 매우 중요했다. 이미지 조절, 일어날 수 있는 일의 관리에 주의를 기울이는 것은 다른 십대 환자들에게도 가장 필요한 것처럼 보일 수 있다. 일상적으로 당뇨병을 볼 수 없기 때문에, 십대의 관심은 종종 영역을 벗어나는 데 초점을 맞추었다. Gina는 Chloe에게 많은 도전을 제시했지만, 그녀는 분명하게 표현하는 환자였다. 그녀는 Tom을 도울 수 있는 여러 가지 가능성이 있었다. 매달 Chloe와 Gina를 만나는 작은 '개별 지도' 그룹은 앞으로 한 해 동안 문제를 해결하기 위한 좋은 방법이 될 수 있다.

당뇨병 환자를 교육하기

Teaching patients with diabetes

많은 면에서 십대를 위한 이상적인 지원관계는 건강 코칭 관계였다. Chloe는 건강 코칭에 관한 O'Hara 등(2015)의 연구를 읽고, 이것이 전화를 통해 이루어질 수 있다는 것을 알았다. 이는 환자가 극복해야 할 장벽에 주의를 기울일 뿐만 아니라 환자의 진전을 모니터링하기 위한 체계를 설정했기 때문에 특히 효과적이었다. 모든 교육 접근방법 중에서 건강 코칭은 당뇨병의 정서적 관리에 가장 많은 주의를 기울였다. 건강 코칭은 불안감, 우울증 및 치료에 대한 좌절에 대처하고, 자존감을 유지하는 데 도움이 될 수 있다. 그러나 문제는 Chloe의 환자 담당 건수가 너무 많아 이러한 도움을 제공할 수 없다는 것이다. 따라서 보다 경험 있는 환자와 협력하는 것이 합리적인 절충안으로 보였다. 소그룹 교육은 일대일 교육보다 비용 효과적이다.

NHS England(2018)는 환자의 회복 및 조정의 환자 활성화 기간으로 서술한다. 이 기간 동안 Chloe는 환자의 지식, 기술 및 자신감 구축을 시작하는 것이 중요했다. 그녀의 지원 목표는 Tom을 자신의 건강관리를 시작하기에 충분한 자신감이 있는 상태로 옮기는 것이었다. 환자를 활성화시키는 데 도움이 된 것은 대개 자신의 문제 경험에 가장 근접해 놓이는 것이었다. 동기화는 질환으로서 당뇨병에 대해 보다 추상적인 논의가 아니라 위협이나 불편의 경험에 의해 강화되었다.

Tom이 코스에 등록하도록 요청하는 대안을 검토하면서 Chloe는 다음과 같이 지적했다.

- 효과적으로 되기 위해 코스는 명확한 구조가 필요하고, 질병관리뿐만 아니라 건강한 생활 습관에도 초점을 두어야 한다(Snow 등, 2013; McDowell과 MacRury, 2015; Laursen 등, 2017a).
- 코스는 환자가 자신의 치료에 대한 숙련에 대해 다른 사람들과 비교할 때 성과 불안을 유발할 수 있다(Laursen 등, 2017a).
- 그룹 학습코스는 환자가 자신의 상태에 왜 그렇게 영향을 받았는지에 대한 보다 원만한 이해에 도달했다고 느끼기 때문에 자유로워 보일 수 있다(Snow 등, 2013). 보다 자신감 있는 환자를 위해 그룹 학습은 향후 의료진과의 상담에 필요할 수 있는 방법을 그들에게 가르쳐 주었다.

Grohmann 등(2017)은 일차 진료 영역 내에 있는 당뇨병 환자를 위한 환자교육 서비스를 찾는 연구에서 서비스 재배치가 환자들이 코스를 인내하면서 겪었던 몇 가지 문제점들을 극복한 것을 관찰했다. 교육을 환자에게 더 가깝게 하고 소규모 그룹과 자주 협력함으로써 간호사는 더 많은 개별적 지원을 제공할 수 있었다.

환자의 이야기를 듣고 가능한 앞으로 나아갈 방향 확인하기

Hearing the patient narrative and identifying possible ways forward

Chloe는 Tom의 말을 듣는 것이 중요했다. 그녀가 Naomi의 조력을 얼마나 존중하고 소중히 여기는지와 상관없이, 장기적으로 Tom이 자신의 질병을 관리해야 했다. Chloe의 경험에서 당뇨병 관리는 당뇨병이 개별 환자에게 어떤 의미가 있는지와 밀접한 관련이 있었다. 그래서 Chloe는 상담에서 Tom의 첫 추론에 의식적이고 신중하게 초점을 맞췄다. 그 후 Tom이 화장실에 갔을 때 Chloe는 그 이유를 Naomi에게 설명했다. 아들과 어머니 모두 Chloe의 고객이었으며, 그녀가 제공하는 서비스에 관심이 많았지만, Tom이 자신의 문제에 대해 어떻게 생각하는지, 앞으로 문제를 해결하기 위해 어떻게 가고 싶어하는지 신속하게 설정해야 했다. Chloe는 Naomi에게 아래와 같이 말했다.

때때로 우리는 환자가 겪는 문제를 해결하고, 가능한 빨리 무언가를 완벽하게 할 수 있도록 도울 위험이 있어요. 하지만 십대들이 문제에 대해 어떻게 생각하는지 이해해야 한다는 것도 알게 되었어요. 저희 아버지는 목공에 대해 잘 알고 있어서 내가 무언가를 만들려고 할 때마다 나에게 계속 또 다시 방법을 보여주셨어요. 그는 내가 스스로 많은 것을 할 수 있도록 허락하지 않았기 때문에 목공을 포기했어요. 목공 작업이 처음이었지만, 절대로 다시 되돌아 가서 아버지와 함께 다른 목공 작업을 하지 않았던 것을 기억해요.

활동 5.5 **반영(Reflecting)**

어린이와 청소년을 돌보는 것은 부모와 자녀 사이 및 형제 자매 사이 역할의 상호작용을 인정하고 가족 중심으로 설계됩니다. 그러므로 지금 잠시 중단하고 Tom이 자기관리를 배우는 것을 시작할 때, Chloe가 Naomi와 함께 얼마나 잘 협력하고 있는지 생각해 보십시오. 기존 돌봄제공자가 새로운 돌봄제공자의 조력에 모욕을 당할 위험이 있습니다. Chloe가 이에 대해 경계한다고 생각하십니까? Chloe가 Naomi에게 자신의 전략을 설명하는 것이 얼마나 중요합니까?

이 장의 끝에 요약된 답변이 제공됩니다.

이 상담에서 Chloe는 Tom이 당뇨병의 기초를 포도당 처리 문제로 이해했지만, 음식섭취, 혈당수준 그리고 정확한 시간 간격으로 주사되어야 하는 인슐린 사이의 균형을 찾는 문제에 대한 통찰은 부족하다고 생각했다. Tom은 기본적인 문제를 이해했지만 질병관리에 대해서는 거의 이해하지 못했다. 그는 음식과 인슐린 불균형이 그가 걱정할 수 있는 징후와 증상을 어떻게 일으킬 수 있는지 이해하지 못했다.

그러나 Chloe가 특히 관심을 가진 것은 Tom이 자신이 당면한 어려움을 극복할 때 보여준 자신감의 수준이었다. 선의의 부모 열정이 커서 어머니와 자녀가 단순히 '우리는 이것을 이겨낼 것'이라고 단언하게 할 수 있는 위험이 있었다. 자신감이 낮으면 자신이 제공한 교육을 저해할 수 있으므로 Tom의 자신감 수준을 이해하는 것이 중요했다. 기술을 수행하는 방법에 대해 더 많은 것을 보여주어 단순히 정보를 쌓아 놓는 것은 Tom을 압도할 위험이 있었다.

다른 사람들을 돌보고 교육하고 이행하기 위해 반드시 해야 하는 서비스가 무엇이든, Tom이 자신이 배울 수 있다고 느낀 것을 가지고 진행을 할 필요가 있었다. 그런 이유로 Chloe는 Tom이 자신의 문제를 어떻게 묘사하는지 주의 깊게 들었다. 그녀는 저혈당증으로 쓰러진 사람을 묘사할 때 Tom이 한 비유에 주목했다. 그것은 발작처럼 보일 수 있을 것이다. Chloe의 경험에 따르면 이러한 문제점은 십대들에게 충격적이었다. 설명 없이 갑작스러운 조절력 상실은 상당한 체면 손상이 된다. 그러므로 무엇이 Tom에게 동기를 유발할 수 있는가? 조절 상실에 대한 두려움, 충격적인 자신의 이미지가 그가 적절한 복용량과 적절한 시기에 인슐린 주사를 관리하는 것의 중요성에 집중하는 데 드움을 줄 수 있는 원동력이 될 수 있다.

앞으로 나아가기

Moving things forward

Tom이 배울 수 있는 가능한 방법을 찾기 위해 Chloe는 개별지도 그룹을 만들 전략적인 계획은 없었다. 그녀는 당뇨병을 성공적으로 관리하는 방법에 대해 환자가 더 많이 배울 수 있도록 도와주는 지역에서 이루어지는 교육 과정을 알고 있었다. 중요한 것은 이러한 과정은 어린 환자의 부모가 참여할 수 있다는 것이다. 그러나 Tom에게 문제가 될 것으로 보이는 이유는 교육 과정에 참여하는 환자의 연령대가 다양하고, 비교적 대규모 그룹으로 운영된다는 것이다. 이러한 코스는 나중에 Tom에게 도움이 될 수 있지만, Tom이 필요로 하는 초기 자신감 구축 작업은 보다 친밀한 환경에서 적합한 것으로 보였다. Chloe가 다음 몇 달 동안 Tom에게 몇 가지 핵심기술을 가르치고 클리닉에서 그의 질문에 대답하는 것은 일상적인 것이지만, 이것은 소규모 그룹 해결책에 순응하도록 하여 조절에 대해 더 광범위하게 생각하도록 하기 위한 것이었다.

Chloe는 이 단계에서 성공할 수 있는 것에 대해 추측하고 있다는 것을 스스럼없이 인정했다. 그녀는 이미 Gina와 Toby에 대해 많은 것을 알고 있었고, 그들이 몇몇 그룹모임에 적응할 수 있도록 할 것이라고 확신했지만 원래는 이것을 개별 지도로 생각하지 않았다. Chloe를 놀라게 한 것은 이러한 형태의 학습이 이미 친숙하고 Tom을 지원하는 것처럼 보였다는 것이다. Toby도 중등 교육과정이므로 개별 지도에 익숙할 수도 있었다. 그러므로 Tom에게 친숙한 다른 학습의 관점에서 건강 학습을 구조화하는 것이 더 큰 성공 가능성을 가질 수도 있을 것 같았다.

활동 5.6 추측(Speculating)

개별지도 그룹 형식으로 일부 교육을 정리하려는 Chloe의 계획에 대해 지금 잠시 생각해보십시오. 이것은 그녀가 여러 환자들을 교육하는 데 필요한 횟수를 줄일 가능성이 있습니다. 그러나 당신은 이것을 혁신이라고 생각하십니까? 인간중심간호가 항상 일대일로 이루어지는 것이 아니라는 사실이 놀랍지 않습니까?

이 장의 끝에 요약된 답변이 제공됩니다.

인간중심간호 통찰력

Person-centred care insights

이 책의 세 번째 사례연구를 읽는 것을 끝냈을 때 간호사의 전문지식이 얼마나 중요한지에 대해 놀랐을 것이다. 지금까지 사례연구에 소개된 세 명의 환자를 돌보는 각각의 간호사는 상당히 많은 경험을 보유하고 있고, 관련 연구근거에 대해 잘 알고 있으며, 각각은 경험과 근거를 가장 잘 조합할 수 있는 방법을 추론하는데 어느 정도 자신감을 갖게 되었다. 간호사가 의료 실무분야와 잘 이해된 환자 집단에 대해 친숙함을 발전시켜야만 전문적이고 인간중심적인 간호를 제공할 수 있는 것이 확실하다.

올바른 태도를 채택함

Adopting the right attitude

전문지식이 없어도 환자에게 접근할 때 무엇이 필요한지 신속하게 식별할 수 있다. 이것은 태도와 관련이 있다. 환자에게 그들이 받기를 희망하는 모든 것을, 그들이 필요하다고 생각하는 것을 모두 제공하는 것은 비현실적이다. 모든 환자나 보호자가 현명한 것은 아니다. 환자는 질병이나 치료에 대한 오해로 인해 그들을 중대한 위험에 처하게 할 수 있다. 그러나 환자와 보호자가 질병 경험, 치료 및 간호에 매우 신중하고 주의 깊게 관찰하여 점점 독립성을 높일 수 있도록 도울 수 있다. Tom의 사례연구에서 돌봄제공자, 특히 부모가 느낀 요구(felt need)에 부응하기는 비교적 쉬웠을 것이다. 어려움을 해결하고, 위협에 대처해야 한다고 느낀 요구는 보호를 느끼는 것의 일부이다. Naomi는 Chloe에게 그들이 더 많은 기술을 빠르게 발전시킬 것이라고 상상했다고 말했다. Naomi는 그 교육이 어떻게 전개될지 생각해 보지 않았지만, *이에 대한 계획이 있을 거*라고 짐작했다.

가능한 빨리 문제를 해결하고자 하는 것은 자연스러운 본능이지만, 이 경우의 지혜는 느낀 요구(flet need) 충족과 Tom에게 무언가를 추천하기 위한 통찰력의 균형을 맞추는 것이다. 간호가 환자에게 가능한 한 많은 기술을 빨리 가르치는 것으로 꼭 이루어지지는 않는다(Snow 등, 2013). 간호사는 인간중심간호를 전달할 때 전문지식을 포기하지 않고 여전히 민감하고 전략적으로 사용한다.

표준 해결책 검토하기

Reviewing the standard solution

이 사례연구에서 Chloe는 당뇨병 환자를 위해 이미 알고 있는 코스학습에 대해 고려한다. 코스학습의 장점과 한계에 대한 근거가 많아지고 있다. 코스학습은 널리 옹호되지만 성공에 대한 우려가 여전히 있다. 학습자의 연령, 서로 다른 수준의 학습 능력 및 코스기반 학습의 적합성에 대해서는 거의 논의되지 않았다. 사람들이 삶의 여러 단계에서 서로 다른 방식으로 배운다면, 질병의 일반적인 경험을 피해 그들 모두가 함께 배울 수 있도록 할 수 있을까? 이 경우에 Chloe의 사고에 더 큰 영향을 미친 것은 친숙한 사례연구였다. Gina는 어린 환자들이 어떻게 배우는지에 대한 Chloe의 평가에 큰 영향을 미쳤다. 그녀는 Gina가 저지른 실수와 그녀가 극복한 문제들이 Tom에게 제공할 것이 많을지도 모른다고 확신했다.

환자 인식 작업

Working with patient perceptions

이 상담에서 Chloe는 Tom에게 자신의 용어로 자신의 질병을 설명하도록 요청하며 시작했다. Chloe의 접근 방법에는 여러 가지 실용적인 목적이 있다. 첫 번째, Tom의 요약이 그가 얼마나 알고 있는지 이해하는 데 도움이 된다는 것이다. 그러나 Tom의 이해가 정확한지 여부와 마찬가지로 중요한 것은 그가 문제를 어떻게 설명하는지, 그리고 그가 무엇에 가장 초점을 두는지이다. 저혈당일 때 쓰러지는 것과 같은 뜻밖의 사고에 Tom이 중점을 두는 것은 Chloe에게 Tom의 학습동기를 유발하기 위해 무엇을 사용할 수 있는지를 시사한다. 그녀는 Tom에게 혈당 모니터링과 자가 투여할 인슐린의 올바른 용량을 판단하는 것을 틀림없이 교육해야 할 것이다. 그러나 그 학습에서 강화해야 할 것은 계산을 올바르게 함으로써 그가 보다 효과적으로 사고를 피하도록 하는 것이다.

교육의 우선순위 정하기

Prioritising teaching

또한 Chloe는 학습이 점진적으로 진행될 수 있다고 강조한다. 인간중심간호에서는 환자가 짊어지도록 요청되는 작업부하를 신중하게 고려하는 것이 중요하다. 당뇨병과 같은 만성질환은 환자에게 새로운 자기관리 책임을 부과한다. 많은 양의 새로운 책임이 환자를 압도할 수 있으며, 환자가 성공할 수 있다고 믿기 훨씬 더 어렵게 만들 수 있다. 그래서 이 경우 환자에게 자신감이 없다면 시간이 지남에 따라 학습이 이루어지고, 간호사가 어떤 것을 먼저 학습할 지 우선순위를 정하도록 도울 것이라는 것을 상기시키는 것이 중요하다. 장기간의 고혈당증과 관련된 신체기관의 손상과 관련된 보다 추상적인 위협에도 주의를 기울여야 하지만, 첫 번째 작업은 환자의 안전과 Tom이 이미 알고 있는 것, 즉 질병의 증상을 경험하는 것이 어떤 것인지에 관한 것이다.

Chloe는 Tom의 요구에 대해 매우 열심히 생각하고 있다. 그녀는 반사적으로 생각하고 있다. 즉, Tom이 자신에게 하는 말뿐만 아니라 그녀의 제안이 그에게 어떻게 공명되는지에 대해서도 생각하고 있다. Chloe는 Tom이 자신의 문제를 어떻게 보고, 어떻게 질병을 경험하는지에 대해 질문함으로써 Tom의 요구에 상당한 관심을 보여준다. 그녀는 그에게 가장 도움이 될 수 있는 학습에 대해 그와 함께 기꺼이 추측할 것이다. 환자에게 이런 질문을 하는 것은 이례적인 질문으로 보일 수 있다. 결국 간호사는 환자가 완료해야 하는 학습을 다루는 데 표준방법을 사용하는 것이 더 편안하고 친숙하다. 그들은 환자들이 반드시 알아야 할 것을 교육하고, 어떻게 배울 수 있는지에 덜 집중할 수도 있다. 그러나 인간중심간호에서는 둘을 혼합해야 한다. 정보만 제공하는 것은 교육의 전체가 아니며, 환자가 정보의 의미를 어떻게 이해하는지, 그것이 왜 알아야 할 가치가 있는지 확립하도록 해야 한다.

장의 요약 CHAPTER SUMMARY

이 장에서는 교육과 인간중심간호의 관계를 살펴보았다. 여러 면에서 그것은 인간중심간호 내에서 되풀이되는 도전을 강조한다. 즉, 처음에 간호사는 환자보다 질환에 대해 훨씬 많은 것을 알고 있다. 만성질환에서 나중에 환자가 전문가가 되면 이해와 지식의 불균형이 반전될 수 있다. 그러나 현재로서는 환자의 학습을 촉진하기 위해 몇 가지 가장 중요한 판단이 필요하다.

- 교육은 여러 가지 방식으로 생각될 수 있으며, 환자는 친숙하고 편안해 보이는 방식으로 교육하기를 희망할 수 있음을 이해하는 것이 중요하다.
- 교육은 시간이 지남에 따라 형식이 바뀔 수 있다. 예를 들면, 개별기반이 아닌 그룹기반이 될 수 있다. 그룹학습은 실제로 일부 환자에게 매우 적합할 수 있지만 항상 그렇다고 가정해서는 안된다.
- 간호사가 교육하고자 하는 것(임상적 요구)과 환자가 배우고자 하는 것(느낀 요구)은 완전히 같지 않을 수 있다. 따라서 환자와의 긴밀한 관계를 강화하기 위해 간호사는 느끼는 문제에 대해 조기에 분명히 주의를 기울여야 한다.
- 질병에 대처하는 법을 배우는 데 일반적으로 감정적인 요소가 포함되며, 여기에 간호사가 진정한 인간중심간호를 보여주는 것이 중요하다. 이 사례연구의 예에서 Tom은 당뇨병이 친구들에게 어떻게 보일지, 그리고 그가 저혈당 발작을 겪으면 어떻게 보일지에 특히 민감하다. Chloe는 그 이해를 바탕으로 그와 함께 초기 교육에 집중한다.

활동: 간단히 요약된 답변

● 활동 5.1 비판적 사고

건강 코칭이 가장 본질적으로 인간중심적이지만 잠재적으로 가장 노동집약적이라는 것에 동의하는지 궁금하다. 단순히 정보와 설명을 제공하는 것은 종종 정보가 상상력 없는 방식으로 제시되므로 가장 덜 인간중심적인 것 같다. 건강 코칭이 초기비용이 많이 드는 투자를 하지만 우수한지 여부는 향후 치료 및 간호 요구의 문제를 해결하는지 여부에 달려 있다. 투자비용과 보상이 의료서비스의 서로 다른 부분에 의해 제공되고, 아마도 다른 출처에서 지원되기 때문에 평가하기는 어렵다. 코칭 투자에 대한 수익은 앞으로 수십 년 동안 지속될 것이다.

● 활동 5.3 반영

당뇨병은 대개 숨겨져 있지만(개인이 당뇨병으로 보이지 않을 수도 있지만) 종종 청소년과 관련된 많은 생활방식의 자유에 영향을 주기 때문에 십대 소년에게 큰 영향을 미친다. 예를 들면, 십대 소년은 밤에 늦게까지 자지 않고 주말에 잠을 자는 수면/각성 패턴을 자주 바꿀 수 있다. 그러나 수면/각성 패턴은 식욕과 포도당의 이용에 영향을 미친다. 생체 시계가 바뀌면 더 많은 탄수화물, 특히 즉석 식품을 먹을 수 있다. 이것은 인슐린 요법의 관리에 문제를 일으킨다. 환자 학습에 미치는 영향은 허용 가능한 혈당수준의 유지와 관련하여 문제가 발생할 수 있는 경우, Tom의 생활방식 중 얼마나 많은 부분이 변할 수 있거나 변화해야 하는지 고려해야 한다는 것이다. 혈당이 조절되지 않으면 생활습관과 당뇨병의 합병증 위험 사이에 타협점을 찾아야 할 수도 있다.

● 활동 5.5 반영

아픈 아이들이나 청소년의 부모를 케어할 때 이미 그에 따른 케어 책임과 권위에 대한 미묘한 협의를 경험했을지도 모른다. 문외한인 돌봄제공자와 간호사가 케어에서 파트너가 되는 것은 결코 쉬운 일이 아니다. Chloe는 자신의 질문과 권고가 부모에게 어떻게 보이는지 계속 경계해야 한다. 그럼에도 불구하고, 이 경우 Naomi와 Tom에게 제공되는 간호사의 전문지식은 당뇨병뿐만 아니라 자기관리를 배우는 일과 관련이 있다. 부모와 간호사가 환자를 위해 무언가 계속하기를 바랄지도 모르지만, Tom이 얼마나 자신감이 있고 그가 어떤 방법으로 가장 잘 배울 수 있는지에도 초점을 둘 필요가 있다. Chloe는 이것을 잘 이해하는 것이 Tom의 학습 성공 여부를 결정할 수 있으므로, 그녀는 Naomi에게 전문가의 생각을 밝혀야 한다는 것을 알고 있다. 부모의 불안 감소 요구는 아픈 젊은이의 학습요구와 정확히 일치하지 않을 수 있다.

● 활동 5.6 추측

2장에서 실용적 인간중심간호는 종종 지역적으로 혁신적이었다. 그것은 케어를 위한 공식이 아니라 개별 환자에게 잘 맞는 것이 무엇인지에 대한 추측에서 비롯되었다. 이 경우 Chloe는 개별지도 그룹을 운영하는 데 어떤 어려움이 있을지 아직 알지 못하지만, Gina는 Tom이 당뇨병 관리 및 치료 관리에 대해 배우도록 도울 수 있다고 확신한다. 때때로 가장 인간중심적인 간호는 독창적으로 생각하는 것을 수반한다. Chloe는 Toby와 Tom 모두에게 일대일로 해야 할지도 모르는 교육과 관련된 서비스 절감을 증명할 수 있기 때문에, 모든 환자와 보호자로부터 권한을 확보할 것이므로 이 계획을 유지할 수 있다.

추가 자료

전 세계 의료서비스 내에서 환자에게 질병 및 자가간호에 대해 교육하는 최선의 방법에 대한 논쟁이 계속되고 있다. 한편으로, 교육 업무는 전문가 팀에 배정될 수 있으며 환자 그룹을 교육하기 위한 과정에 훨씬 더 많이 사용될 수 있다. 다른 한편으로, 교육은 병원, 병동, 가정 및 수술에서 환자를 만나는 많은 의료전문가의 업무에 본질적으로 남아있을 수 있다. 다음의 책 두 가지는 간호사와 다른 사람들이 교육할 수 있는 것들을 종합적으로 검토한다. 그러한 미래의 업무를 열망하는 사람이라면 누구나 이 책으로 시작하는 것이 좋다.

Bastable, S (2016) *Essentials of Patient Education*, 2nd edition. London: Jones and Barkett Publishers.

Mertig, R (2012) *Nurses' Guide to Teaching Patients Self Management*, 2nd edition. New York: Springer.

유용한 웹 사이트

흥미로운 연습은 질환 관리에 대한 교육을 제공하는 여러 웹 사이트를 방문하는 것이다. 그러면 그들이 인간중심적으로 보이는 정도를 평가할 수 있다. 즉, 이 사이트는 개인의 다양한 경험과 요구를 인정하는 것으로 보이는가? 질병에 대처하는 것의 정서적 차원을 존중하는가? 환자/개인이 어떤 방식으로 제시된 교육에 적극적으로 참여할 수 있는 범위가 있는가? 다음은 다양한 의료분야에서 일하는 간호사가 관심을 가질 만한 교육 웹 사이트의 예이다.

www.diabetes.co.uk/how-to/control-diabetes.html
음식, 식이요법, 혈액검사 및 동기화와 같은 당뇨병 관리방법.

www.moodjuice.Scot.nhs.uk/anxiety.asp
MOODJUICE – 불안 자조 가이드.

www.autism.org.uk>Professionals>Employers>Information_for_employers
자폐증 직원 관리 – NAS.

Chapter 6

환자가 재활하도록 돕기

Helping patients to rehabilitate

간호사에 대한 NMC 숙련도 표준

이 장에서는 다음과 같은 플랫폼과 숙련도를 다룬다:

플랫폼 1: 책임 있는 전문가로 성장

간호사는 다음과 같은 것을 할 수 있다:

1.8 모든 상황에서 근거에 입각한 결정을 내릴 수 있도록 근거를 적용하고, 경험을 활용할 때 비판적으로 생각할 수 있는 지식, 기술 및 능력을 보여준다.

1.9 자신의 결정에 부적절하게 영향을 줄 수 있는 개인적 및 외부적 요인을 인지하고 다루면서 사람들의 요구와 선호에 따라 간호 및 중재에 관한 모든 결정을 내릴 필요성을 이해한다.

장의 목표

이 장을 읽은 후에는 다음과 같은 것을 할 수 있다:

- 환자 재활의 일환으로 인간중심간호가 입증될 수 있는 방법을 이해한다;
- 실무자들이 자신의 실무 가정에 대해 '다시 생각해야' 할 필요사항을 이해하고, 요구에 주의를 기울이고 서비스를 수정할 수 있는 혁신적인 방법을 찾는다.

서론

Introduction

인간중심간호를 성공적이고 실용적으로 만드는 것의 많은 부분은 근거, 경험 그리고 환자의 이야기에 적절하게 귀를 기울이는 것의 3방향 상호작용에 의존한다. 2장에서 간호사의 '환자의 요구를 예상하는' 업무에서 근거를 찾아냈다. 근거가 환자와 상호작용의 간호업무보다 항상 우선하는 것처럼 보인다. 그러나 실제로 여러 종류의 업무는 그것보다 더 많이 상호작용하며, 때로는 환자와 함께 식별된 요구와 우려가 다른 종류의 근거나 다른 곳에서 근거의 기억을 찾도록 촉진하는 경우가 있다. 이러한 방식으로 간호를 관리하는 능력은 간호사의 상식적인 사고를 구성한다.

환자가 질병이나 부상에서 회복을 성공적으로 마치면 많은 환자들이 재활기간에 들어갈 것이다. 환자가 지속적인 삶을 관리하기 위해 추가적인 도움이 필요한 경우 재활이 요구된다(Slomic 등, 2016). 재활의 목적은 다음과 같다:

- 환자의 건강 개선을 유지한다(예: 환자에게 약물사용 방법을 가르쳐 줌).
- 계속되는 도전에 적응할 수 있는 환자의 독립성 및 역량을 강화한다(예: 운동요법을 통해).
- 환자가 케어에 적극적으로 참여하도록 자신감을 발달시킨다(예: 환자 상담을 통해).

환자와의 재활 업무는 간호사에게 인간중심간호를 연습할 수 있는 훌륭한 기회를 제공한다. 간호사와 환자의 전문적인 관계가 성장할 수 있는 기간이 더 길어지기 때문이다. 성공적인 재활을 위해 환자는 대개 자신의 상황에 대해 새롭게 생각하고 자신과 자신의 생활방식을 구상하는 새로운 방법을 찾아야 한다(Ghisi 등, 2015). 재활의 정확한 초점과 형식은 실무 전문가 영역마다 다르지만 모든 영역에는 공통 분모가 있다. 환자는 위험과 관련된 문제를 재고하고, 생활에 어떤 조정이 필요할지 평가하기 위해 그들 앞에 놓인 문제들을 검토해야 한다. 환자는 문제와 관련된 지식기반을 늘리고, 새로운 기술을 개발하며, 다른 사람들과 긴밀하게 협력하여 어떤 진전이 이루어지고 있는지 확인할 수 있다. 환자가 신체 건강, 정신 건강, 아동 건강 및 복지, 노인 또는 지적장애가 있는 사람들의 간호의 영역 내에서 재활을 하고 있는지에 관계없이, 환자는 학습 여정을 시작한다(Tiller 등, 2013).

활동 6.1 반영(Reflecting)

재활하도록 도움을 준 환자에 대해 회고하십시오. 위의 재활의 목적들 중 강하게 특징지어지는 것은 무엇이며 이유는 무엇입니까?

이 장의 끝에 요약된 답변이 제공됩니다.

급성심근경색(심장마비) 후에 권장되는 심장재활은 인간중심간호에 대한 우수한 검사 시험 영역을 나타낸다. 이는 우선 환자가 건강상태의 갑작스럽고 종종 무서운 변화를 겪기 때문이다(Wlodarcyzk, 2017). 모든 환자가 심장관련 책에 설명된 고전적인 쥐어뜯는 가슴통증을 겪는 것은 아니다. 일부 환자는 훨씬 덜 극적인 증상, 호흡곤란, 소화불량의 느낌 및 현기증을 경험할 수도 있다(Whittaker 등, 2012). 그러나 모든 환자는 어느 시점에서 심전도(ECG) 검사를 받고 '심장마비'였다는 것을 알게 될 것이다.

심장마비의 처음 20~40분은 차단된 관상동맥이 제공하는 심근의 근위 부분에 돌이킬 수 없는 손상이 발생하기 시작하는 시기이므로 매우 중요하다(Kulick, 2018). 관상동맥조영술(원위 혈관으로부터 카테터를 사용하여 관상동맥을 시각화) 및 스텐트(혈액이 통과하도록 동맥을 개방하기 위한 메쉬 삽입물) 도입 형태의 신속한 치료는 일반적으로 우선시되는 치료이다. 즉각적인 침습적 치료의 결과로 더 많은 환자들이 심장마비를 견뎌내지만, 애초에 문제의 원인이 되었던 것과 관련하여 완료하기 위한 재활작업이 남아 있다.

- 운동 부족
- 혈관에서 죽종 형성에 대한 유전적 소인(높은 수준의 콜레스테롤)
- 고혈압
- 지방이 많은 음식

남아있는 근육의 힘이 가장 효과적으로 사용되도록 환자는 다시 한번 심장을 운동하기 시작해야 한다(Abell 등, 2015).

활동 6.2 **반영**(Reflecting)

간호사 훈련 전에 당신과 당신의 동료들이 심장을 어떻게 생각했는지 검토하십시오. 예를 들면, 시계 또는 배터리라고 생각했습니까? 때때로 환자는 자신의 심장을 '시계추(ticker)' 라고 합니다. 혹시 심장을 몸 주위에 피를 밀어 넣는 펌프로 생각했습니까?

이 장의 끝에 요약된 답변이 제공됩니다.

심근경색 후 환자의 재활을 돕는 간호사는 2장에서 소개한 몇 가지 종류의 작업과 밀접하게 관련되어 있다. 간호사는 관련 근거를 활용하고, 환자의 이야기를 주의 깊게 듣고, 재활 계획의 일환으로 환자와 함께 앞으로 나아갈 방법을 파악해야 한다. 그러나 그들은 환자 그리고 종종 파트너와 함께 재활을 향상시키는 부분과 지원하는 사람들이 수행해야 할 부분을 결정해야 한다. 심장재활을 하는 환자는 좋은 경험과 나쁜 경험을 모두 신속하게 축적하므로, 간호사가 이것을 배워서 상호 합의된 간호 계획에 대한 조정을 권고하는 것이 매우 중요하다(Ghisi 등, 2015). 이 장의 사례연구에서 협심증의 과거 병력없이 심근경색증을 앓은 45세 남자 Roy를 소개한다. Roy는 재활에 대해 상당한 염려를 가지고 있으며, 이로 인해 아내와의 갈등을 초래한다.

사례연구 ● Roy

Roy에게 자신을 소개해달라고 요청한다면, 중년이고, 아마도 축구를 하는 것보다 축구를 보는 데 더 많은 시간을 보냈다고 말할 것이다. 그의 직장생활의 많은 부분은 창고 주위의 지게차 트럭에서 팔레트를 옮기는 것이다. Roy는 Joan과 결혼했으며 이들은 단순한 삶을 살며, 관중 스포츠를 보고, 금요일 밤에는 피쉬 앤 칩스(영국의 대표 음식)를 먹고, 술집에서 술 몇 잔을 마신다. Roy는 임상적으로 비만이다. 그는 그의 형제 Phil이 폐기종과 고지혈증 진단을 받고 심장의 위험을 줄이기 위해서 스타틴을 권고 받았기 때문에 담배를 끊었다.

7주 전 Roy는 일을 할 때 몇 가지 증상을 경험하기 시작했다. 그는 지친 느낌이 들었고 숨을 가쁘게 쉬었으며, 갑자기 목과 턱에 약간의 고통을 느꼈다. 그는 Joan에게 자신의 경험에 대해 말하고 진료를 볼 수도 있다고 말했다. 그러나 Joan은 이 문제를 일축하고 남자들이 매우 사소한 것에 대해 소란을 피운다고 말했다. 그는 그것이 해결되었는지 몇 주 동안 확인해야 했다. 그러다 4주 전에 Roy는 현기증을 느끼고 바닥에 쓰러졌고, 숨을 쉬기 어려웠다. 가슴 아래쪽에 통증이 있었으며, Joan이 구급차를 불렀다. 심전도검사(ECG)가 시행되었고 Roy는 심근경색 진단을 받았다. 수술실에서 카테터를 다리에 삽입하여 왼쪽 관상동맥에 형성된 혈전을 뚫어야 했다. 외과의는 카테터 끝에 있는 풍선을 사용하여 혈관을 확장하고, 스텐트를 삽입하여 손상된 근육에 혈액 흐름이 회복되도록 하였다(Khan, 2018).

Roy는 "극적인 드라마"라고 설명했지만 수술은 성공적이었다. Joan은 이전에 그가 진료를 보지 못하도록 했었기 때문에 이러한 상황에 몹시 당황했다. Roy는 자신의 손상된 심장을 위해 약물치료를 시작해야 했다. 그는 또 다른 관상동맥을 막을 수 있는 혈소판의 끈적임을 줄이기 위해 매일 저용량의 아스피린을 섭취해야 했고, 빠른 심장 박동수를 줄이기 위해 베타차단제(atenolol)를 복용해야 했다. 또한 그의 동생이 복용한 것과 유사한 스타틴 약물(simvastatin)을 복용해야 했다. 동맥에서 새로운 죽종을 형성할 위험이 있어, 이 약물은 간에서 콜레스테롤 생성을 줄이도록 설계되어 있다.

의사가 그의 진행사항을 평가한 후 Roy는 병원에서 운영되는 8주간의 심장재활 프로그램에 참여하도록 권고 받았다. 프로그램의 간호사 코디네이터는 Alicia이며, 그녀는 Roy를 방문하여 그것이 무엇을 수반하는지에 대해 설명했다. 먼저 가능한 수준 내에서 신중하게 조정된 유산소 운동프로그램이 있을 것이다. 서킷 트레이닝 세션은 20분 정도의 운동 앞뒤에 신중하게 관리되는 워밍업과 정리운동을 포함한다. 이 프로그램에는 Roy를 지도하기 위한 물리치료사가 있고, 건강한 식단, 운동계획 및 Roy가 자신의 삶의 스트레스에 대처할 수 있도록 고안된 일부 이완 세션에 대한 교육도 포함된다.

Roy는 재활 프로그램이 또 다른 심장마비를 유발할 수 있다고 걱정하여 매우 염려했다. 그는 운동보다는 휴식이 그의 심장을 치유할 것이라고 생각했다. 그러나 Joan은 그가 프로그램에 참석하여 생활방식을 건강하게 변하게 하고 싶어 필사적으로 열심이었다. 마지 못해 Roy는 프로그램을 시작했다. 이 프로그램의 세 번째 주에 Roy가 새롭게 알게된 사람(William)이 심장마비가 발생했는데, 직원들은 그를 소생시키는 데 실패했다. 그 심장마비는 Roy가 참석한 날 운동 세션을 시작하면서 일어났다. Roy는 엄청난 충격을 받고 단도직입적으로 계속하기를 거부했다. Joan은 그에게 계속해야 한다고 소리를 지르고, Alicia에게 즉시 와서 Roy가 이 사건과 상관없이 프로그램을 계속해야 한다고 말해달라고 요청했다.

활동 6.3 비판적 사고(Critical thinking)

이 단계에 Roy와 그의 아내의 주요문제가 무엇이라고 생각하는지 적어 두십시오. Alicia가 발생했을지도 모르는 어떤 근거뿐만 아니라 관련된 이야기에 세심하게 주의를 기울이는 것이 왜 중요하다고 생각하십니까?

이 장의 끝에 요약된 답변이 제공됩니다.

환자의 니즈와 관심에 주의를 기울이기

Attending to the needs and concerns of the patient

Alicia는 심장재활과 관련된 중요한 근거를 가지고 있었지만, 그 근거들 중 환자가 프로그램을 계속 유지하는 것과 관련이 있는 것은 상대적으로 거의 없었다. 그래도 그녀는 임상 동료들 사이에서 합의된 의견이 그들이 제공하는 간호를 위해 새로운 무언가를 제공할 것이라고 확신했다. 그녀는 심리학과 간호에 관한 질적연구를 제안했다. 이 연구는 심장에 대한 환자의 개념과 이것이 운동 프로그램에 참여할 경우 그들의 성공에 미치는 영향에 초점을 맞추었다. 동료들은 환자들이 심장을 배터리나 펌프로 생각하는 경향이 있다고 추측했다. 심장을 배터리로 본 사람은 피할 수 없는 심장마비를 두려워할 수 있지만, 심장을 펌프로 생각한 사람은 치료를 예상할 수 있다. 그러므로 심장의 개념은 재활에 대한 환자의 반응을 형성할 수 있다.

Alicia가 남편의 심장재활 프로그램 철회 계획에 대한 Joan의 걱정을 들었을 때, Alicia는 그가 자신의 심장에 대해 어떻게 생각했는지 궁금해했다. Alicia는 환자 심리학에 대한 일부의 추측 외에도 성공적인 재활에 대한 장애를 기술한 몇 가지 연구를 제시할 수 있었다.

- Williams 등(2011)은 심장마비 후 권고되는 심장 약물을 채택하고 유지하기 위해서 애쓰는 D형 성격에 대해 설명했다. D형 개인들은 불안해하기 쉬웠고 자신의 문제를 공개적으로 표현하지 않았다.
- Figueiras 등(2017)은 급성심근경색 후 환자들 사이에서 심장에 대한 오해가 얼마나 중요한지 검토했다. 그들은 간호계획의 일환으로서 그들의 교정이 심장마비 후에 환자의 운동 수준, 흡연, 직장 복귀 및 환자 기분에 더해 실질적인 영향을 미쳤다고 주장했다. 재활작업은 심근을 강화할 수 없다는 오해를 바로잡아야 했다.

환자와 가족이 때때로 온라인에서 읽는 근거기반 문헌과 관련하여 문제가 제시되었다. 심장재활의 효과성에 대한 근거는 아직 모호하다(표 6.1). Alicia의 문제는 환자가 그녀에게 문헌을 인용하면, 그녀는 재활 프로그램을 이수하는 것과 관련된 명백한 결과적 이득이 있다고 주장할 수 없다는 것이었다.

표 6.1 심장재활 프로그램에 대한 여러 가지 다른 평가들

심장재활 프로그램에 찬성하는 저자들	심장재활 프로그램에 비판적인 저자들
• 심장재활은 심장질환으로 인한 사망을 제한하고, 추가 경색을 예방한다(Heran 등, 2011). • 재활은 심근의 열악한 관류에 수반되는 건강문제를 제한하는 데 도움이 된다(이환율)(Anderson 등, 2016).	• 환자가 심장마비를 겪기 전에 생활습관이 교정되는 것이 필요하다(Forman, 2016). • 심장재활 프로그램을 마친 환자들은 그렇지 않은 사람들에 비해 장기적인 이득이 없다(West 등, 2012).

그럼에도 불구하고 심장재활은 여전히 좋은 투자라고 주장할 수 있었다. 심장재활은 영국에서 대상 환자의 삶의 질을 비용 효율적으로 개선했다(Moghei 등, 2017). 예를 들면, 병원과는 다른 장소에서 서로 다른 방식으로 이러한 프로그램을 마련할 수 있었다(Schopfer와 Forman, 2016; Clark 등, 2015).

활동 6.4 추측(Speculating)

'혼합된 메시지'의 연구문헌이 어떻게 환자가 심장재활 프로그램을 받아들이거나 거부하는 데 사용될 수 있다고 생각하십니까? 당신이 Alicia라면 Roy와 같은 환자에게 증거를 제시하여 자신이 등록한 프로그램을 철회할지 말지 더 잘 평가할 수 있도록 할 수 있습니까?

이 장의 끝에 요약된 답변이 제공됩니다.

환자의 이야기를 듣고 가능한 앞으로 나아갈 길을 확인하기

Hearing the patient narrative and identifying possible ways forward

Alicia는 연구근거가 모호하지 않고 Joan과 Roy의 모든 관심사에 대답하기를 원했겠지만, 이 경우에는 그 당면한 작업에 부적합한 것으로 보였다. 근거기반 간호에는 다양한 종류의 문제가 있다.

- 근거가 모순될 수 있다(이 경우와 같이).
- 파편화 될 수 있다(아마도 여러 가지 환자 집단을 다루는 경우).
- 맥락에 맞는 것이 거의 없을 수 있다(예: 연구가 수행된 후에 치료가 발전하고 변경되었을 수 있다).

Alicia와 동료들이 새로운 연구를 계획하고 있다는 사실은 현재 근거의 불확실성을 강조한다. 인간중심간호에서 실무자들은 기꺼이 무슨 일이 일어나고 필요한지 신중하게 추측하고 그에 다라 연구를 계획한다.

환자와 보호자의 이야기

Patient and lay carer narratives

이 사례연구에서 Alicia는 두 가지 이야기를 고려해야 한다. 첫 번째이자 가장 중요한 것은 Roy의 이야기이다. Alicia는 Roy의 경험, 통찰력 및 두려움을 알아낸 후에 프로그램을 계속할지 여부에 관해서 무엇을 결정해야 할지에 대해 조언해야 했다. 두 번째로 중요한 이야기는 Joan의 이야기였다. Joan은 Roy에게 병의 초기에 도움을 요청하도록 권하지 않은 것에 대해 죄책감을 느꼈다. 이 프로그램에 대한 그녀의 열정은 개인적 죄책감과 앞으로 Roy의 건강에 대한 두려움 모두에 의해 동기화 되었을 수 있다.

Alicia는 환자들이 심장 증상에 직면하고 의학적 도움을 구하는 것이 자주 지연된다는 것을 알고 있었다. 이것은 다양한 요인에 의해 영향을 받을 수 있다; 사건이 발생한 상황(예: 증상이 서서히 축적됨), 동반증상(예: 일부 심장 쇠약의 징후가 미약함, 가슴 통증이 항상 있는 것은 아님) 및 다른 사람들의 조언(Roy는 종종 증상이 '가라 앉는다'는 Joan 이외의 다른 조언을 받았을 수도 있다)(Coventry 등, 2017). 이 경우 간호는 Roy와 Joan 모두에게 제공되어야 했다. 부부가 현명한 것으로 보이는 조언을 받지 못했다면 그들은 앞으로 몇 주 동안 그 서비스를 부정적으로 평가할 수 있다.

Joan의 이야기

Joan's narrative

Alicia는 Joan의 사건 설명을 들었다. Joan은 Roy의 우려를 그녀가 어떻게 일축했는지에 대해 아주 자세히 이야기했다. 그녀는 다른 환자가 죽었을 때, Roy는 부작용의 위험이 커지게 되고 그가 심장재활을 하지 못해서 두려워했던 것이 일어날 수 있다고 걱정했다. Roy는 의자에 오래 앉아 있었고, 인스턴트 식사를 너무 많이 먹었고, 맥주를 너무 많이 마셨다고 했다. 그녀는 둘 다 과체중임을 인정했다. 다음은 그녀가 이를 요약한 내용에서 발췌한 것이다.

우리가 재앙이 일어나기를 기다린 것처럼 느껴져요 Alicia. 나는 그에게 몸에 해로운 음식을 먹였고, 잘못된 습관을 장려했으며, 그가 나에게 문제를 얘기할 때 무시했어요. 우리는 현실에 안주해 왔어요. Roy는 겨우 40대에요. 신문에서 그러던데 우리는 80세 넘게 살지 않아요? 우리가 계속 이런 식으로 살면 60세까지 살아도 운이 좋은 거에요!

Alicia는 Joan의 설명에서 후회, 두려움과 죄책감이 느껴졌다. Joan은 남편의 새로 발견한 위험에 대해 그녀의 책임이 있다고 생각했다. Roy가 프로그램을 중단할 계획이 있었기 때문에 Joan은 위험이 급격히 증가한다는 것을 알았다. 그러나 Alicia는 Joan의 말에 대해 몇 가지 질문을 했다. 그녀는 재활 프로그램을 현재 중요한 빠른 해결책으로 봅니까? 아니면 생활방식의 변화에 대한 하나의 지원으로 생각합니까? Joan이 병원기반 프로그램이 최고이며 아마도 유일한 프로그램이라고 생각할 위험이 있었다.

Alicia: *Joan, 그 프로그램에 대해 알려주고 그것이 얼마나 효과가 있다고 보는지 말해 주세요.*

Joan: *그것은 다른 종류의 치료법이고, 내가 알기로, Roy는 치료를 거부하고 있고, 그것이 나를 매우 화나고 겁나게 해요. 그는 마치 심장에 삽입한 스텐트가 완벽한 해결책이라고 생각하는 것 같아요!*

Alicia: *스텐트가 큰 도움이 되지만, 로이의 심장에는 다른 동맥이 있고, 그 동맥에는 스텐트를 삽입하지 않았어요.*

Joan: *맞아요! 당신은 그에게 그것을 말해야 해요. 그 프로그램을 모두 이수하라고 말하고 그렇지 않으면 그가 일찍 죽을 수 있다고 말해야 해요.*

Alicia: *재활 프로그램이 Roy에게 그의 인생을 더 길게 할 것을 보증할 수 있다고 생각하세요?*

Joan: *아무것도 보장되지 않는다는 것을 알아요, Alicia.*

Alicia: *Roy는 다음과 같이 추측하고 있어요. 그가 생활방식을 바꾸고 체중을 줄이면 이득이 발생할 수 있는 합리적인 가능성이 있으나 다른 위험요인들, 즉 그의 높은 콜레스테롤 수준은 수정이 가능하지만 제거할 수는 없다구요.*

Joan: *그래요, 제거할 수 없어요. 그러나 나는 그가 시도하기를 원해요. 나는 적어도 그가 목표를 향해 가기를 원해요.*

환자가 희망을 유지하도록 돕기

Helping patients sustain hope

첫 번째 연구는 Wlodarcyzk(2017)가 작성했으며 심근경색 후 환자의 낙관과 희망에 관한 것이다. 이 연구는 심근경색 후 환자들에게 사회적 지원과 문제해결 태도가 모두 중요하다고 주장했다. 환자들은 회복될 수 있기를 바래야 하고, 미래를 위해 자신의 삶을 조정하는 데 사용한 수단에 대한 믿음을 가져야 했다(낙관론). Roy

와 Joan이 이 문제를 함께 다루는 것이 중요하다. 그래서 Roy와 Joan이 마침내 어떻게 동의했든 상관없이, 그들이 취할 다음 단계는 희망적으로 보이고 재활이 유익한 이유를 제시할 필요가 있다. 심근경색 후의 생활은 실제로 통계에 관한 것이 아니라, 일관되고 목적적인 느낌을 갖고, 일어난 것을 인식하는 것이었지만, 불안감을 느끼면서 견딜 수 있게 사는 것이기도 하다.

피로 대응하기, 위험 평가하기

Countering fatigue, assessing risk

Alicia가 갑자기 떠올린 두 번째 연구는 피로에 관한 것이다(Alsen과 Eriksson, 2016). 이 저자들은 심근경색 후 환자들 사이에서 피로가 얼마나 현저했는지, 그 피로가 얼마나 고통스러웠는지 보고했다. 문제는 모든 사람들이 때때로 피로를 느낀다는 것이지만, 그 피로는 심장마비 후 환자에게 특별한 걱정을 안겨주었다. 피로는 또 다른 실신의 전조 증상일 수 있다. Joan과 Roy가 정말로 필요로 하는 것은 재활이 '효과적'일 것이라는 보장이 아니라, 그 노력과 더 나은 개인 모니터링이 앞으로 몇 달 동안의 위험을 평가하는 데 도움이 될 수 있다는 것이었다.

Alicia는 그녀가 조정한 프로그램이 개인 모니터링을 잘 하도록 되어 있는지 궁금했다. 유산소 운동요법 외에도 생활습관 지도는 더 나은 식사와 운동, 스트레스 감소 등에 중점을 두었다. Alicia에게는 그것이 부분 활동으로 구성되어 있는 것으로 보였다. 이것은 교정적이고 규범적인 것에 초점을 맞추었으며, 건강상태를 파악하는 조치는 상대적으로 거의 없었다. 목표(체중, 허리 측정치, 혈중 콜레스테롤 수치)는 경험에 주의를 기울이는 것과는 다르다. 수치에 집중하는 것이 더 쉬웠는데, 그것들은 과학적으로 보였기 때문이다. 증상에 주의를 기울이는 것은 두려움을 강조하는 경향이 있었다.

활동 6.5 비판적 사고(Critical thinking)

Alicia가 Joan의 문제를 탐구할 때 근거와 이야기를 경청하는 것에 대해서 무엇을 알아 차렸습니까? 둘 중 어느 하나가 더 중요해 보입니까? 담론 통찰력과 근거를 결합시키는 것이 Alicia가 심장재활 프로그램으로 인한 모호한 결과에 대한 자신의 좌절감을 극복하는 데 도움이 되는 방법이 있습니까?

이 장의 끝에 요약된 답변이 제공됩니다.

Alicia는 Joan에게 심장재활 프로그램이 문헌에서 엇갈리는 결과가 보고되었다고 설명했다. 그녀는 왜 연구자들이 서로 다른 결론에 도달할 수 있는지 간략하게 설명했다. 그러나 그녀는 프로그램이 '치료'보다는 도구로 여겨지는 것이 아마도 더 중요하다고 제안했다. 몇 주 동안 지속되는 어떤 프로그램도 위험으로부터 환자에게 예방할 수 없었다. Roy가 또 다른 심장마비를 겪었는지 여부는 그 교육으로 무엇을 했는지 그리고 그에게 교육한 대처에 달려있었다.

이런 종류의 프로그램은 일회성 기회가 아니었다. 나중에라도 프로그램에 등록할 수 있으며, 아마도 집에 더 가까운 프로그램에 등록할 수도 있었다. 프로그램 중단은 무분별할 수 있지만 취소할 수 없는 결정은 아니다. 원한다면 나중에 탐구할 다른 기회가 있었다. Alicia는 나중에 그의 우려에 대해 Roy와 함께 이야기를 나누겠다고 약속했다. 그러나 그 동안에 그녀는 죄책감이 Joan의 생각을 지배하지 않아야 한다고 권고했다. 심근이 기능하지 않는 것은 다양한 증상과 징후를 나타냈고, 많은 환자들이 도움을 구하는 것을 지연시켰다. 의사 방문에 대한 Joan의 의견이 유일한 역할을 한 것은 아닐 것이다.

Roy의 이야기

Roy's narrative

Alicia가 오후에 Roy를 방문했을 때, 그가 이미 프로그램을 떠날 결정을 한 것에 대해 꾸짖기 위해 온 것으로 예상했다. Alicia는 그들이 다른 곳에서 시작할 것을 제안했다-그의 느낀 요구(felt need)와 프로그램이 제공하는 것과 제공하지 않는 것을 고려해서. *우리가 어떻게 생각하고 어떻게 앞으로 나아갈지 당신이 판단하시면 되요. 적어도 당신이 그러기를 바래요.* 라고 그녀가 그에게 말했다. 그녀는 일부 환자 그룹 중에는 비교적 높은 중도탈락률이 있다고 설명했다. 또한 심근경색의 잔존 문제를 해결하기 위한 다른 선택사항들이 존재하지만 중요한 것은 Roy가 프로그램에 남아 있는지 떠났는지 여부에 상관없이 Roy가 무엇을 배웠는지, 그리고 그가 자신을 위해 그것을 어떻게 사용하는지라고 말했다. 그들이 나눈 대화 내용 중 일부는 다음과 같다.

Alicia: *William의 죽음이 당신을 겁먹게 했죠, 그렇지 않아요? 그것에 대해 말해 줄 수 있으세요?*

Roy: *그는 바로 쓰러져서 죽었어요. 직원들은 그를 구하기 위해서 특별히 한 것이 없었어요. 나머지 사람들은 단지 복도에 서서 얼이 빠져서 쳐다보았어요.*

Alicia: *그것은 내 동료 Joanne도 혼란스러운 상황이었어요. 당신들 모두 정상적으로 운동을 시작하기 전에 모든 검사를 완료했어요. 우리는 William을 돕기 위해 필사적이었어요.*

Roy: *당신이 신경을 쓴다는 것에 대해 의심하지 않아요, Alicia. 그러나 William이 죽는 것을 보고 우리는 충격을 받았어요. 그가 다른 문제가 있었나요?*

Alicia: *의료적 세부사항과 기밀사항을 말할 수는 없지만, Roy, 정확히 같은 병력을 가진 환자는 없어요. 질병으로부터 회복될 때 위험은 항상 있어요. 우리는 처음에 프로그램이 위험을 완전히 제거하지는 않는다고 말씀드렸어요.*

Roy: *맞아요. 그러나 운동량을 늘릴 때 심근이 스트레스를 얼마나 견디는지를 판단하는 데 당신이 얼마나 확신이 있는지 궁금해졌어요. 당신은 항상 우리를 보고 있고, 맥박과 혈압을 검사하지만 그것이 모두 정확한가요?*

Alicia: *우리는 사례 기록에서 환자가 무엇을 관리할 수 있는 지에 대해 많은 것을 알고 있어요. 그러나 핵심적인 점검은 환자 자신이 관리할 수 있다고 생각하는 것을 다루는 것이에요. 나는 자신의 신체에 귀를 기울이고 무리했다*

고 느낄 때 즉시 중지하는 것이에요.

Roy: Joanne는 우리에게 그 사실을 주지시켰어요. 하지만 코스이고 몇 주 밖에 걸리지 않기 때문에 일정 수준의 체력에 도달해야 한다는 생각이 들기 시작했어요. 나는 Joan이 항상 내가 노력하기를 원하는 것을 알고 있어요.

Alicia: 우리에게는 새로운 용어가 필요한 것 같아요, 그렇지 않아요(그녀가 웃음)? 코스, 프로그램, 그것은 평가나 성과의 느낌인 것 같아요. 어쩌면 도구 키트라고 해야 할까요? 다른 질문을 해볼게요. 해야 할 모든 것과 우리가 당신에게 가르치는 것에 대한 모든 것을 통틀어 이와 같은 프로그램에서 최고의 결과는 무엇이라고 생각하세요?

Roy: 어떻게 하면 안전하다고 느끼는지 아는 것이요.

Alicia: 안전하다고 느끼는 것 또는 안전하게 머무는 것을 말하지요?

Roy: 안전하다고 느끼는 것이요. William 사건은 우리에게 당신들이 우리가 안전하다는 것을 약속할 수 없다는 것을 보여주었어요.

Alicia: 좋아요. 우리는 환자들이 피해야 할 많은 것들을 가르쳐 주지요. 우리는 환자들이 여러 강도의 운동을 할 때 자신감을 가지도록 노력하고 있어요. 그러나 무엇이 안전하다고 느끼게 하나요?

Roy: 지난번에 당신이 알아채지 못한 것을 더 빨리 인지하는 것이요. 또한 당신이 의사에게 정보를 가져다 주면 의사가 당신이 제공한 정보를 존중하고 필요한 검사를 지시할 수 있다는 것을 아는 것이요. 내가 쓰러졌을 때 우리 둘 다 무서워했어요.

Alicia: 그러면 우리가 당신이 피로를 판단하는 방법을 찾도록 도울 수 있다면 도움이 될까요?

Roy: 네, 물론이죠.

Alicia: 그것이 더 나은 식습관과 정기적으로 걷는 생활습관 변화만큼 중요한가요?

Roy: 네, 그럴지도 모르죠. 운동과 식이요법은 충실한지 여부에 달려있잖아요. 당신은 우리가 항상 그렇게 하지 않는 것을 알고 있잖아요! (그가 웃는다)

Alicia: 하지만 만약 우리가 당신의 건강을 더 잘 파악하도록 도와준다면, 아마도

일기를 쓰고 시간이 지남에 따라 변화를 기록함으로써 패턴이 나타나는 것을 볼 수 있지 않을까요?

Roy: *네.*

Alicia: *사람들은 일기 쓰는 것을 오랫동안 유지하지는 않아요, 그렇지 않아요?*

Roy: *겁이 나면 일기 쓰는 것을 오래 유지하죠. Joan 같은 사람이 어떻게 느끼는지 이해하기를 원할 경우에는 더 그렇죠. 그녀는 내가 도움이 되는 일을 하도록 그녀에게 신뢰를 주는 것을 바라고 있어요.*

Alicia: *그리고 우리가 일기에 몇 가지 측정값을 추가하는 방법을 보여주어서 시간에 따른 변화를 의사에게 보여줄 수 있게 하는 것은 어떤가요?*

Roy: *예, 의사는 측정치를 원하죠, 그렇지 않아요?*

Alicia: *말하자면, 프로그램이 있는 날짜에 와서 이완과 식이요법을 하고 운동보다는 피로감 모니터링에 대한 몇 가지 아이디어에 대해 이야기하면서 나와 함께 걷는 것을 시도해 볼 수 있을까요?*

Roy: *정말요? 운동을 건너 뛰라는 것이에요?*

Alicia: *당신은 나와 함께 걷고 그 동안에 안전하다고 느낄 수 있는 몇 가지 가능한 계획에 대해 이야기할 거에요. 당신이 걷는 동시에 이야기할 수 없다면 그것은 다시 쉬어야 할 때라는 것을 알거에요. 나는 파워 워킹을 말하고 있지 않아요! (그녀는 웃었다)*

Roy: *Joan이 이것을 하라고 했나요?*

Alicia: *그래요, Joan이 말한 거에요. 그녀와 함께 죄책감에 대해 이야기했고, 그녀는 당신의 심장마비를 예방하지 못했다고 말했어요.*

Roy: *그녀는 가끔 말도 안되는 생각을 해요.*

Alicia: *우리가 일기를 계획한다면, 그녀가 그것을 읽게 하고 그녀 스스로 일기에 기입하도록 할 수 있어요. 그러면 당신은 그녀가 주목한 것을 생각해 볼 수 있어요. 이러한 것은 어때요?*

Roy: *(웃으며) 왜 안되겠어요.*

활동 6.6 비판적 사고(Critical thinking)

위에서 Alicia와 Roy의 대화를 보고 Roy의 이야기가 실제로 무엇을 의미한다고 생각하는지 적어 두십시오. 그가 친구의 죽음을 어떻게 '느꼈습니까'? 이 대화에서 Alicia의 이야기는 무엇에 관한 것이라고 성각하십니까?

이 장의 끝에 요약된 답변이 제공됩니다.

계획 만들기

Making a plan

Alicia는 Roy와의 만남 후 그의 아내에게 전화를 걸었다. Alicia는 Joan에게 그녀가 요청한 내용을 잊어버리지 않았다는 것을 확신시키고 싶었다. Alicia는 그녀의 남편과 함께 탐구한 아이디어 중 일부를 소개하고 싶었다. Joan이 Roy의 최고 지원자였기 때문에 어느 계획에서도 Joan을 참여시키는 것이 중요해 보였다. Roy가 평소처럼 심장재활의 날(cardiac rehabilitation days)에 간다면, 식이요법과 스트레스 감소에 대한 교육의 이점을 계속 얻을 것이고, Joan도 거기에 초대되었다. 그러나 Roy는 운동을 하는 대신 Alicia와 함께 더 가볍게 걸으면서 앞으로 재발될 심장의 징후나 증상을 더 잘 모니터링 할 수 있는 방법에 대한 계획을 세웠다.

Joan은 안심하는 것 같았다. 그녀는 Roy와 집으로 가는 길에 그것에 대해 이야기를 나누었다. Alicia는 Joan이 Roy에게 참여하도록 도와 달라고 요청한 프로그램에 대해 미묘한 변화를 파악했는지 궁금해했다. 앞으로의 프로그램에는 심장질환과 생활방식에 대해 알아야 할 사항을 수집할 뿐만 아니라 운동 허용을 향상시키기 위해 심장마비에서 살아남는 방법에 더 많은 도움이 되는 것이 포함될 수 있다. 그것은 Roy에게 더 중요해 보였던 것, 즉 어떻게 안전을 느낄지에 대해 주의를 기울이게 될 것이다. 물론 그것은 Joan이 체중감량과 식이요법에 진전이 있었다고 느끼는 데 도움이 될 것이지만 Roy에게는 안전하다고 느끼는 것이 그보다 앞서 있었다. 그들이 다음에 만났을 때, Alicia는 Joan과 일기 아이디어에 대해 더 논의할 계획이었다. 일기 아이디어의 효과가 좋고, Roy의 자신감이 크게 커졌다면, 아마도 Alicia는 그를 만나서 피로를 판단하는 통찰력에 대해 재활팀과 이야기하게 될 것이다.

인간중심간호 통찰력

Person-centred care insights

당신이 이 사례연구에서 Alicia의 추론에 대해 어떻게 생각하는지 궁금하다. Roy와 Joan의 지원에 대해 생각하면서 그녀가 얻은 통찰력을 확인할 가치가 있다. 그 통찰력을 요약한 내용은 다음과 같다.

- Alicia는 Roy와 그의 아내에게 훌륭한 보살핌을 제공하기에는 자신이 불완전하게 갖춰진 느낌을 가지고 시작했다. 그녀는 심장재활 프로그램에 대한 근거가 모순되었다는 사실 때문에 실망했다. 또한 그녀는 환자 인식, 증상의 경험과 해석, 희망감을 유지하는 것과 더 밀접한 관련이 있는 연구에 대해 간과하고 있었다.
- 근거 부족을 염두에 두고 Alicia와 그녀의 동료들은 이미 몇 가지 연구를 계획했다. 이것은 환자와 그들의 출발점을 이해하는 것이기 때문에 그녀에게 중요한 것이었지만, 그녀가 Roy와 Joan과 더 많은 이야기를 할수록 지금 연구 계획은 덜 중심적으로 보였다.
- 가장 중요한 것은 위험과 상대적 안전에 대한 환자의 개념이었다. Roy와 Joan은 위험을 완전히 제거할 수는 없다는 사실을 인정했다. 그렇지만 조금 더 안전하다고 느끼는 것이 중요했다. 징후와 증상, 특히 피로를 더 잘 모니터링 할 수 있는 방법이 발견된다면, 환자와 배우자가 의료전문가와 더 효과적으로 작업할 수 있다.
- Alicia는 Roy가 재활 프로그램을 목표나 기준과 같은 관점으로 생각하는 것에 놀랐다. 또한 그녀는 Joan이 그것을 치료법으로 생각한 것도 놀랐다. 그것은 직원들이 강조한 것이 아니다. 이 재활 프로그램은 환자들에게 새로운 사고방식에 대해 더 중점을 둘 필요가 있었다.

Roy와 Joan의 사례연구 환경에 대한 Alicia의 접근은 매우 인상적이지만 잠시 멈추어서 정확히 왜 그런지 생각해 보자.

혁신적인 방식으로 생각함
Thinking in innovative ways

먼저, 2장에서 실용적인 인간중심간호에서 많은 혁신과 새로운 간호의 발달이 케어팀 내에서 나왔다고 강조했다. 그들은 단순히 케어가 어떻게 보여야 하는지에 대한 처방, 즉, 이론가들이 권장하는 처방만 받은 것이 아니다. 인간중심간호는 실무자 자신의 상상력에서 비롯되었다. 그들은 어떻게 진행할지 결정하기 위해 연구에 얽매이지 않았다. 물론, 심장재활 프로그램의 변화는 상담되어야 할 것이지만 시작은 호기심 많은 태도로 시작되었고, Alicia는 호기심이 풍부했다.

연구할 준비가 되어 있음
Being ready to research

Alicia와 그녀의 동료들이 이미 환자 심리학, 그들의 성공 또는 재활에 대한 이해를 높이기 위해 연구를 계획하고 있었다는 것에 주목한다. 이것이 문제 개념이라고 불릴 수 있는 것이다. 이것은 문제의 범위와 차원을 이해하는 것에 대한 것이다. 애초에 심장에 대한 인식 방식인 환자의 마음가짐이 자신의 질병에 대해 치명적이었는지, 그리고 제공된 재활시설을 이용하는 데 있어 저하된 자신감과 어떤 식으로 든 관련이 있었을 것으로 추측했다. 당신이 심장을 배터리로, 그리고 불가피한 실패라고 생각한 적이 있는지 궁금하다. 그러나 놀라운 것은 비유의 사용이다. Alicia는 환자들이 자신의 몸을 비유의 관점에서 생각한다는 것을 알았다.

변화할 준비가 되어 있음
Being prepared to change

Alicia의 생각에서 전적으로 인간중심적이고 인상적으로 보이는 다음 방식은 우리가 '다시 생각하는' 사고방식이라고 부르는 것과 관련이 있다. 그녀는 제공되는 케어를 향상시킬 수 있는 방식으로 상황을 다시 생각할 용의가 있다. Alicia는 좋은 케어에 대한 확신은 없지만 연구근거가 바라던 것만큼 완벽하지 않다는 것을 인정하는 것으로 시작한다. 그러나 그것은 여전히 더 연구할 기회뿐만 아니라 프로그램 자체 내에서 맞춤형 조정을 탐구할 수 있는 기회를 남겨둔다. 친구 William이 사망한 상태에서 Roy에게 심장재활운동을 하도록 설득하기는 어려울 것이다. 재활하면서 심장으로 인한 사망 발생률에 대한 통계는 충분히 설득력이 있지 않을 수 있다. 어쨌든, 그 순간에 Roy의 중요한 요구는 운동 그 자체가 아니라 두려움 관리에 대한 도움이다. 프로그램 기간 동안 Roy와 함께 작업하면서 자신의 소중한 시간이 사용하겠지만, 이것은 확실한 투자이므로 Alicia는 현명했다. 그녀가 Roy를 돕는 것은 다른 환자들을 위해서라도 프로그램 내에서 새로운 도구가 될 수 있다. Alicia는 다시 생각하고 가능성을 상상한다. 그녀는 자원의 범위 내에서 케어하고 있으며, Roy와 함께 문제를 해결하는 동시에 미래에 더 나은 서비스를 위한 가능성을 구축하고 있다.

다수의 고객 지원

Supporting multiple clients

Alicia의 일이 인상적인 또 다른 방식은 필요한 케어 관계에 대한 이해와 관련이 있다. 간호사가 Roy를 케어하고, Joan이 Roy를 케어하는 것이 아니라 간호사가 어떻게 부부 상호간의 케어를 촉진할 수 있는지 상상해야 한다. Roy가 더 건강한 생활방식을 유지할 수 있는지 여부는 Joan과의 관계에 크게 좌우된다. 그녀는 죄의식과 심각한 불안을 극복하도록 도움을 받아야 하며, 부부 모두 신뢰관계를 재건해야 한다. Alicia는 Roy와 그의 문제에 관해 상의한 후, Joan과 신속하게 대화함으로써 이것을 창의적인 행동으로 옮긴다. 즉각적인 전화 통화가 제공하는 안도감과 안심을 상상할 수 있다고 생각한다. 그리고 Alicia가 심장마비에 대한 아내의 감정을 상당히 이해하고 있다는 것을 Roy가 깨닫고, 느꼈을지도 모르는 지지도 상상할 수 있다.

장의 요약 CHAPTER SUMMARY

이 장 바로 전에 5장을 읽었다면 이미 재활과정에 대한 여러 논쟁이 진행될 것이다. 그럼에도 불구하고, 프로그램을 완료한다는 개념은 건강관리 내에서 필수적인 아이디어이며, 효과적이고 효율적이며 상호 유익한 방식으로 건강상의 이점을 제공하는 것이다. 프로그램의 개념은 여러 가지 차원에서 서비스 지향적인 실무자에게 흥미를 일으킨다. 첫 번째, 확실한 결과물을 제공하고, 구성요소가 명확하다. 두 번째, 프로그램은 환자들에게 집단 행동의 장점을 상기시켜 그들이 공통적으로 가진 문제를 다루고, 격려를 얻도록 한다. 그러나 처음에는 조정자로서 그러한 프로그램 내에서 일하는 것은 인간중심간호를 적절하게 전달할 수 있는 범위가 훨씬 적어 보인다. 비유를 사용하자면 식당에서 코스 메뉴를 제공하는 것처럼 느껴질 수 있다. 그러나 이 장에서는 사례가 실제로 재활프로그램 내에서 케어를 개별화할 수 있는 범위가 있으며, 환자를 지원하는 시스템 내에서 환자가 길을 잃거나 무시되는 것으로 느낄 필요가 없도록 만들어진다.

- 재활의 목적을 이해하는 것은 중요하다. 재활작업은 최근 치료의 이점을 유지하는 데 초점을 둘뿐만 아니라 환자가 자신의 생활방식에 대처하고 적응할 수 있도록 돕는 것을 지향한다. 이러한 심리적 영역에 실제적인 인간중심간호를 전달할 수 있는 특별한 범위가 있다.
- 인간중심의 재활 케어를 제공하는 간호사는 적절하면서도 임상적으로 건강한 케어 제안을 만들기 위해 근거와 환자 이야기 사이를 원활하게 왔다 갔다 해야 할 가능성이 있다. 근거가 인간중심간호를 추진하는데 도움이 될 수 있는 정도는 연구가 환자경험과 인식된 요구에 어느 정도 초점을 맞췄는지에 따라 상당부분 달라진다. 이러한 근거가 비교적 없는 경우, 간호사는 환자와 가족이 제공하는 이야기를 이해하는 데 훨씬 더 의존해야 할 수도 있다.

- 간호사가 개인으로서 환자 또는 환자 그룹에게 케어를 제공하는 시스템에 초점을 맞출 필요는 없다. 간호사(Alicia와 같은)는 두 가지 필요사항을 모두 충족하는 새로운 생각의 이점을 발견하는 것이 가능하다. 한 환자와 상담하여 발견된 내용은 서비스 조정에 대한 아이디어를 유용하게 촉진할 수 있다.

활동: 간단히 요약된 답변

● 활동 6.1 반영

재활작업의 대부분은 암을 다루는 환자나 외상에서 회복하는 환자와 함께 일할 때 변화된 신체 이미지 관리에 중점을 두었다. 그래서 내 업무의 되풀이되는 목적은 반복적으로 환자가 조절력을 회복하고 회복력을 향상시키는 데 도움이 되는 것에 중점을 두었다. 때때로 'Changing Faces'(www.changingfaces.org.uk)라는 자선 단체의 대표자들과 강연 플랫폼을 공유했다. 그들의 업무도 환자들이 자신의 새로운 환경을 감당할 수 있도록 힘을 실어주는 데 중점을 두었다. 그들의 메시지는 다음과 같았다; 당신이 다치거나 당황하지 않도록, 그리고 다른 사람들이 당신의 주변 세계를 관리할 것이라고 기대하지 마십시오. 대신에 세상을 스스로 어떻게 리모델링할 것인지 결정하십시오. 당신은 전문가입니다. 이것은 고무적인 메시지였다.

● 활동 6.2 반영

인체 해부학과 생리학에 대해 더 많이 알지 못했던 때를 기억하기란 어렵다. 그렇지 않은가? 환자는 내부 신체에 대한 지식이 없고 장기에 대한 개념이 초보적일 수 있다. 심장을 어떻게 생각하는지 생각해 보라. 스포츠와 운동에 종사하는 사람들은 특히 운동 저항력과 관련하여 심장에 대한 훨씬 더 정교한 생각을 발달시킨다. 그들은 운동과 뇌에 대한 엔돌핀 효과에 대해 배운다.

● 활동 6.3 비판적 사고

여기에 주목한 몇 가지 문제점이 있다.

1. 경색의 위치를 고려하여 가능한 한 건강한 심장을 유지하려는 것(서로 다른 환자는 막힘의 위치에 따라 서로 다른 약물을 필요로 함)
2. 위험을 다시 생각하는 법을 배우는 것
3. 사건의 이력을 함께 재평가하는 법을 배우는 것(Joan과 Roy는 그것에 관한 이야기가 상당히 서로 다를 수 있다)

4. 생활습관을 관리하는 것(식이, 활동 수준 등)
5. 직장 복귀에 대해 심사숙고하는 것(고맙게도 Roy는 지게차를 운전하기 때문에 무거운 물건을 들지 않음)

Joan과 Roy는 사건에 대해 서로 다른 생각을 가지고 있기 때문에 심장마비로 인해 갈라질 수 있다. 비난과 괴로움은 질병의 도전에 대처하는 그들의 후속 능력에 영향을 줄 수 있다. 따라서 간호사는 이야기를 듣고 이해할 뿐 아니라 어떤 근거를 제시해야 할지 이해하는 것이 중요하다.

● 활동 6.4 추측

여기서 분명한 추론은 심근경색 후 사망률과 이환율에 대한 불명확한 연구근거가 환자의 재활에 대한 본능적 접근을 강화하는데 사용될 수 있다는 것이다. 운명론적인 환자는 프로그램이 효과가 없다고 말하고, 낙관적인 환자는 그래! 이것은 할 가치가 있어라고 말할 수 있다. 근거를 허위 진술하는 것은 현명하지 않다. 근거가 모호한 경우에는 이를 인정해야 한다. 그 후에 왜 연구자들이 서로 다른 결론에 도달할 수 있는지 간단하게 설명하고 서로 다른 가능한 판단의 장점을 균형 있게 평가하는 것이 중요하다. 결정은 환자가 하지만, 환자는 일반적으로 서로 다른 행동 방침에 대한 간호사 주장의 이야기를 듣는 것에 감사한다.

● 활동 6.5 비판적 사고

나는 두 사람이 얼마나 공생적인지, 즉 한 사람이 다른 사람을 부추겼으며 어떤 면에서는 서로에게 상호의존하고 있다는 사실에 놀랐다. 한 사람이 다른 사람보다 더 중요하다고 제안하지는 않을 것이다. Alicia는 최근에 읽은 연구자료가 충분하다는 반응을 보이고 있는데, 그 이유는 Roy가 가장 필요로 하는 문제에 초점을 맞추는 새로운 방법을 제시하기 때문이다. 그것은 그녀가 단순히 그와 함께 재활 프로그램의 장단점을 토론할 필요를 덜어주었다. 연구근거는 그녀가 그의 문제에 대한 개인적인 경험에 빠르게 집중할 수 있게 해주었다.

● 활동 6.6 비판적 사고

Roy의 이야기는 확실히 두려움에 대한 것이다. 또 다른 심장마비와 그로 인한 죽음에 대한 두려움이다. 그러나 나는 그것이 공황장애라고 생각하지는 않았다. 그는 위험이 항상 존재한다고 추론할 수 있다. 그 사이에 그는 William의 죽음을 지금 운동프로그램을 계속하지 말라는 경고로 해석한다. 그러나 그가 기다렸다가 나중에 운동하는 것이 낫다고 생각하는지 여부는 분명하지 않다. Roy는 이것을 문제로 생각하지 않을지도 모르지만, 일단 Alicia가 그와 함께 아이디어를 탐구하기 시작하면서 그는 앞으로 나아가는 방법으로 문제해결에 반응하고 있다. 두려워하는 것을 배우고 그것에 대처한다.

Alicia의 이야기는 미리 공식화되어 있지 않다. 그것은 탐구적이고 추측적이다. 그녀는 자신에게 맞는 방법을 알기 위해 아이디어를 찾고 있다. 이 경우에 적합이란 다음과 같은 것을 의미한다.

- Roy가 자신의 경험에 대처하도록 돕는다.

- Alicia가 Roy를 도울 것이라고 Joan을 안심시킨다.
- 친구 William의 죽음을 감안할 때, 프로그램 내에서 무엇이 전적으로 옳지 않은지 다시 검토한다.

Alicia가 말하는 방식을 행동의 반영(reflection)이라고 한다. 넓게 생각하고, 추측하는 것이다. 간호사가 환자 앞에서 이를 수행하는 데는 약간의 자신감이 필요하다.

추가 자료

Corrigan, P (2016) *Principles and Practice of Psychiatric Rehabilitation: An Empirical Approach*, 2nd edition. New York: Guilford Press.

정신건강 재활은 자신과 환경에 대한 환자의 개념과 밀접하게 작동하므로 이 책을 추천한다. 예를 들어, 2장을 보면 낙인(stigma)의 개념과 그것이 재활을 어떻게 제한하는지 살펴본다. 질병과 건강의 차이점에 관한 6장(내가 행복이라고 부르는 것)도 유익하다.

Levine, P (2018) *Stronger After Stroke: Your Road Map to Recovery*, 3rd edition. New York: Springer Publishing.

환자를 대상으로 하는 재활에 관한 최소한 한 권의 책을 읽는 것이 좋다. 이 책은 치명적인 건강사건의 후유증을 다루고 심장마비 환자가 겪는 것과 유사한 생활습관 문제를 다룬다.

Southwick, S and Charnet, D (2013) *Resilience: The Science of Mastering Life's Greatest Challenges*, 2nd edition. Cambridge: Cambridge University Press.

재활의 목적 중 하나는 환자들 사이의 회복력을 증진시키는 것이므로 이것은 다소 흥미로운 책이다. 본문은 건강사건에 전적으로 초점을 맞추지는 않았지만 사례 예는 모두 관련성이 있다. 어떤 사람들의 성격, 사고 방식에서 놀라운 심리적 도전에 잘 대처할 수 있게 하는 것은 무엇인가?

유용한 웹 사이트

www.bhf.org.uk/heart-health/living-with-a-heart…/cardiac-rehabilitation

영국 심장재단: 심장재활. 이 링크는 심장재활 프로그램에 참여하는 것에 대한 간단한 설명 영상으로 연결된다. 여러 면에서 그것은 Alicia가 조정한 것과 유사하다. 그것을 볼 때, 그것이 환자의 우려를 어느 정도 예상할 수 있는지 고려한다. 그것은 재활의 목적을 얼마나 명확하게 묘사하는가?

www.bmj.com/content/351/bmj.h5000
영국 의학저널: 심장재활을 받는 것은 어떠한가? 이 링크는 심장재활 프로그램을 완료한 환자와의 팟캐스트 인터뷰로 연결된다. 나는 그가 얼마나 Roy와 같이 들렸는지 충격을 받았다. 이야기는 맥락에 따라 변경될 수 있으며 이 환자는 자신의 이야기를 의학저널의 연구원에게 후향적으로 들려준다. 사건 중에 임상의와 공유하는 이야기는 다를 수 있다.

Chapter 7

환자가 자기관리의 동기를 구축하고 유지할 수 있도록 돕기

Helping patients to build and sustain self-care motivation

간호사에 대한 NMC 숙련도 표준

이 장에서는 다음과 같은 플랫폼과 숙련도를 다룬다:

플랫폼 1: 책임 있는 전문가로 성장

간호사는 다음과 같은 것을 할 수 있다:

1.9 자신의 결정에 부적절하게 영향을 줄 수 있는 개인적 및 외부적 요인을 인지하고 다루면서 사람들의 요구와 선호에 따라 간호 및 중재에 관한 모든 결정을 내릴 필요성을 이해한다.

1.12 정서적 또는 신체적으로 취약한 삶의 모든 단계의 사람들을 지원하는 데 필요한 기술과 능력을 보여준다.

1.18 다학제간 팀에서 효과적이고 능동적으로 기여할 수 있는 지식과 자신감을 보여준다.

플랫폼 4: 간호제공 및 평가

간호사는 다음과 같은 것을 할 수 있다:

4.1 사람들에게 중요한 것과 안전, 존엄성, 개인 정보보호, 안락함 및 수면에 대한 요구를 충족시키기 위해 이 지식을 사용하는 방법을 증명하고 적용함으로써, 근거기반 인간중심간호를 제공하는 데 있어 다른 사람들의 역할 모델을 할 수 있다.

장의 목표

이 장을 읽은 후에는 다음과 같은 것을 할 수 있다:

- 간호사가 환자 및 다른 환자와 협력하여 정신질환이 있는 환자의 지원을 개별화하기 위해 작업하는 방법을 비판적으로 조사한다.
- 2장에서 배운 내용을 바탕으로 임상간호사가 이전의 간호중재를 다시 시도하고, 다시 생각할 필요성에 대한 인식을 더 잘 보여준다.

서론

Introduction

이 책의 사례연구 장에서는 전문적 관계의 여러 단계에서의 간호를 탐구했고, 이제 재활을 넘어서 자기관리와 건강유지의 영역으로 이동했다. 여기에서도 환자의 상황과 긴밀하게 협력하면서 간호를 개인적으로 만들 수 있다. 이 장에서 Gillian이 여러 가지 정보 소스를 활용하는 방법, 과거로부터 교훈을 배우는 것, 그리고 Ted와 미래를 위한 케어를 조정하는 것에 특히 주의를 기울여주었으면 한다(2장). 이 사례연구는 인간중심간호에서 도전으로 제기되는 어떤 환자를 동기화하는 것과 밀접한 관련이 있다. 성공하기 위해 환자는 우리의 파트너가 되고 싶어하도록 하며, 시간이 지남에 따라 자신의 기여를 유지해야 한다. 이를 위해 간호사는 환자를 열렬하게 만드는 최선의 방법을 고려하여 공유되는 케어에서 공통의 목적을 찾아야 한다. 인간의 동기화에 대한 이해가 없으면 현재까지의 케어 이점을 확보하기가 매우 어렵다.

Mind(2018)는 영국에서 6명 중 한 명의 사람들이 자신의 일생에서, 우울증이나 불안 등의 정신 건강문제를 겪을 것이라고 보고 있다. 우울증은 전세계에서 첫 번째 장애의 원인이며(Pols 등, 2017) 615만 명이 이 질환을 앓고 있다(Counselling Directory, 2018). NICE(2009)는 성인 우울증은 평생동안 우울증을 반복적으로 앓고 있는 환자들에게서 재발률이 높다고 말했다.

우울증은 명확한 동반질환(당뇨병 또는 관상동맥 질환 등)과 관련하여 발생하거나 모호한 상황에서 발생할 수 있다. NICE 지침(2009)은 관리에 대한 단계적 접근방법(약물치료는 더 심한 경우를 위해 보류됨)이 선호되지만, 성공적인 치료는 환자의 개인 상황에 크게 의존할 수 있다는 것을 분명히 한다. 한 환자에게 잘 맞는 것은 다른 환자에게는 성공하지 못할 수 있다. 치료는 다음과 같은 것에 초점을 둘 수 있다.

- 환경에 대한 조정(예: 계절성 정서장애에 대응하기 위한 광선요법)(Kragh 등, 2017)
- 항우울제에 의한 뇌의 화학적 조절(Anderson과 Tapesh, 2013) 또는 전기충격요법(Electroconvulsive Therapy, ECT)(Leaver 등, 2018)
- 새로운 대처 행동학습(인지행동요법, Cognitive Behavioural Therapy, CBT)(Conklin과 Strunk, 2015)
- 부정적인 감정을 이해하고 반박하기(우울 상담, Counselling for Depression, CfD)(Goldman 등, 2016)
- 미주신경 자극(Feldman 등, 2013) 및 침술(Hopton 등, 2014)과 같은 보다 탐구적인 조치

우울증은 가능한 다양한 치료법을 인정하며, 종종 조합하여 사용한다. NICE(2009)는 상당한 추가 연구가 필요하다는 것을 인정하며, 환자의 동기를 유지하고 잘 보존하는 것이 간호사들에게 중대한 도전임을 나타낸다.

간호사는 무엇이 환자가 건강한 행동, 즉 재발의 위험을 최소화하는 행동을 동기화하는지 이해해야 한다. 우울증에서는 이것이 어렵다. 우울증의 가장 중요한 증상은 환자가 자신의 에너지가 제한적이라고 느끼면서 희망을 잃는다는 것이다. 환자의 동기화에 대한 탐구가 없으면 간호사가 최선의 치료를 추천하기 훨씬 어렵다. 우울증은 다음과 같은 특징이 있다(Sanders와 Hill, 2014).

- 우울한 기분
- 활동에 대한 관심이나 즐거움 상실
- 낮은 에너지 수준
- 낮은 자존감이나 죄책감을 느낌
- 부정적 성향 또는 무력감
- 수면장애 및/또는 식욕 장애

따라서 동기화는 간호사에게 주요 관심사다. 항우울제 약물치료에 의존하는 것은 완벽한 해결책이 아니다. 로얄 대학(Royal College)의 정신과 의사는 환자의 50~65%만이 약물에 반응하고, 효과를 보이려면 7일 연속으로 약물을 정기적으로 복용해야 하며, 재발을 피하려면 정확한 자가투여가 6개월간 지속되어야 한다고 했다(Royal College of Psychiatrists, 2009).

활동 7.1 **반영(Reflecting)**

잠시 중단하고 환자를 도울 때 동기화를 어느 정도 고려했는지 생각해보십시오. 무엇이 환자의 동기화를 지속시키는 것 같은지 확인하고, 그것들을 사용하여 그들과 함께하는 방법을 조정했습니까?

이 장의 끝에 요약된 답변이 제공됩니다.

동기화

Motivation

인간 동기화와 관련된 많은 연구와 이론은 의료환경이 아닌 직업환경 내에서 수행되었다. 직업 심리학자들은 동기화가 높은 노동력을 유지하는 것에 관심이 있었다. 이 장의 목적을 위해 두 가지 이론이 요약되어 있으며, 둘 다 의료상황에 적용될 수 있다(그림 7.1).

첫 번째 이론은 Herzberg(Herzberg, 1966; Alshmemri 등, 2017)가 제공했다. Herzberg(1966)는 자아, 사람, 성취감에 대한 보상을 주는 측면에서 인간의 동기화를 가장 잘 이해할 수 있다고 주장했으며, 이를 동기화 요소라고 불렀다. 예를 들면, 건강관리에서 우울한 환자는 항우울제를 복용하지 않고 관리할 수 있다면 동기가 유발된다(목표). Herzberg(1966)의 2요인 이론(Two factor theory)에서 이러한 본질적인 보상(개인에 대해 나 자신에 대해 좋은 느낌을 주는)은 개인이 이상적인 상태를 달성하지 못하도록 제한하는 외적 제약과 균형을 이룬다.

Herzberg 1966

사람들은 성취감, 노인 또는 동료의 인정을 위해 노력한다 (내재적 동기화 인자).

외적인 제약은 이러한 것들을 방해하고 개인의 의욕을 꺾는다.

Weiner 2010

사람들은 사건과 결과, 그들이 부여하는 의미를 어떻게 보는지에 따라 동기가 유발되거나 동기가 저하된다.

자아, 도전, 대처, 숙달에 대해 배우면 개인을 지탱하는 데 도움이 된다.

성취에 의해 동기화 ←→ 통찰력에 의해 동기화

그림 7.1 동기화의 두 가지 이론

예를 들어, 우울증에서 제약은 낮에는 환자가 피곤해져서 부정적인 생각에 잘 대처할 수 없게 하는 수면장애를 포함할 수 있다.

활동 7.2 **비판적 사고(Critical thinking)**

Hertzberg(1966)의 동기화의 2요인 이론은 간호사의 업무에 중요한 영향을 미칠 수 있습니다. 예를 들면, 간호사가 환자의 삶의 제약을 새로운 시각으로 바라보도록 돕는 사람으로 제시될 수 있습니다. 간호사는 환자가 한 번에 한 걸음 더 나아가고자 하는 바를 명확히 하는 데 도움을 주기 위해 노력한다는 것을 뜻할 수도 있습니다. 이 이론을 사용하여 환자의 동기를 이해하려고 한다면 Herzberg의 추론의 긍정적 효과와 제한적인 효과는 무엇이라고 생각하십니까?

이 장의 끝에 요약된 답변이 제공됩니다.

두 번째 더 복잡한 동기화 이론은 Weiner(2010)가 제시한 것이다. Weiner는 사람들이 단순히 보상에 의해 동기화된다는 것에 확신이 적다. 그는 인간이 습관적으로 자신의 행동에 의미를 부여하며, 이를 통해서 자신이 누구인지에 대한 더 풍부한 감각을 개발한다고 주장한다. 사람이 자신을 더 잘 이해할수록 자신이 느끼는 동기화와 재확인은 더 커진다. 이 이론에서 그는 우리가 사건과 우리의 행동에 의미를 부여한다고 주장한다. 예를 들어, 우울증을 앓는 것은 질병에 걸리기 쉬운 소인의 요인으로 설명될 수 있다. 따라서 환자는 항상 다른 사람들과 관계를 맺기 위해 애써야 하고 이것이 그들을 고립시키는 것을 관찰할 수 있다. 그런 다음 자신을 이해하면 개선의 열쇠가 제공된다. 자신에 대해 배우는 것은 적응할 수 있는 사람으로서 자신을 재인식하기 시작하면서 동기화가 된다.

Weiner의 이론에 동의하는지 여부는 아마도 인간이 자기분석적이라고 생각하는 정도에 달려 있다. 우리가 지속적으로 우리의 행동을 평가하고 재평가한다고 생각한다면, Weiner의 이론이 더 흥미롭고 더 많이 알고 싶어할지도 모른다. 그러나 그의 이론에서 중요한 것은 우리에게 무엇이 일어나고 있으며 우리가 얼마나 잘하고 있는지를 설명하기 위해 사용하는 특정 귀인이 아니라, 그러한 귀인을 특징짓는 것이다. 우리는 이를 세 가지 질문으로 설명할 수 있다.

1 그 속성은 얼마나 안정적인가? (항상 같은 방식으로 설명하는가? 그렇게 한다면 그것이 도움이 될지에 대해 의심을 할 수 있다)

2 이 사항들에 대해 사람들이 얼마나 많은 통제력을 가지고 있는가? (인간적으로 통제가 행사될 수 없다면 자신을 용서하는 것이 중요하다)

3 나는 이 사건들에 대해 얼마나 많은 통제력을 행사했으며, 그것이 나에 대해서 무엇을 말하는가? (우리는 발생하는 일부 상황에 대한 반응에 책임이 있다)

Weiner의 귀인이론과 관련된 중요한 관찰은 그것이 성공적인 대처의 잠재적인 윤곽을 제공한다는 것이다. 더 긍정적인 방식으로 사건과 그들의 반응을 재정의하는 사람은 성공할 가능성이 훨씬 높으며 앞으로는 그 문제에 덜 취약할 수 있다. 자신과 자신의 노력을 존중하는 것은 중요하다. 소셜 미디어에 대한 접근성이 높고 우리가 얼마나 착하고 얼마나 좋아하는지에 대한 우리의 사회적 성과를 비교할 수 있는 세상에서 이것은 매우 중요할 수 있다.

활동 7.3 비판적 사고(Critical thinking)

지금 잠시 멈추어서 Weiner의 동기화 이론을 숙고하십시오. 그것이 일부 우울증 환자가 건강을 유지하는데 어려움을 겪을 수 있는 이유를 설명하는 데 어떤 영향을 미칠 수 있습니까? 환자는 자신의 감정, 즉, 그들을 질병 속에 가두고 잠재적으로 가족에게 상당한 부담을 주는 감정을 이해하도록 돕는 것과 관련하여 이 이론은 무엇을 제공할 수 있습니까?

이 장의 끝에 요약된 답변이 제공됩니다.

우울증

Depression

Salmon(2017)은 경제협력개발기구(Organisation for Economic Cooperation and Development, OECD) 통계를 근거로 영국이 우울증 발생률에서 세계 공동 7위에 올랐다고 보고하였다. 이 문제의 높은 발생률과 관련된 통계가 증가하고 있지만 우울증이 어떻게 발생하는지와 무엇이 우울증을 다른 질환과 구별하는지는 훨씬 덜 명확하다. 예를 들어, 환자는 종종 우울증 및 불안과 관련된 여러 가지 증상을 보고한다. NICE(2009)는 증상이 최소 2주 동안 지속되었을 때 우울증을 진단할 수 있으며, 그 기간 동안 대부분의 경우 개인에게 영향을 미칠 수 있다고 주장한다.

분명한 것은 우울증이 가족에게 상당한 부담이 된다는 것이다(Skundberg-Kletthagen 등, 2014). 환자의 우울 증상과 주기적인 위기의 지속적인 특성은 가족이 자신의 삶에 대한 통제력을 상실한다는 것을 의미한다. 가족은 환자의 조건에 따라 생활을 한다고 보고했다. 우울증은 환자와 가족의 관계가 모호해질 가능성을 높였다. 가족은 환자의 질병에 대해 의심을 품고 그것이 개선될 수 있는지에 대해 비관적이었다. 가족은 자신의 사회적 역할을 수행하는 동시에 보호자로 행동하기 위해 애썼다.

Frank 등(2007)은 포커스 그룹 토의에서 보고된 우울증 경험을 설명했다. 그룹 토의는 다양한 것들에 도움이 될 수 있지만, 특히 완화되는 것은 자신(자기 대처)에 대한 과민성이었다. 환자들은 자신을 자주 판단했으며, 우울증과 과민성에 대한 자신의 반응이 절망감을 높였다. 우울증이 발생한 이유와 지속 원인에 대한 환자의 인식을 탐구한 연구에서 Kelly 등(2011)은 긴장된 대인관계가 질병경험에 특징적이었다고 제안했다. 외로워지고 다른 사람들로부터 멀어지고 고립된다는 느낌을 가진 환자들은 그들의 부정적인 감정을 다루기 위해 더 많은 노력을 기울였다. 긴장된 사회적 관계가 우울증을 야기했는지 또는 그것이 우울증에서 초래되었는지 여부는(닭과 달걀 수수께끼) 논쟁의 여지가 있었지만, 이 연구는 우리가 삶의 방식에 의미를 부여하는 방법이 시간이 지남에 따라 질병경험을 형성하는 데 중요하다는 것을 보여주는 것이다.

Kelly 등(2011)은 우울증 내에서 두 가지 과정이 진행될 수 있다고 제안한다.

1 먼저 불편한 경험과 감정이 내재화되어 질병이 환자 자신의 잘못이라고 느끼게 한다. 그들은 스스로 미안하다고 느낄 수 있으며, 특히 가족들을 지치게 한다.
2 두 번째 과정은 환자를 도와주려는 사람들에게 공격적으로 행동함으로써 문제를 악화시킨다. 환자는 자신의 좋지 않은 부정적인 감정에 놀라고, 그 후에 대처하는 최선의 방법에 대해 불안해한다. 그러므로 환자의 이야기는 더 나은 치료중재를 찾는 데 중요하다. 우울증은 행동(예: 금단) 및 인식(환자의 자가판단) 모두와 관련된 질병이다.

환자의 이야기를 이끌어내는 것은 어려울 수 있다. 특히 그들이 자신의 생각과 감정이 어떤 식으로든 좋지 않거나 수치스럽다고 가정할 경우 더욱 그렇다. 그러나 간호사는 다음과 같은 것을 할 때 더 큰 성공의 기회를 갖는다.

- 의심하는 점이 질병의 일부로서 강하게 특징지어진다는 것을 이해한다. 따라서 환자가 문제에 어떻게 대처해 왔는지에 대한 우려를 표명하는 것이 타당하다.
- 질병이 복잡하고 시간이 지남에 따라 변한다는 것을 이해한다. 의료전문가들은 환자의 생각과 느낌을 통해 어떻게 변하는지 지도함으로써 환자를 적절하게 존중하고 도울 수 있다.

활동 7.4 **반영(Reflecting)**

Doblyte와 Jimenez-Mejias(2017)는 연구에서 일부 환자는 도움을 구하는 것을 자신의 개인적 완전성에 대한 위협으로 보고 다른 사람에게 크게 의존하는 것으로 보일까 두려워한다고 설명합니다.

당신의 경험에서, 원하는 결과를 달성하려는 자신의 노력에 화가 난다면 돕기가 더 어렵다고 생각하십니까? 대처하고 도움을 받는 경험에서 우울한 환자를 인간중심적으로 도울 수 있는 방법을 고려할 때 무엇이 중요해 보일 수 있습니까?

이 답변은 당신 자신의 성찰에 기초한 것이므로 이 장의 끝에는 요약된 답변이 없습니다.

사례연구 ● Ted

지난 1월에 Ted는 70세가 되었다. 은퇴한 항공 엔지니어인 그는 자신이 70대라는 것에 대해 약간의 두려움이 있었다. 6년 전에 그는 아내 Grace를 폐암으로 잃었다. Ted가 보았을 때, 그 사건은 그들이 함께 은퇴하고 일 때문에 미뤄왔던 여행을 앗아갔다. Grace는 완화치료를 받으면서 14개월 동안 입원 및 퇴원을 반복했다. 그 기간 동안 Ted는 아내의 주된 보호자였다. Ted는 잠을 많이 자지 못했고, 때로는 그것으로 인해 아내가 얼마나 아픈지 이해했지만 아내에게 짜증을 내기도 했다.

Grace가 사망한 지 몇 개월 후 Ted는 의사를 방문하여 자신이 얼마나 무기력한지 이야기했다. Ted는 이것이 전적으로 슬픔과 관련이 있다고 생각했지만 절망감이 얼마나 오래 지속될지 궁금해 했다. 그의 친구들은 그가 다시는 웃지 않을까 봐 걱정했다. 한 친구는 사별상담을 제안했지만, Ted는 그러기에는 자신과 그의 아내가 젊지 않았다고 말했다. 죽음은 삶의 일부였으며 적응해야 했다. 그래도 적응에는 오랜 시간이 걸리는 것 같았다. Ted의 의사는 애도, 슬픔과 우울증의 구분이 모호하다고 말했지만, 그는 6개월 동안 항우울제인 Fluoxetine(Prozac) 복용을 통해 아내의 상실에서 회복하도록 돕는 것이 좋은 생각일수도 있다고 설명했다. Ted는 약물이 기분을 개선시키는 데 도움이 된다는 것을 알게 되었다. 이러한 효과를 얻으려면 매일 약물을 복용하고, 매달 진료소를 방문하여 그 효과를 모니터링해야 한다.

의사는 Ted의 기분이 좋지 않은 근본적인 원인을 다룰 필요가 있다고 설명했다. 아내의 상실, 그리고 다른 부정적인 감정에 대해 이야기하는 것이 중요했다. 이를 위해 의사는 인지행동요법(CBT) 과정을 추천했다. 약물치료는 우울증에 대항하기 위해 여러 치료 방법 중 하나에 불과했다.

Ted는 약물치료를 합리적으로 잘 대처하고 비교적 적은 약물 누락 일수로 6개월 과정을 마쳤다. 그러나 약물치료가 끝났을 때 Ted는 약을 끊고 더 나은 대처방법을 찾기를 간절히 원했다. 의사의 조언에도 불구하고 그는 대화요법(taking therapy)의 제의를 수락하지 않았다. 이제 70세가 된 Ted는 암울하게 미래를 생각하며 자신에게 질병이 생겼다고 확신했다. Ted는 골프(Grace와 그가 즐겼던 것)를 포기하고, 밤 뉴스를 들으면서 밤 늦게까지 자지 않고 있었다. 그는 뉴스 기사가 그의 머릿속에 맴돌고 있다는 것을 인정했지만, 그는 뉴스 듣는 것을 안할 수 없다고 느꼈다. 그가 병이 났을 때 경제에 대한 많은 논쟁이 있었고 Ted는 국가가 파멸로 치닫고 있다는 우울한 느낌을 받았다. 정치에 대해 걱정하느라 많은 시간을 보냈던 Ted는 수면동안 자주 깨게 되었다. 그는 아침에 침대에서 몸을 일으키기가 어려웠고, 무엇을 위해서 일어나야 하는지 궁금해했다. 당신이 70세이고 만일 앞으로 수십년을 산다면 그것은 수십 년 동안 피할 수 없는 쇠태 상태였을 것이다. Ted는 마침내 골프클럽 출신의 오랜 친구로부터 '설득'을 당한 후, 북클럽에 가입하였다. 그의 친구(Michael)는 소설을 읽고 토론하는 것이 애도하는 것을 멈췄다고 주장했다. 그러나 Ted는 단순히 책에 대해 토론했고, 그 북클럽에 다니는 간호사(Gillian)는 그의 정서적 무미건조함을 발견했다. Ted는 거의 웃지 않았으며, 소설이 다루는 내용과 그것들이 정말로 자극적인 읽을거리라는 것에 대해 열정과 즐거움을 표현하려고 애썼다. 정신건강 자조그룹에서 일하는 Gillian은 Ted가 급성 우울증에 빠질까 봐 걱정했다. 그녀는 그가 Michael 외에 이야기하는 친구가 거의 없고, 2주일에 한 번 북클럽에서 하는 토론 외에 비교적 적은 사회적 관계를 가지고 있다는 것을 알았다.

활동 7.5 **추측(Speculating)**

Ted의 문제가 무엇이고, 이 문제들이 매우 개인적인 문제라고 생각하는 이유를 적어 두십시오. 그가 지금까지 받은 도움이 포괄적인 것이라고 생각하십니까? Ted와 같은 환자에 대한 간호를 개별화하기가 더 어려울 수 있는 이유는 무엇입니까?

이 장의 끝에 요약된 답변이 제공됩니다.

환자의 니즈와 우려에 주의를 기울이기

Attending to the needs and the concerns of the patient

Gillian은 Ted가 다시 어려움에 빠지기 시작했다는 사실에 놀라지 않았다. 우울증 환자는 다소 쉽게 케어 서비스를 받지만, 그들은 계속해서 급성치료 시설로 돌아가는 경향이 있었다. Ted가 요약한 내용에 의하면, 그는 부분 치료를 받았다. 그의 Fluoxetine 과정은 그의 기분을 임시로 향상시켰지만, 그의 근본적인 문제는 다루지 않았다. Goldman 등(2016)은 환자의 약 25%만이 일관되고 완전한 치료 패키지를 확보한다고 말한다. 이것은 종종 환자가 치료의 일부 요소를 받아들이고 다른 요소를 포기하기 때문이다. NICE(2009)는 치료의 조합 방식, 종종 Fluoxetine 등의 약물치료와 인지행동요법과 같은 대화요법의 조합을 옹호한다. 약물은 생리적으로 작동하여 환자의 기분을 상승시키지만, 대화요법은 환자가 자신의 상황에 대한 인식을 조정할 수 있도록 도와준다.

NICE(2009년) 지침은 잘 확립되고 중간 정도부터 심한 정도까지의 우울증 치료를 위한 단계적 접근방법을 지지한다. 1단계에서 옹호되는 중재는 심리-교육적이며(예: 자조그룹) 정기적인 모니터링을 포함한다. 그러나 이 접근방법의 문제점은 의료 전문가가 환자의 문제를 확정적인 우울증으로 정의하지 못할 수 있다는 것이다. 이 사례에서 의사는 환자의 문제를 슬픔의 하나로 보고, 항우울제 약물 코스가 환자의 개선을 돕기를 희망했다. Ted가 대화요법을 시작하는 것도 권장되었지만, 이것은 적절하게 후속 조치를 하지 않았다.

Talking Sense(2018)는 우울증을 대인관계 과정으로 인해 복잡해지는 감정적 문제로 설명한다. 환자는 종종 자기 비판적이고, 돕기가 어려우며, 그들을 돕기 위한 노력을 적극적으로 뒤엎으려 할 수도 있다. 환자가 임상의로부터 약을 제공받을 때 근본적인 문제는 해결되지 않은 채 남아있을 수 있다. 일반의뿐만 아니라 다른 임상의는 치료의 모호한 성공률을 알고 있기 때문에, 만약 환자가 약물 사용에 대해 긍정적으로 생각하면 약물을 제공하는 것에 매우 유혹된다.

Anderson과 Tapesh(2013)는 항우울제 복용에 대한 환자경험을 검토한 결과, 지난 10년 동안 이러한 약물 사용이 두 배로 증가한 것을 관찰했다. 그러나 이러한 약물을 사용하면 종종 환자에게 상충되는 문제가 발생했다. 일부 환자는 약물에 의존하는 느낌을 싫어했지만 또 다른 환자는 우울증 증상의 상당한 완화를 보고했다. 그러나 약물을 도입하고 설명하는 방법은 때때로 환자들이 약물에 잘 대처하는지 여부가 관건이었다. 일부 환자는 약물과 약물을 추천한 전문가 모두에게 냉소적이었다.

Ted를 돌보기 위한 단계적 접근방법을 추천하는 것의 문제점 중 하나는 그 접근방법이 성공할 수 있는지 여부에 대한 상충하는 주장들이 있다는 것이다. 우울증을 앓고 있는 덴마크 환자를 대상으로 한 자체 연구를 보고한 Pols 등(2017)은 결과가 혼합되어 있다는 것을 인정했다. 문제점 중 하나로 단계적 접근방법은 종종 덜 침습적인 형태의 요법(최소 3개월)으로 오래 지속되는 기간을 포함한다는 것이고, 이것은 때때로 문제가 1년 이상 충분히 해결되지 않을 수도 있다는 것을 의미했다. 이에 반해 다른 연구들(Van Veer-Tazelaar 등, 2009; Dozeman 등, 2012; Van der Aa 등, 2015)은 모두 비교적 좋은 결과를 보고했다. 단계별 접근방법의 성공에 중요한 세 가지 요소를 제시했다.

1 적절하고 잘 조정된 대화요법 자원

2 환자의 평가 및 조기지도에 대한 체계적인 접근

3 치료요법의 장점에 대한 확신

영국 내에서 임상의와 조언자들은 때때로 하나 또는 다른 대화요법에 대해 양면성을 가지고 있으며, 이는 환자가 개별 환자에게 가장 잘 맞는 것보다 직원의 신뢰와 더 관련이 있는 서비스에 보내질 수 있다는 것을 의미한다. Gillian은 여러 치료 비용, 환자에게 요구되는 노력 그리고 결과를 측정할 수 있는지에 대한 고려가 환자에게 치료가 적합한지 판단할 수 있다고 했다. Gillian의 경험에서, 임상의는 때때로 환자에게 동기를 부여하는 것을 잊었다.

우울증 환자를 돕는 가장 일반적인 대화요법은 인지행동요법이다. 이 치료에서 환자들은 자신의 추론방식이 어떻게 현재의 문제 내에 그들을 가둘 수 있는 행동을 하게 하는지 이해하도록 도움을 받는다. 그 후에 치료사(therapist)는 환자에게 다르게 생활할 수 있음을 확인해 줄 수 있는 일련의 연습(새로운 행동)을 통해 환자와 협력한다. Conklin과 Strunk(2015)는 우울증을 앓고 있는 환자에 대해 이러한 접근방식을 설명했으며, 일대일로 치료사와 만나는 것 사이에 설정된 '과제'가 프로그램 성공의 열쇠라고 강조했다. 환자가 진전하는데 필요한 세션 수는 환자가 그 기간에 설정된 활동 과제에 참여한 정도에 따라 결정될 수 있다. 이러한 대화요법은 Ted에게 효과가 있을 수 있지만, 그가 과제 활동을 노력할 것인지 그리고 건강유지를 행동방식으로 배우고 실천할 수 있는 것으로 보았는지 여부에 달려있었다. 그것은 가능성이었다. Ted는 엔지니어였으므로 체계적이고 분석적인 접근방법이 효과적일 수 있다.

그러나 이에 반해, Gillian은 우울증의 심리 사회적 요소에 대해서도 생각하는 것이 중요해 보였다. Ted는 그와 그의 아내가 즐겼던 골프클럽에서 탈퇴했다. Ted가 왜 골프클럽을 탈퇴했는지 Michael이 왔을 때 이해하는 것이 중요했다. Ted에게는 남아 있는 친한 친구가 없었고, 우울증이 다른 사람들에게 부담을 주고 있었기 때문에 Ted의 사기를 유지하기 위해 더 많은 사람들이 도움을 줄 수 있는 골프클럽에 Ted를 다시 참여시키는 것이 좋은 아이디어처럼 보였다. Nystrom과 Nystrom(2007)은 재발된 우울증이 어떻게 환자를 다른 사람과 자신으로부터 멀어지게 하는 가능성을 가지고 있는지를 강조했다. Nystroms의 용어로 다른 사람들은 '환자가 살기를 원하게 하거나 죽기를 원하게 하는' 이유가 되었기 때문에, 추천을 하기 전에 Ted가 골프클럽과 도움의 손길을 어떻게 보는지 이해하는 것이 중요해 보였다.

활동 7.6 비판적 사고(Critical thinking)

Gillian은 기꺼이 Ted에게 제공되는 서비스를 책임감 있게 비판하고, 그로부터 앞으로 나아갈 교훈을 배우려고 합니다. 그러나 이것은 전문가 간 '점수 매기기' 문제가 아닙니다. 왜 그녀가 Ted의 현재까지 간호경과에서 누락된 것을 다시 논의하는 것이 중요하다고 생각합니까?

이 장의 끝에 요약된 답변이 제공됩니다.

Gillian은 Ted에게 다음과 같은 세 가지를 제안했다.

1 비용이 무료인 그녀의 지지그룹에 가입하도록 했다. 이 그룹은 사람들이 더 넓은 세상에 대해 생각하기 시작하고 상호 지원할 수 있도록 설계된 다양한 활동에 참여했다. 활동에는 영화관 방문, 서평, 자연 산책, 미술관 방문 등이 포함된다.

2 진행하기 위해 Gillian은 Ted의 의사와 상담하고 제공할 수 있는 서비스에 대해 논의하고 싶다고 설명했다. 이것은 전문적인 예의의 문제였다. 의사도 정기적으로 사용하는 자체 지원 및 대화요법 네트워크를 가지고 있으며, Ted는 지원을 받아 왔기 때문에, 누가 환자를 돌보는지를 놓고 갈등에 휘말리지 않는 것이 중요했다. Ted는 그가 인지행동요법을 시작하라는 권유를 무시했다는 것을 인정

했다. 의사는 그에 대해 2통의 편지를 보냈다. Gillian은 대화요법이 Ted에게 가장 도움이 될 수 있는지 확실하지 않다고 말했다. 그녀가 일하는 자선단체는 몇 가지 대화요법에 접근할 수 있었다. 그녀는 Ted와 함께 그의 욕구가 무엇인지 탐구하기를 희망했다. Ted가 가장 잘 동기화되고 지속시킬 스 있는 방법이 필요했다.

3 Ted가 의사를 다시 방문하여 자신의 실패한 기분을 설명하고 항우울제 투약을 다시 시작하도록 했다. Gillian은 의사가 이 문제를 명확히 할 때까지 그룹 작업에 Ted를 참여시키지 않았다. Gillian은 그의 케어에 기여하기 위해 동료의 지지를 받고 있었고, 그가 처방받은 약물에 효과가 있는 방식이 있다는 것을 알고 싶었다.

Ted는 제안에 동의했고, 일주일 후 Gillian은 의사와 어떻게 협력할 수 있는지 논의하기 위해 의사를 방문했다. 의사는 재발되는 그의 문제에 대해 Ted가 다른 종류의 치료가 다시 시작될 수 있도록 하지 않았다는 것에 불만을 표시했다. 그는 Ted가 아내의 죽음에서 어느 정도 시간이 지났음에도 불구하고 사별 상담을 시도하는 것이 가치가 있었을지도 모른다고 생각했다. Gillian은 자신이 제시한 평가가 우연한 것이었고, 북클럽을 통해서라고 그에게 확실하게 말했다. Ted의 상태를 보면 주의를 기울이지 않는 것이 불가능해 보였으므로, 현재 Ted를 돕기 위해 의사와 협력하기를 간절히 바랐다.

Ted는 약물치료를 다시 시작했고, 의사는 Ted가 제안에 대해 적절하게 상의한다면 Ted가 지지그룹에 가입하여 대화요법에 접근하는 것에 동의했다.

활동 7.7 **추측(Speculating)**

Gillian은(의사와 함께) 세 가지 지원 요소를 준비하고 있습니다. (1) Ted의 기분을 좋게 하기 위해 고안된 새로운 약물이 있습니다. (2) Ted가 자신의 문제를 해결하는 데 혼자가 아님을 확신시키기 위한 지지그룹이 있습니다. (3) Ted가 자신의 상황에 대해 새로운 방식으로 추론하는 데 도움이 되는 신중하게 선택된 대화요법이 있을 것입니다. 세 가지 지원의 조합이 어떻게 Ted를 자신의 치료가 인간중심적이라고 느끼게 할 수 있다고 생각하십니까?

이 장의 끝에 요약된 답변이 제공됩니다.

환자의 이야기 듣기

Hearing the patient narrative

Ted가 다닌 지지그룹은 자체적인 형태의 지원을 제공했지만, Gillian이 정기적으로 Ted와 대화할 수 있는 기회도 제공했다. 그룹은 종종 환자의 이야기를 이끌어내는 데 유익하다. 첫 번째, 환자는 자신의 감정을 동료 환자와 공유하고, 나중에 간호사 또는 치료사가 그곳에서 드러난 주제를 선택할 수 있다. 그녀는 Michael이 제공한 도움과 골프클럽이 Ted의 과거생활에서 했던 중요한 부분이었음을 알았다. Ted의 아내 Grace는 몇 년 전에 사망했지만, Gillian은 Ted가 그 이후로 전개한 삶을 이해하고 싶었다. 이것은 세 가지 이유로 중요했다. 먼저, Ted가 이 문제들에 관해 이야기하는 방식은 그의 정서적 상태에 대한 단서를 제공하고 그의 약물요법이 다시 그를 도와주고 있는지 여부를 나타낸다. 두 번째, Grace가 떠난 이후에 일어난 일에 대한 Ted의 이야기를 듣는 것은 Ted가 자신의 삶을 어떻게 서술했는지를 특징짓는 데 도움이 될 것이다(그가 만든 속성). 예를 들면, 그가 자신을 발버둥 치는 사람 또는 특정한 방식으로 살기로 한 사람으로 특징지었는가? 세 번째, Gillian은 Ted 및 의사와 함께 어떤 대화요법이 그를 미래의 문제로부터 가장 잘 보호할지 탐구하기 전에 어떤 것이 Ted에게 가장 잘 동기화되는지 파악하기를 원했다.

세 번의 중요한 환자와의 대화
Three important patient conversations

몇 주 후에 Ted의 간호를 검토할 때 Gillian에게 네 번의 대화가 눈에 띄었다. 세 번의 대화는 Ted와, 네 번째 대화는 그의 의사와 한 것이었다. 첫 번째 기억에 남는 Ted와의 대화는 그의 아내 Grace와 관련이 있다. 그는 사망한 아내에 대한 사랑이 넘쳤지만 그들의 관계에 더 많은 기여를 하지 않은 것에 대한 커져가는 고뇌도 가득 차 있었다. 한 구절이 두드러졌다. Ted는 말했다.

우리가 함께 휴가를 보내기 전에 암으로 인해 Grace가 사망해서 화가 났어요. 그리고 그녀가 마지막에 아플 때 나를 그녀의 간병인으로 만들었다는 것에도 화가 났습니다. 그렇게 화가 났었다는 것이 끔찍했습니다. 나는 결혼 생활의 대부분을 그녀가 계획하도록 했기 때문에 나 자신에 대해 얼마나 진저리가 나는지 모르겠어요. Grace는 나와 내가 한 일의 대부분을 계획하고 내가 직장에 가지 않을 때, 나는 Grace가 우리를 위해 계획한 일을 했어요.

Ted가 자신의 아내를 원망하고, 자신을 경멸하는 것이 충격적이었다. 그는 그녀를 분명히 사랑했지만, 그녀의 죽음 이후에 그가 단순히 그녀에게 그렇게 많은 결정을 내리게 했다는 것을 알게된 것은 놀라운 일이었다. 그녀의 계획을 받아들이는 것이 편했는데, Ted의 견해로는 그것은 참된 동반자가 아니었다고 생각했다. 이제 그의 아내가 사라졌기 때문에 그는 그것을 바로잡을 수 없었다. Ted는 자신이 게으르고 상상력이 없다는 것에 대해 매우 화가 났다.

Ted와의 두 번째 대화는 골프클럽의 그의 친구 Michael과 관련이 있다. Michael은 Ted에게 일관되고 조용히 지원을 제공했으며, 그 중 많은 것은 Ted가 간섭이라고 생각하여 무시했다는 것을 인정했다. 그러나 Ted는 왜 Michael이 도움을 제의한 것에 화가 났었는지 이해하려고 애쓰고 있었다. 그에 대한 Ted 이야기의 일부는 다음과 같다.

나는 Michael에게 무례해서는 안되었어요. 그는 단지 나를 도우려는 것이었어요. 하지만 저는 그것을 알면서도 항상 잘못된 방식으로 대했어요. 그는 최선을 다하고 있지만 나를 심하게 자극했어요.

Gillian은 Ted에게 어떤 형태의 대인관계 어려움이 있으며, Michael이 그것을 대표할 수도 있다고 결론지었다. Michael이 골프클럽을 대표했기 때문일 수도 있었는데, 그것이 Ted를 다시 Grace에게 고통스럽게 연결시켰기 때문이다. 골프클럽이 Ted의 어둡고 비관적인 생각을 대변했을 가능성이 있다.

세 번째 기억에 남는 대화는 Ted가 70세에 이른 것과 관련이 있다. Ted의 문제점은 전적으로 슬픔만 관련이 있는 것은 아니었다. Gillian은 Ted가 자신이 70대에 도달했을 때의 모습을 생각해보지 않았다는 것을 깨달았다. Ted는 자신이 어떻게 느끼기를 원했는지, 무엇을 하기를 원했는지 설명하는 이야기가 없었다. 이제 Ted는 더 이상 골프를 치지 않았는데, Ted는 70대가 되면 자신의 신체건강이 골프와 같은 활동을 하지 못하게 될 것이라고 생각한 것처럼 보였다.

나는 무언가 질병이 발생될 것이라고 생각해요. 가족 중에 관절염이 있어요. 때로는 내 손가락을 보고 왜 아직도 아프지 않은 지 궁금해하죠. 나는 곧 어느 날 아침 침대에서 일어나면 내 등이 망가져 있고, 내리막 경사에 있을 것 같아요.

Ted의 70대 이야기는 필연적이며 기다려온 쇠퇴였다. 그는 일부 사람들이 70, 80, 90대에 얼마나 육체적으로 활발했는지에 대한 개념이 없었다. Gillian은 필립 왕자가 Ted보다 나이가 상당히 더 많을 때 한 무리와 함께 마차를 운전하는 사진을 발견했다. 노년의 빠른 신체적 쇠퇴는 불가피한 것이 아니었다.

의사와의 담론

A discourse with the GP

네 번째로 기억에 남는 대화는 그녀가 Ted의 의사를 방문하여 특정 대화요법을 추천했을 때였다. 의사가 그녀에게 Ted를 위해 인지행동요법(CBT) 세션을 주선하거나 사별상담을 다시 고려하기를 바랄 것이라고 기대했다. 그러나 Gillian은 그 대신에 환자들이 자신의 정서적 문제가 무엇인지 탐구하고 자신의 어려움을 이해하기 위해서 자신이 한 일에 대해 스스로를 받아들이고 존중하는 데 도움이 되는 일종의 지원 형태인 우울 상담(Counseling for depression, CfD)을 제안하고자 했다(Goldman 등, 2016). Ted의 문제점은 처음에 아내의 죽음에 초점을 맞췄을지 모르지만, 지금은 그보다 더 컸다. 우울 상담 세션은 끝없이 계속 진행되지 않았다. CBT와 마찬가지로 약 12주 동안 지속되는 코스로 구성되어 있으며, 매주 일대일 세션으로 구성되었다. 그녀와 연계된 치료사(Jason)는 2011년에 우울 상담에서 특별히 훈련을 받았으며, 이미 그에게 위탁된 다른 두 명의 환자를 도와주었다. 우울 상담은 여러 가지 방식으로 서로 다른 환자들에게 효과가 있었으므로, 그녀는 이 사례를 의사와 논의할 준비가 되어있었다. 다음은 그 대화에서 발췌한 것이다.

의사: *Ted가 당신의 지지그룹으로 인해 더 많이 안정된 것 같아요, Gillian. 기쁘네요.*

Gillian: *그것으로 인해 다른 사람들보다 몇 주 더 효과가 좋은 것 같아요.*

의사: *Ted도 그것을 높이 평가했어요. 그가 그 그룹을 방문한 것을 설명할 때 그의 얼굴은 더욱 활기차게 보여요. 그래서 우리는 지금 대화요법에 대해 논의해야해요. Ted가 다시 악화되는 것을 원하지 않아요. 나는 지난번에 그를 실패하게 했기 때문에 우리는 지금 하는 것이 잘못되지 않도록 해야 해요.*

Gillian: *동의해요. 그리고 당신을 설득하고 싶어요. 그렇게 분명하지 않을 수도 있지만 무언가 제안하고 싶어요.*

지난 몇 주 동안 Ted와의 대화에 대한 메모를 작성했으며, 그 메모가 몇

가지 사항을 시사하고 있어요. 먼저, Ted는 아직도 왜 자신이 그렇게 비참한지 이해하려고 노력하고 있어요. 둘째, 그는 자신에게 상당히 화가 나 있어요. Ted는 그가 그래야 한다고 생각하는 체계적인 사람이 아니에요. 여기서 Grace를 잃은 것이 중요하지만, 이것은 그보다 더 큰 일이에요. 예를 들어, Ted는 70세에 무엇이 되기를 원하는지 알지 못하고 있어요.

의사: *실존적 불안이군요.(그가 웃는다.)*

Gillian: *네! 저는 실제로 그렇긴 하지만요. Ted는 매일 비참한 감정을 느끼고 있어요. 그러나 일부는 그의 기억에서 나오죠. 그는 자신이 그의 아내와 어떻게 살아야 하는지에 대해 생각한 것을 기억하고 후회하고 있어요. 그 후에 그는 그것을 자기 자신에게 불리하게 사용하는 것 같아요. 그는 자신을 조금 미워하기 위해 그것을 사용하고 있어요. 또한 그는 나이가 들면서 어떻게 행동해야 하는지에 대해서도 곰곰히 생각하고 있어요.*

의사: *Ted가 자신이 어떻게 행동하는지 이해할 수 있다면, 왜 이 문제에 봉착했는지 이해할 수 있을 거에요.*

Gillian: *인지행동요법(CBT)을 알고 있어요. 그러나 당신을 다른 것으로 유도하고 싶어요. CBT는 학습과 문제해결을 확고히 하죠. 치료사는 문제를 명확히 하고 그것이 어떻게 도움이 되지 않는 행동을 유도하는지 가르치기 위해 활발히 노력해야 해요. 그것은 Ted를 꽤 빨리 진행하도록 압박할 것이에요. 그가 과제를 수행하지 않을 위험이 있어요. 그는 이미 친구 Michael이 지나치게 밀어붙이는 도움에 저항하고 있어요. Ted에게 동기를 유발할 가능성이 더 높은 것을 제안해야 한다고 생각해요.*

의사: *CBT가 작동하지 않는다고 생각하세요?*

Gillian: *지금은 Ted에게는 효과가 없을 것 같아요. Ted는 여전히 자신이 느끼는 것과 자신의 생활방식과 관련된 것에 의미를 부여하고 있어요. Ted가 먼저 이 일에 대한 도움에 감사할 것으로 생각해요. 다른 경우에, 아마도 그의 질병이 재발하면 CBT가 옳을 수도 있어요. 하지만 지금은 우울 상담(CfD)을 제안하고 싶어요. 저는 훌륭하고 냉정한 상담가 한 분을 알고*

있어요.

의사: *좋아요. 한 가지 제안이 있어요. 우리는 Ted에게 나중에 성찰을 기록해 달라고 부탁하기로 해요. 그렇게 하면 상담에 대해 좀 더 배울 수 있을 거에요. 지금까지 어떤 다른 환자도 다른 곳으로 의뢰해본 적이 없어요.*

Gillian: *그것은 상당한 배려가 될 것이에요.*

의사: *예(그는 웃었다).*

그리고 나서 Gillian은 Ted에게 우울 상담을 제안했다. 그녀는 Jason이 어떻게 일하는지 설명했고, Ted가 치료사와 일하는 것이 편안하게 느낄 수 있는지 보기 위한 탐색 회의를 추천했다. 우울 상담은 분노가 어떻게 문제를 해결하기 어렵게 만들 수 있는지 탐색할 수 있게 한다. 자신을 용서하는 것을 조금 더 긍정적으로 느낄 수 있도록 도울 수 있는 방법을 설명해 줄 수 있다. 그리고 우울 상담이 그가 원하는 것을 명확하게 하는 데 도움이 될 수 있을 가능성이 있다. 그리고 지지그룹은 남아있을 것이다. 그동안 약물을 다시 사용하고 감정이 어떻게 일어나고 나타났는지 살펴보는 것이 약물사용과 우울 상담의 유익한 조합을 입증할 수 있다.

Ted는 치료사와 만나기로 동의했으며, 이전에 그가 준비가 되어야 한다고 덧붙였다. Gillian은 "아니요, 당신이 준비가 되었다고 느낄 때 준비가 된 것입니다."라고 말했다.

활동 7.8 **비판적 사고**(Critical thinking)

Gillian이 의사와 나눈 대화의 발췌 내용을 지금 다시 살펴보십시오. 그녀는 그녀가 Ted에게 제공하고자 싶은 계획을 지지하도록 의사를 설득하기 위해 그녀의 주장을 어떻게 제시하였습니까?

이 장의 끝에 요약된 답변이 제공됩니다.

인간중심간호 통찰력

Person-centred care insights

이 사례연구는 인간중심간호에 대한 몇 가지 매우 강력한 통찰력을 제공한다.

질병에 걸린 환자를 도움

Helping patients amid their illness

첫 번째 통찰력은 질병의 본질과 관련이 있다. 일부 질병은 강하게 생리학 중심적이다. 그러나 우울증과 같은 질병은 본질적으로 매우 지각적이다. 개인이 자신의 감정과 다른 사람들의 반응을 경험한 다음, 문제점에 대응하려는 자신의 노력을 판단하는 방식은 그들의 인식에 영향을 받는다. 개인적인 감각형성이 질병으로 간주되고, 치료가능한 것으로 보이는 많은 부분을 구성하는 경우, 인간중심간호가 그만큼 더 중요하다(Sanders와 Hill, 2014). 환자의 경험과 인식에 밀접하게 주의를 기울이지 않으면 건강관리 활동이 낭비되고 심지어 비생산적인 것으로 입증될 수도 있다. 임상의는 '느낀 상황'이 이해될 수 있도록 환자가 공유하는 이야기를 들어야 한다. 신체적 및 개별화된 치료 반응의 필요성을 혼합한 다른 조건의 범위를 식별할 수 있다. 예를 들어, 암 환자는 종양에 대항하는 치료법뿐만 아니라 질병 및 관련된 치료법을 가지고 살 수 있도록 말하는 대화요법도 사용할 수 있다.

이야기를 통해서 느낌을 발견하기

Discovering feelings through narratives

이 사례연구의 두 번째 강렬한 인간중심간호 요소는 이야기와 관련이 있다고 생각한다. 환자가 무엇으로 '고통받는지' 이해하려면 임상의는 환자의 이야기를 들어야 한다. 그 이야기는 환자가 느낀 요구(felt needs)뿐만 아니라 어떤 종류의 해결책과 위안이 그들에게 가장 환영받을 수 있는지에 대한 단서를 제공한다. 이 예에서 Ted는 자신의 감정을 이해하기 위해서 애쓰고 있지만, 그 감정에 대한 직감적인 반응과 아내를 잃은 이후 스스로 내린 판단들과 씨름하고 있다. 이것을 이해하는 것, 아마도 판단부족에 대해 자신을 용서하는 것이 Ted의 우울증 돕는데 실질적으로 유용할 수 있다. 기분이 개선되는 측면에서 약물이 제공하는 것이 무엇이든, 환자가 몇 주 또는 몇 달 동안 자존심을 유지하면서 약물을 어떻게 대체할 수 있는지를 배울 때 가장 잘 지속된다.

이야기를 이끌어내는 것은 인간중심간호 간호사의 핵심기술이다. 특히 정신질환을 앓고 있는 환자를 지원할 때 이야기를 잘 하도록 할 정형화된 방법은 없지만, 경험상 다음과 같은 것은 각각의 장점이 있다.

- 환자가 느끼는 감정에 대한 존중을 확립하는 것. 불행은 비난받을 만한 것이 아니다. 환자가 "내가 우울해지면 어떻게 해야 하나?"라고 생각하는 것이 당신에게는 무섭지만, 그것은 환자가 자신을 발견한 것이며, 당신은 그것을 이해하고 존중한다고 말해야 한다.
- 당신이 의심하는 사실에 대해서도 공유하는 것. 우울증 환자는 종종 의심과 불확실성이 인간 상태의 일부라는 것을 잊어버린다. 그들은 그것에 대해 완전히 실패한 것으로 자신을 비난할 수 있다. 때때로 당신이 어떻게 진행해야 할지 확신이 서지 않는다는 것을 인정한다면, 진행하면서 일을 해결하는 것이 인간임을 보여주어야 한다.
- '예 또는 아니오'라는 대답을 쉽게 허용하지 않는 개방형 질문으로 환자가 자신의 생각에 대해 자세히 설명하도록 하는 것. 그래서 '최근 며칠 동안 어떻게 느꼈습니까?' '무엇이 바뀌었고 어떤 것이 변하지 않는 것 같습니까?'라고 묻는 것이 도움이 될 수 있다.

더 나은 이야기 만들기
Creating better narratives

이 사례연구에서 당신은 이야기를 듣는 것이 중요한 두 가지 다른 측면을 알았을 것이다. 그 중 첫 번째는 우울증을 관리하는 것이 주로 새로운 이야기를 만드는 것이라는 사실에 관한 것이다. Ted는 70세로서의 자신을 이야기할 수 있는 새로운 방법을 찾아야 한다. 그는 홀아비가 되는 것에 대해 말할 새로운 이야기를 찾아야 한다. 이야기가 중요한 또 다른 측면은 이야기를 통해 성공적인 치료법을 확인하고 동의할 수 있는지 여부를 결정한다는 것이다. Gillian은 의사가 우울 상담(CfD)에 대해 훨씬 더 조심스러울 것으로 예상한다. Gillian의 의견은 환자가 선택과 치료법을 잘 활용하는 것에 대한 것이다. 그러나 의사의 이야기에 대해 생각하지 않고, 경청하지 않고 응답하지 않으면, 그녀는 잠재적으로 도움이 될 만한 행동을 주장할 가능성이 줄어든다. 주의를 기울이고, 듣고, 생각하고, 민감하게 반응해야 한다.

간호에 대해 다시 생각하기

Thinking again about care

내가 확인한 추가적인 인간중심간호에 대한 통찰력은 다시 생각하고, 단점과 실수를 인정하고, 혁신하려는 임상의의 의지와 관련이 있다. 이것은 인지행동요법에 대한 것과 마찬가지로 현재 우울 상담(CfD)의 가치를 뒷받침해주는 동일한 근거가 없기 때문에 이 사례에서 특히 중요했다. NICE(2009)는 성인 우울증의 성공적인 관리에 관해 아직도 많은 것을 배워야 한다는 점을 인정하지만, 그 동안에 임상의가 보다 친숙한 치료법 측면에서 실수를 범할 가능성이 높다. Gillian이 이에 대한 성공적인 사례를 만들기 위해 그녀는 특정 치료법이 질병의 특정 단계에서 환자에게 도움이 될 수 있는 이유에 대해 현재까지 이용할 수 있는 근거와 분명한 확신에 대한 지식이 필요했다. 이 경우 인지행동요법(CBT)보다 우울 상담(CfD)을 추천하는 것은 한 가지 치료나 다른 치료에 대한 이념적 약속이 아니라 환자 이야기에서 제시된 요구와 관련이 있다. 인간중심간호는 치료의 적합성에 관한 것이다.

요법과 동기화의 연계

Linking therapy to motivation

Gillian이 Weiner(2010)의 동기화(motivation) 이론을 사용하고 있다는 것을 발견했는지 궁금하다. 그녀는 Ted가 여전히 과거의 삶의 방식, 아내의 죽음에 대한 그의 반응 및 70세인 것에 대한 도전에 가치를 부여하고 있다고 믿었다. Ted는 여전히 모든 것을 이해하는 그의 어두운 마음 상태에 빠져 있었다. Ted가 자신의 감정들과 그 감정들을 함께 엮는 것처럼 보이는 분노를 이해하도록 도움을 받으면, 자신을 더 존중하고 자신의 통찰력을 깨닫기 시작할지도 모른다는 것이 Gillian의 가정이었다. Ted는 자신과 자신의 상황을 더 잘 이해할수록 미래에 자기관리를 할 가능성이 커졌다. Ted는 홀로 은퇴하고 홀아비가 되어 미래에 어떤 노화를 가져올지에 대해 고민하는 것이 무엇을 의미하는지 직면했다. Gillian과 의사와의 논의는 Ted의 이야기에 대한 통찰력을 중심으로 이루어졌다. 특히 의사는 그것이 새로운 임상적 통찰력을 제공할 수 있는 경우 새로운 치료법을 기꺼이 탐색하고자 했다. 그러나 대화가 잘 안되었다면 Gillian이 할 수 있었던 것 중 하나는 개인이 어떻게 동기화되는지 설명하는 것이다. 완전히 다른 실무 분야로부터의 심리학에 대한 이해는 건강관리에 유용할 수 있다.

장의 요약 CHAPTER SUMMARY

이 장에서는 우울증을 앓고 있는 환자를 지원하는 것의 일환으로 동기화를 이해하는 것의 중요성을 강조했다. 우울한 환자는 스스로 동기화하는 데에 있어 특히 어려움에 직면한다. 그러므로 인간중심간호는 환자를 동기화할 수 있는 것을 발견하는 것과 밀접하게 관련되어 있으며, 그렇게 하기 위해 간호사가 치료 및 지지 조치를 권장할 때 환자경험과 생각에 대한 풍부한 이야기를 이끌어내고 앞으로 나아가야 한다.

인간중심간호는 환자가 심하게 아프거나 회복 및 재활할 때뿐만 아니라 환자를 건강하게 유지하도록 도울 때 시행할 수도 있다. 이를 성공적으로 수행하기 위해 간호사는 그 사람과 그 사람이 현재 어떻게 살아가려고 하는지 이해해야 한다. 삶은 완벽하게 주어진 것이 아니고 흔들릴 수 있으며, 특히 우울증 환자는 탈출하기가 훨씬 더 어려워 보이는 문제점으로 돌아갈 수 있다. 적시에 지지를 제공하고, 케어에 대한 제안을 독창적으로 혼합하고, 동료 전문가와 적극적으로 연락하는 것은 훌륭한 인간중심간호의 특징 중 하나이다.

- 많은 환자, 특히 우울증을 앓고 있는 환자는 자가간호를 해야 한다. 간호사는 이러한 문제를 환자와 함께 해결해 나가기 위해 무엇이 환자를 동기화하는지 이해해야 한다. 동기화를 더 잘 이해할수록 좋은 효과를 위해 지지 제안 및 치료 옵션을 잘 선택할 수 있다.
- 질병은 경험과 인식을 수반한다. 환자는 개인적인 맥락에서 증상을 경험하고 그 환경에서 대처방법을 평가한다. 케어가 효과가 있으려면 환자의 맥락과 그들이 무엇이 잘못되었는지를 이해해야 한다. 증상 완화만으로는 적절한 인간중심 반응이 될 수 없다.
- 권장되는 치료법은 환자가 그것을 사용할 상태가 되어야 한다. 치료법은 도구를 나타내고 현명한 케어는 각 도구를 사용할 적절한 시간을 선택하는 것과 관련이 있다.

- 환자 케어를 개선하여 보다 인간중심적으로 만드는 것은 겸손에서 시작된다. 때때로 임상의와 환자는 실수를 하여 자원을 가장 가치 있는 시점에 활용하지 못할 수 있다. 환자가 자신과 적극적으로 협력하도록 요청하는지 환자가 이해하는 데 도움이 되는 방식으로 다시 생각하고, 임상의와 환자를 연결해줄 필요가 있다.

활동: 간단히 요약된 답변

● 활동 7.1 반영

솔직히, 항상 환자의 동기화를 충분히 고려한 것은 아니다. 환자의 진행 상황이 흔들리면 동기화로 돌아가는 경향이 있었다. 특히 혼란에 처한 환자를 도와줄 때, 동기화 통찰력을 대처 방법으로 사용하는 경향이 있었다.

그러나 이제는 동기화를 이해하는 것이 인간중심간호를 입증하는 데 중추적이라고 생각한다. 환자에게 무엇이 그들을 유지하고 동기화하는지 물어보면, 당신은 그들에게 가장 중요한 것과 그들을 안심시키는 것에 대한 관심을 매우 빠르게 알 수 있다. 동기화 이론을 이해하고 사용하는 것은 진부한 처방에 반대되는 인간중심간호의 일부이다. 당신이 질병 X를 가지고 있고 여기에 대한 대응이 요법 Y라고 말하는 대신, 요법은 환자를 위한 도구라는 것을 인정해야 한다. 환자는 약을 복용하고, 대화요법 세션에 참여하며, 그곳에서 활동을 완료하기 위해 정서적으로 노력하고, 지지그룹에 참석하여 기여하려고 한다. 환자가 이렇게 많은 것을 한다면, 이 중 무엇이 환자를 지속시키는지 고려해야 한다.

● 활동 7.2 비판적 사고

Herzberg(1966)의 동기화 이론 중 긍정적인 것 중 하나는 환자가 상대적으로 이해하기 쉬운 추론의 형태를 강조한다는 것이다. 우리는 노력과 보상을 바탕으로 많은 인생결정을 내린다. 역경을 극복하는 것은 대단한 것이다. 다이어트를 계속하고 목표 체중에 도달하면 한 번의 푸짐하고 맛있는 식사를 하겠다. 우리는 노력을 유지하기 위해 보상을 식별하는 데 익숙하다. 그러나 문제점 중 하나는 많은 환자의 상황이 그것보다 조금 더 복잡하다는 것이다. 우울증과 같은 만성질환을 앓고 있는 사람은 자신에 대해 반복되는 보상을 찾아야 하며, 이것이 지속 가능하지 않고, 즐겁지 않거나 만족스럽지 않다는 사실은 이 이론의 유용성을 제한한다. 환자가 질병을 이해하는 데 더 많은 시간이 필요한 많은 조건이 있으며, 동기화 요인과 제약 요인으로 쉽게 줄일 수 없다.

● 활동 7.3 비판적 사고

우울증 환자의 문제 중 하나는 아픈 가운데서도 생각을 한다는 것이다. 추론의 과정은 감정상태, 불안 및 감정상태와 불안에 작용할 수 있는 희망에 대한 낮은 기대에 의해 영향을 받는다. 환자는 여전히 무슨 일이 일어나고 있고, 그들이 어떻게 대응하고 있는지에 대한 의미를 부여하고 있다. 그들이 감정과 추론 문제를 명명할 수 있을 때까지, 환자가 마주치는 부정적인 것에 대항하기가 훨씬 더 어렵다. 따라서 Weiner의 이론은 이러한 상황에서 매우 매력적이다. 우리가 어떻게 그리고 왜 일어난 것 또는 우리가 한 것의 탓으로 돌리는지 이해하는 것이 가능할 수 있다. 우리가 왜 스스로 실패라고 생각하는지 이해할 수 있다면, 그리고 사람들이 우리를 좋아하지 않을 것을 두려워하는 이유를 이해한다면, 이러한 인식과 신념이 우리가 경험하는 정신상태를 어떻게 만들어 내는지를 밝혀 낼 수 있다. 대화요법과 함께 항우울제를 사용하는 장점 중 하나는 약물이 기분을 좋게 하고, 환자에게 새로운 형태의 추론을 수행할 공간을 제공할 수 있기 때문이다. 일부 요법에서 이러한 추론은 감정을 검토하고 우리의 불완전성에 대해 우리 자신을 용서하는 데 강하게 초점을 맞추고 있다.

● 활동 7.5 추론

그의 이야기를 고려하기 전에도 Ted는 약간의 문제를 가지고 있는 것 같았다. 첫 번째, 슬픔과 관련된 문제가 있다. Ted는 아내와 그가 함께 기대한 은퇴 후 시간을 강탈당했다고 느낀다. 또한 Ted는 과거의 활동을 계속하기 위한 의지를 잃어버린 것 같다. 그의 친구인 Michael은 그가 무언가를 찾아 전념하도록 했다. Ted는 약물을 복용하지만 그 치료와 함께 대화요법은 하지 못했다. 증상(낮은 기분)이 일시적으로 완화될 수 있지만, 이를 유발한 근본적인 문제는 해결되지 않았을 위험이 있다. 아마도 Ted가 직면한 가장 큰 문제는 자신이 더 나아지기 위해 무엇을 하고 있는지 확신할 수 없다는 것이다. 그는 약물 사용과 관련하여 의사의 조언을 따르지만, 왜 대화요법을 해야 하는지 이해하지 못했다.

● 활동 7.6 비판적 사고

현실적으로, 의사가 Ted에게 보조적인 대화요법에 대해 조언한 것이 무엇이든, 어떻게 상기시켜 주었는지에 상관없이, 사실은 그가 약물치료 과정만을 마쳤기 때문에 장기적으로 건강을 유지하는 데 도움이 될 가능성이 낮았다. Gillian은 권고되는 지지에 보다 명확한 목적을 제공하기 위해 Ted 및 의사와 함께 부족한 것을 재검토했다. 서로 다른 요법은 서로 다른 목적으로 작동한다. 예를 들어, 약물치료는 환자의 기분을 변화시키기 위해 작동한다. 지지그룹은 다른 일반 지지가 없거나 효과가 지속 가능하지 않을 때 환자를 안심시키기 위해 운영한다. 대화요법은 환자의 추론을 새로운 방식으로 도와주므로 대처능력을 향상시킬 수 있다. 그러나 미래에 어떤 지지의 조합이든 성공하기 위해서는 Ted의 과거 부분적인 결과가 왜 그렇게 성공하지 못했는지를 이해해야 한다.

● 활동 7.7 추측

Gillian이 그와 함께 지지의 조합을 협의했다는 사실이 Ted가 돌봄이 맞춤화되어 있다고 느끼는데 도움이 될 것이라고 본다. 간호서비스는 무한하지 않지만 이 경우 의사는 자선단체와 협력하여 환자에게 잘 맞는 것을 받을 수 있도록 할 수 있다. Michael이 그를 도와주려고 노력했다는 점에 감사하지만, Ted는 자신을 돕기 어렵다는 것을 알고 있었다. 따라서 그룹에 참석하고 치료사와 협력하는 것이 얼마나 진행과정에서 짜증이 났었는지 그를 이해하는 데 도움이 될 수 있다. 환자에게 그들의 경험과 문제에 대해 적절한 관심을 가지고 있다는 것을 암시하는 것은 일종의 세세한 관심이다.

● 활동 7.8 비판적 사고

우리는 의사가 우울 상담에 대해 알고 있거나 생각한다는 것을 모른다. Gillian은 상담 접근방법에 대한 다른 의학적 반응에 대한 경험을 사용하여 조심스럽게 이야기를 시작한다. Gillian의 경험은 의학전문가들에 의한 상담이 덜 효과적이며, 본질적으로 초점이 덜 맞았으며, 임상적 혜택이 거의 없이 오랜 기간 동안 지속될 수 있다는 것이었다. 그래서 Gillian은 명확한 전략으로 시작했다. 그녀는 의사와 Ted에 대한 공동 관심을 확립하고 자신의 작업에 대해 겸손함을 나타냈다. 그녀는 그룹작업이 항상 성공적이지는 않다는 것을 안다.

그녀의 전략은 Ted에 대한 이해와 그의 요구를 보여주는 것이다. 그녀가 자신의 의견을 어떻게 언급하지는지 그리고 Ted가 어떤 문제를 가지고 있는지 예를 들어주는 것에 주목한다. 바쁜 의사가 상담 시간에 진짜 이유를 밝혀내는 것은 어렵다. 그녀가 대화요법을 사용하기 위해 환자의 요구와 준비에 관심을 확립한 후, Gillian은 그녀가 선호하는 추천을 할 수 있다. 우울 상담은 이념적인 선택이 아니다. 이것은 우울 상담 대 인지행동요법(CBT)이 아니다. 문제에 적합한 도구에 대한 상담이다. 환자의 요구로 시작함으로써 Gillian은 처방할 권리에 대한 어떤 논쟁도 피한다. 의사와 간호사는 다음 단계를 함께 추천하며 의사는 상담가인 Jason의 전문성에 대한 그녀의 보고서와 중재가 나중에 평가될 것이라는 사실에 의해 이 과정의 장점을 다시 확신한다.

추가 자료

Lewis, G (2016) *Sunbathing in the Rain: A Cheerful Book About Depression*. London: Harper Perennial.

재치와 통찰력으로 질병에 대해 글을 쓰는 것이 가능하다. 우울증은 시간이 지남에 따라 문제가 재발하는 평생의 질병일 가능성이 있기 때문에, 회고록은 환자 통찰력을 제공하는 데 적합하다.

Sanders, P and Hill, A (2014) *Counseling for Depression: A Person-Centred and Experiential Approach to Practice*. London: SAGE.

사회에서 질병으로서 우울증의 발병률을 고려할 때, 모든 간호사는 이것이 환자에게 어떤 영향을 미치는지 그리고 치료사는 고통을 완화시키기 위해 무엇을 하려고 하는 지 이해하는 것이 가치 있는 것 같다.

유용한 웹 사이트

www.ted.com/…/andrew_solomon_depression_the_secret_w…

Andrew Solomon (2013) Depression: The Secret We Share. TED Ideas Worth Spreading. Andrew Solomon의 30분짜리 영상 대화를 추천한다. 우울증이 슬픔보다 더 힘든 이유와 사람들이 그들의 삶을 어떻게 해석하는지에 대해, 그리고 어떻게 심오하게 설명할 수 있는지 보여준다. Solomon은 우울증을 가진 사람들은 행복이 제거된 베일이라고 믿는다는 것을 관찰한다. 그들은 진실을 가지고 살고 있으며, 진실은 우리 모두가 죽을 것이라는 것이며, 그것에 대해 아무것도 할 것이 없다고 믿는다. Solomon은 우울증의 반대는 행복이 아니며, 활력이라고 주장한다.

Chapter 8

죽음을 앞둔 가운데 환자와 가족이 살도록 돕기

Helping patients and relatives to live amidst dying

간호사에 대한 NMC 숙련도 표준

이 장에서는 다음과 같은 플랫폼과 숙련도를 다룬다:

플랫폼 3: 요구 평가 및 간호계획

간호사는 다음과 같은 것을 할 수 있다:

3.15 합의된 간호계획 및 간호의 효과를 지속적으로 모니터링, 평가 및 재평가하고, 의사결정을 공유하고, 합의된 목표를 재조정하고, 진행상황 및 의사결정을 문서화하기 위해 환자, 가족 및 돌봄제공자와 협력하여 일하는 능력을 보여준다.

플랫폼 6: 안전 및 간호 품질 개선하기

간호사는 다음과 같은 것을 할 수 있다:

6.11 불확실성을 수용하고 관리할 필요성을 인정하고, 자기 자신과 타인의 탄력성을 개발하는 전략에 대한 이해를 보여준다.

플랫폼 7: 간호 조정

간호사는 다음과 같은 것을 할 수 있다:

7.7 복잡한 간호 경험의 질을 모니터링하고 평가하는 방법을 이해한다.

장의 목표

이 장을 읽은 후에는 다음과 같은 것을 할 수 있다:

- 인간중심간호와 관련된 다양한 업무가 어떻게 죽음을 앞둔 환자와 가족을 돕도록 결합되는지를 이해한다.
- 이전 장에서 얻은 통찰력을 모아 어려운 상황에서 가족들에게 가장 개인적이고, 민감하며, 도움이 될 것으로 보이는 케어 과정이 무엇인지를 이해한다.

서론

Introduction

이 책의 마지막 사례연구 장이며, 2장에서 소개한 여러 종류의 인간중심간호를 모아 놓았다. 사례연구는 Luke라는 죽어가는 11살 소년, 그의 어머니 Sandra 및 지역사회에서 수석 전문 돌봄제공자였던 간호사 Megan에 관한 것으로 공유된 사례연구 중 가장 친밀한 사례이다. Megan과 나는 호스피스에서 방문 강의를 할 때 만났고, 그때 나는 학생들이 반영연습(reflective practice) 기술을 개발하도록 도왔다. 강의가 끝난 후 우리는 연락을 유지했으며, 때때로 그녀는 매일 제공해야 하는 케어에 대처하는 것에 관해 조언을 구했다. 그녀가 가족과 함께 완성한 정서적 케어 업무는 죽음을 앞둔 환자가 어린 환자인 경우에 더 어렵고 힘들게 했다. 어린이와 청소년을 위한 완화치료는 겸손을 가르치는 것 같다.

다른 곳과 마찬가지로 완화치료 일을 하는 간호사는 임상적인 슈퍼비전(supervision)의 혜택을 받는다; 간호사가 하는 케어가 어때야 하는지(규범적), 케어가 실무를 어떻게 향상시킬 수 있는지(포괄적), 그리고 간호사가 어려움과 불확실성을 다룰 때 그들을 유지시키는 것(회복적)에 대한 아이디어를 검토하도록 돕는 멘토의 지도와 지지. 이 사례연구에서 나는 임상 슈퍼바이저(supervisor)가 아닌 컨설턴트의 친구였지만 간호사가 복잡하고 모호한 문제를 처리할 때 그러한 지지가 얼마나 중요한지에 대해 성찰하는 것이 중요하다. 우리가 케어를 개별화하고 인간으로서 환자에게 더 가까이 다가가려면, 전문성과 간호사의 자신감 및 발전과 관련하여 어떻게 해야 하는가? 인간중심간호는 공식 또는 표준처방에 의존하는 치료보다 더 정확하다. 실무에서 혼자서만 계속해서 반영하는 것은 훨씬 더 어렵다. 인간중심간호는 환자 케어의 힘든 시기를 통해서 서비스를 개선하고 간호사를 유지할 수 있게 한다.

Megan은 그녀가 도와주려고 하는 환자가 있다고 설명했다. 그녀와의 첫 상담은 신체 이미지 문제와 관련이 있었지만 나중에는 어린 환자와 그의 어머니 Sandra와의 관계에 대한 것으로 더 많이 옮겨갔다. Luke는 미소 지을 힘을 잃었고, 얼굴 표정은 한쪽으로 치우쳤으며, 밋밋하고 감정이 없는 것처럼 보였다고 했다. Luke는 1년 안에 치명적일 가능성이 있는 뇌간 신경 교종(Brain stem glioma)을 앓고 있었기 때문에 다른 신체 이미지의 어려움을 겪었을 가능성이 있다. Megan이 말하기로는 Luke는 몸이 무너지는 것을 느끼고 어머니는 그것을 지켜봐야 했다고 말했다. Megan은 증상 조절, 특히 통증관리를 다루는 전문가였지만, 그녀는 다른 심리적인 문제들, 즉 케어를 더 개인적으로 보게 하는 문제들로 고군분투하고 있었다.

우리는 정기적으로 이야기하기로 동의했고, 이를 통해 그녀가 Luke와 그의 어머니 Sandra를 돕기 위해 무엇을 하려고 했는지 더 잘 이해하게 되었다. 그녀는 자신이 제공한 신체간호에 대해서는 도움이 필요하지 않았지만, 가족과 논의한 것에 관한 자문역에 대해서 감사해했다.

뇌종양과 죽음

Brain tumours and dying

뇌종양은 뇌의 여러 부분에서 발생하며, 모두 악성인 것은 아니지만 영국에서 아동기 암 사망의 25%를 차지한다(Rogers 등, 2016). 매년 약 450명의 어린이가 뇌종양으로 진단되며, 그 중 65%가 5년 이상 생존한다(Bennett 등, 2013). 어린이와 청소년에서 발생하는 뇌종양 중에서 뇌간 신경 교종은 진단 후 약 9개월의 평균 생존기간을 가진 가장 공격적인 종양이다(Hassan 등, 2017). 이 환자들의 1% 미만이 5년 동안 생존한다. 산재적 내재성 뇌교종(Diffuse intrinsic pontine glioma)은 일반적으로 6주 코스의 완화 방사선 요법으로 치료한다. 종양이 뇌간 내 생명유지 신경경로와 밀접하게 혼합되어 있기 때문에 수술이 불가능하다. 뇌간 종양은 부모의 희망을 앗아가고 어린 환자의 삶의 질을 빠르게 악화시키며, 종종 환자를 휠체어에서 생활하게 하며, 다양한 의사소통 및 이동성 장애를 일으킨다.

활동 8.1 **조사(Enquiry)**

미국 인디애나 출신의 19세의 젊은 농구 선수에 관한 아래 YouTube 동영상을 시청하십시오. Lauren Hill은 뇌종양 연구를 돕기 위해 수백만 달러를 모금하는 운동가가 되었습니다. 이 영상을 보면서 다음 두 가지 사항에 대해 생각해보십시오.

1. 연구를 위한 유산을 남기는 것이 왜 Lauren과 그녀의 어머니에게 중요한가?
2. 병에 걸리기 전(농구 경기 중)과 후(휠체어에서 말을 하기 위해 고군분투하는)에 그녀의 모습이 그녀에 대한 도전을 어떻게 설명하는가?

웹 링크는 다음과 같습니다: www.youtube.com/watch?v=b8Jil0li0U4

이 장의 끝에 요약된 답변이 제공됩니다.

임종은 인간중심간호를 제공하는 간호사에게 다양한 문제를 제기한다. 첫 번째 문제는 이미 시사한 바와 같이 **인격(personhood)**, 즉 지각이 있는(생각하는) 존재를 위엄이 있게 하는 것을 잃어버리게 되는 것이다. 건강하다면 우리는 죽음이 다른 날을 위한 것이라고 스스로 가장할 수 있지만, 말기질환의 진단을 받았을 때는 죽음과 대면하게 되는 것을 피할 수 없다. 질병의 특성과 그 방향에 따라(즉, 신체적, 정신적 건강 기능을 얼마나 빨리 약화시키는지) 환자는 그들의 치사율을 반복해서 상기시키고, 잘 사는 것과 관련하여 거의 매일 도전해야 한다(Barclay 등, 2014). 통증은 종종 대응해야 하는 문제이며, 여기서 통증이 없는 상태를 유지하는 것과 환자가 그들에게 목적의식을 부여하는 활동에 참여할 수 있을 정도로 깨어 있고 상호작용을 할 수 있게 유지하는 것 사이에서 균형을 이루어야 한다(Thomas 등, 2018).

임종의 도전

The challenges of dying

임종은 예를 들면, 배뇨하거나 배설하는 등과 같은 다른 방식으로 먹고 마시는 것 같이 극복해야 할 일련의 신체적인 도전의 문제를 야기한다. 또한 질병의 성질이나 위치에 따라 상처 냄새, 이동성 또는 의사소통 부족과 관련된 도전이 있을 수 있다(Campbell, 2014). 자신의 신체를 통해 자신을 대변하는 능력은 점진적으로 손상될 수 있다(Hakanson과 Ohlen, 2015). 신체는 우리가 어떻게 감지하고, 느끼고, 냄새를 맡고, 기능하는 방식을 통해서 살아 있다고 말한다. 그러나 질병에 의해 손상된 몸과 실제 회복 가능성이 없는 몸은 짐처럼 느껴지는 몸이 된다. 비정상적인 신체 경험, 악화가 계속된다는 신호로 인해 웰빙이 위협받는다.

그러나 임종 자체는 하나의 개념으로서 나름대로의 어려움을 내포하고 있다. 삶의 종말(사망이 임박했을 때)과 몇 주 또는 몇 달 동안 지속될 수 있는 더 장기화된 임종 사이에 구별이 가능하다. 질병이 서로 다른 속도로 진행되고, 그 과정에서 악화와 상대적인 완화가 있을 수 있기 때문에 간호사가 요구에 맞는 케어를 협의하는 것이 훨씬 더 어렵다(Mitchell 등, 2017). 임종은 역동적인 과정이므로 환자의 니즈와 희망을 확인하려고 노력할 뿐만 아니라 간호사는 환자의 신체 변화와 그에 대처하기 위한 그의 심리적 노력에 따라 변화가 어떻게 일어날 수 있는지 예상해야 한다.

인간중심간호와 임종

Person-centred care and dying

그러나 내가 죽어가는 환자의 인간중심간호에 대해 글을 쓸 경우에 되풀이되는 주제가 있다. Reed(2017)는 간호사가 환자에게 권한을 부여하려는 노력에 대해 설명했다. 간호사는 환자가 크고 작은 개인적인 목표를 이루도록 환자를 도울 경우에 양호한 삶의 질이 달성된다고 생각한다. 작은 목표는 종종 상당히 별개의 성취와 관련이 있다; *나는 오늘 침상에서 하는 목욕보다는 욕조에 들어가서 목욕할 것이다.* 그러나 큰 목표가 반드시 건강할 때 열망하던 것은 아니다. 환자는 자신이 느끼는 에너지 수준 및 질병으로 인한 한계와 정확하게 관련된 새로운 목표를 찾아야 한다. 이 일에 종사하는 간호사는 그것에 헌신해야 한다. 인간중심간호는 하다가 말다가 할 수 없으며, 어떤 날에는 다른 날보다 더 많이 보여주게 되기도 한다. 그렇지 않으면 환자와 가족은 그들을 속인다고 느낄 것이다. 간호사는 환자를 알아야 하고 그들의 변덕스러운 점을 받아들여야 한다. 중요한 것은 간호사가 그들을 지지한다고 느끼도록 해야 한다. Megan은 호스피스 동료 및 경영진과 나의 도움을 받았다.

죽어가는 환자의 진단에 관계없이 다른 주제가 되풀이되었다. 먼저 신뢰의 유대관계를 확립하고 유지하는 것이었다. 환자들은 정확히 포기해야 한다는 것을 알고 있을 때 포기를 두려워했다; *나는 포기해야 하지만 제발 나를 포기하지 마십시오.* Hakanson 등(2016)은 스웨덴의 매우 취약한 노숙자 환자들에게 이것이 중요하다는 것을 설명했다. 그들의 생활방식으로 인해 존엄성이 이미 저하된 이 환자들은 자신의 개인적 가치에 대한 추가적인 확신이 필요하다. 저자들은 이것을 그 사람의 존엄성을 회복하는 것으로 언급했다.

독일에서 Strohbuecker(2011)는 간호사와 요양원 거주자의 우려를 설명했다. 거주자들은 인간으로서 존중받기 원했고, 가능한 개인의 통제감을 유지하기를 원했다. '성인'을 정의하는 것은 개인 생활에 변화를 가져오기 위한 통제감과 선택 의식의 증가라는 것이다. 또한 이 거주자들은 가족 및 더 넓은 세상과의 연락을 유지하기를 원했고, 때로는 간호사는 환자가 그렇게 할 수 있도록 조정하는 것을 도와주어야 한다는 것을 의미한다. 구경꾼에게는 죽음이 두려울 수 있다.

치매로 죽어가는 환자에 대한 글을 쓴 McGreevy(2015)는 신중하게 적정한 약물의 중요성을 강조했다. 질병의 후기단계에서 치매환자는 방향감각을 상실할 뿐만 아니라 공격적일 수도 있다. 그래도 도전적인 행동을 통제하기 위해 항정신병 약물에만 의존하지 않는 것이 중요하다. 예술, 음악 요법, 회상, 인생 이야기 작업 및 애완동물 요법과 같은 다른 심리적 지지는 환자의 존엄성을 유지하는 데 도움이 되도록 사용해야 한다. 위엄이라는 단어는 원래 중세의 방패와 깃발(dignitat-um)에 표시된 문장 엠블렘에 대한 라틴어 용어에서 유래했다. 그것을 소지한 자는 가문의 명예와 지위를 나타냈다. 많은 의미에서 몸도 자기의 명예를 나타낸다. 따라서 몸이 자아를 대변할 수 없을 때, 대신 위엄 있는 다른 활동들이 전개되는 것이 중요했다. 신체가 손상되면, 이미지가 회복될 수 없이 손상되어 환자로 낙인 찍힐 수 있다. Goffman(2009)의 고전 텍스트 스티그마(Stigma)는 *망쳐진 정체성의 관리에 관한 메모*라는 부제목이 있었다.

완화치료의 윤리에 관한 글, Furingsten(2015)은 완화치료가 환자에게 또는 환자를 위해 한 일(예: 통증 관리)뿐만 아니라 임종 시 동반자로서 함께 참석하고 행동하는 것에 관한 것임을 상기시킨다. 이는 어린이의 경우, 부모와 전문 케어제공자 사이에서 케어를 하는 간호사에게 특히 힘든 일이다. 간호사는 특히 환자의 상황이 매우 빨리 악화될 수 있으므로 환자와 관계를 잘 맺는 방법을 궁금해 한다. 가족을 참여시키기 위해서는 부모와 자녀가 설명하는 내용을 읽어야 한다. 이는 거기에서 발생하는 요구에 맞추기 위해 대일 달라지는 것에 관한 것이다. 순식간에 바뀔 수 있는 니즈를 만족시키는 것은 비현실적이다. 간호사는 말기질병이 어린이와 그들의 부모에게는 최고의 부당함이라는 것을 인정해야 한다. 슬픔은 압도적으로 보일 수 있다. 완화치료 간호사가 신체 관리에 상당히 전문가일지라도, 심리적 요구는 그를 당황스럽게 한다.

사례연구 ● Luke

몇몇 다른 신경계 질환(예: 3장 참조)과 마찬가지로 Luke의 질병은 여러 가지 혼란스러운 증상으로 시작되었다. Luke는 그가 머리를 쥐어짜는 것으로 묘사한, 종종 수면에서 그를 깨우는 심한 두통을 겪기 시작했다. 두통이 Luke를 깨웠다는 사실이 갑자기 그를 무섭게 해서, 한밤중에 비명을 질러 그의 어머니 Sandra가 달려온 적도 있었다.

11살 때 Luke는 두통을 명확하게 설명하기 위해 애썼다. 그는 두통을 학교에 대한 나쁜 꿈과 연결시켰다. 꿈이 두통을 일으켰는지 아니면 그 반대든지 간에, 그는 확실하지 않았지만 두 가지가 한 가지인 것처럼 이야기했다. Luke의 걸음걸이가 불안정해지기 시작하자 그의 어머니는 걱정이 되었다. Luke는 가구에 자주 부딪쳤고, Sandra는 Luke가 구토하는 것을 본 적이 없지만 때로는 토할 것 같다고 말했다. 그녀는 악몽, 두통 및 불안정함에 대해 담임교사와 상담을 시작했으며, 교사는 가능한 빨리 Luke를 의사에게 데려가라고 하였다. 담임교사가 아는 한 Luke는 학교에서 개인적으로 문제가 있지는 않았다. 그러나 Luke의 글씨체는 어수선해졌고, 교사는 가끔 Luke가 수업에 집중하기 위해 노력했는지 궁금해했다.

의사는 Luke를 신경과 전문의에게 의뢰했고, 그는 자기공명영상(MRI) 스캔을 권유했다. MRI 스캔을 통해 그의 뇌 아래에 큰 덩어리가 있음을 발견했고, 이는 그의 뇌간의 기능을 떨어뜨리는 구조와 관련이 있었다. 뇌간 신경 교종으로 진단되었고, Sandra는 그것을 듣고 비탄에 빠졌다. 그러나 신경과 전문의는 종양의 위치로 인해 수술이 불가능하여, 올바른 치료과정은 방사선 요법이라고 했다. Sandra는 그 상담에서 그녀가 논리적으로 생각하고 예후에 관해 물을 수 없었다고 기억했다. 치료를 시작하고 나서 계속되는 심한 두통에 대처하는 것이 중요했다. 의사가 이 종양에 대한 예후가 극도로 안 좋다고 말했을 때 Sandra는 상실감에 빠졌다; *얼마나 안 좋습니까? 약 1년 정도*, 의사가 그녀의 손을 잡고 말했다. 왜 그들이 수술을 할 수 없는지 설명했고, Sandra를 도울 수 있는 간호사와 훌륭한 간호사 팀이 있다고 말했다.

이것이 Sandra가 Megan을 만난 경로이다. Megan은 평범한 간호사가 아니었다. 그녀는 Portsmouth 축구팀을 지지했고(Luke는 그 팀의 열렬한 지지자였다), 또한 Sandra가 알지 못하는 차트 음악에 대해 많이 알고 있었다. Luke와 Megan은 우정이 생기기 시작했고, 그것은 전적으로 방사선 요법을 통해 Luke가 얼마나 아프고, 어지러운지, 또는 그를 괴롭히는 불안정한 보행에 기반한 것은 아니었다. 현재로서는 방사선 요법으로 인해 종양이 줄어들었고 Luke의 두통이 완화되는 것처럼 보였다. Megan은 만일을 대비하여 자신이 어떻게 느끼고 있는지 계속 모니터링해야 한다고 주장했지만, 그는 그 증상이 사라졌다고 안심을 느꼈다.

방사선 요법 과정을 마치고 7개월 후에 Luke는 재발했다. 그는 그 동안에 학업에 어려움을 겪으며 피곤함을 느끼고 외모의 변화(탈모증)를 겪었다. 그러나 이제는 그가 예상하지 못한 때 넘어지기 시작했고 몇 번은 넘어질 때 머리를 부딪혔다. Luke는 오랫동안 말하려고 애썼지만, 자주 숨이 차게 되었다.

Sandra는 공황상태에 빠졌다. 그녀는 의사가 말한 것에도 불구하고 감히 희망을 품은 것에 대해 자신을 질책했다. 그녀는 무슨 일이 일어날지 모른다는 두려움 때문에 잠을 자려고 애쓰다가 Luke에게 짜증을 낸 것에 대해 자신을 비난했다. Luke와의 대화는 어려웠다. 그녀는 그가 악화되고 있으며, 더 나아질 수 없다고 말하고 싶지 않았다. Sandra에게 이것은 실패를 고백하는 것에 해당했다. 그녀가 어떻게든 더 잘 관리했다면 Luke를 보호했을 것이다. 그러나 이제는 할 수 없었다. Sandra가 그녀를 방문한 사람에게 화를 내고 있을 때, Megan의 방문이 있었다.

당신이 Luke를 돌봐요. 난 못해요! 나는 더 이상 어떻게 해야 할 지 모르겠어요!!

그날 아침 집안 분위기는 매우 긴장되었다. Megan에게는 Sandra가 자신이 한 모든 일을 원망하는 것처럼 들렸다. Megan은 Sandra에게 할 말을 찾을 때까지 Luke를 조용히 돌보았다. Megan은 그의 몸과 마음이 편안하도록 Luke를 돌보았다고 설명했다. 그녀는 항상 Luke를 사랑했다. 그것은 분명했고 의심의 여지가 없었다. Luke가 몇 살이든 상관없이 그녀의 아이가 그렇게 아픈 것을 보는 것은 어려웠다. Sandra는 상처를 입었고, 소리지르기도 했지만, Megan은 그녀를 포기하지 않았다.

이야기 듣기

Hearing narratives

Megan이 나에게 전화했을 때, 그녀는 이전에 부모의 분노를 다룬 적이 있지만 이번에는 Sandra의 분노가 특히 본능적인 것처럼 보였다고 털어놓았다. Sandra는 완전히 의지할 곳이 없다고 느꼈고, 그녀는 자신이 무엇을 할 수 있는지 몰랐다. 그녀는 Luke를 나아지게 할 수 없었고, 통증관리를 위한 약물의 전문가가 될 수는 없었다. 그리고 그녀는 Luke가 자신에게 닥칠 일에 대한 두려움을 느끼는 것을 막을 수 없었다. Sandra는 무의미하다고 느꼈고, 충분하게 보일 만한, 그녀가 할 수 있는 것으로 생각할 만한 것은 아무것도 없을 것 같았다. 7장에서 환자 Ted의 점진적인 이야기와는 매우 대조적으로, Sandra의 이야기는 실망감을 폭발적으로 터뜨렸다. 그녀의 갑자기 격앙된 대화 시작은 Megan이 그들을 따라가는 것을 극도로 힘들게 만들었다. 때때로 이야기는 극단적인 감정, 심지어 원한이 공유되기도 했다.

내가 들은 얘기가 옳다고 말해 주길 바래요. 라고 Megan이 나에게 말했다.

그녀의 요약은 타당해 보였다. 그녀가 Sandra의 절망적인 폭발을 묘사하는 상세한 내용을 감안할 때, 나는 어머니의 분노를 설명하는 다른 방법을 상상할 수 없었다. 우리는 그것에 대해 이야기했고, 내가 아직 몰랐던 다른 상황적 영향들이 있었다. 마치 Sandra가 울부짖었고, 울부짖음은 니즈를 구체적으로 명시하지 않은 것 같았다. 그것은 단순히 지독한 아픔이었다.

나는 Luke는 어떤지 궁금했다. 그는 자신의 질병에 대해 얼마나 이해하고 있는가? 그는 더 추상적인 추론이 가능해지기 시작한 11살이다(Cowie, 2012). 사춘기의 절정에 있는 아이는 미래를 상상하기 시작하고, 시간이 지남에 따라 진보나 부족을 생각하기 시작한다. 마찬가지로 중요한 것은, Sandra나 Megan이 Luke에게 그의 질병에 대해 무엇을 말했는지 궁금했다. 둘 중 누가 더 나아질 수 없고 죽을 것이라는 것을 인정했는가? Megan은 죽음에 대한 논의, 그 문제에 대한 의견 및 그것을 어떻게 준비할지 탐구할 방법을 알고 있었다. Megan은 Luke가 물으면 죽음에 관해 이야기할 준비가 되어 있었다. 그러나 Luke는 11살이었고 Sandra는 혼자였다(그녀는 이혼했고, 아버지는 멀어졌고 잘못된 이유로 다시는 관여하기를 꺼렸다). Luke와 Sandra에게는 말하는 것이 아마도 훨씬 더 복잡했을 것이다. 그들은 서로 함께 했고 죽음은 또 다른 포기처럼 들렸을지도 모른다.

Sandra가 Luke의 죽음을 인정했다고 생각하지 않아요. Megan이 말했다. *그녀는 그를 위해서 자신이 강해야 한다고 생각해요. Sandra는 하루하루 어려움이 다가올 때마다 대처하고 있어요. 그러나 그녀는 내 도움을 계속 요청해야 하기 때문에 너무 낙심해 하고 있죠. 그것이 그녀가 나에게 화를 낸 이유에요.*

나는 Megan에게 그녀가 관여한 케어 조치에 대해 물었다. Luke의 시력과 조정력을 점검하는 모니터링이 있었다. Luke가 발로는 걷는 것이 너무 불안정하여 휠체어를 준비하였다. Luke가 평소처럼 구강위생을 위해 애쓰고 있었기 때문에 Megan은 구강위생을 도왔다. 그는 말할 수 있지만 짧은 문장으로만 가능하였다.

Sandra는 무엇을 하고 있었나요? 내가 물었다.

그가 죽어가는 것을 지켜 보고 있었어요. Megan이 대답했다. *그것이 그녀가 보는 방식이에요.*

우리는 Luke에 대한 이야기로 다시 돌아가서, 그가 그의 질병에 대해 어떻게 말했는지 이야기했다. Megan은 그가 어떻게 애어른이 되었는지 설명했다. 나는 그것에 대해 알고 있다고 생각했지만 물어보았다. *그런데 그게 무슨 관련이 있나요?*

엄마가 있을 때는 불평하지 않아요. 그는 그의 입을 닦을 화장지를 가리킬 수 있고, 화장실이 필요할 때 신호를 보내기도 하죠. 그러나 그의 엄마가 방 밖에 있을 때 그는 더 신음하거나 찡그리죠. 그때는 고통을 숨길 수 없는 것 같아요.

나는 *당신이 비밀 증인이군요.* 라고 말했다.

그래요. 그녀가 말했다.

그리고 그것은 지치게 하죠? 내가 조심스럽게 말했다.

그래요. 그녀가 말했다.

활동 8.2 비판적 사고(Critical thinking)

Luke와 그의 어머니 사이의 의사소통에 대해 무엇이 중요하다고 생각합니까? 왜 그것이 인간중심간호 측면에서 영향력이 있습니까?

이 장의 끝에 요약된 답변이 제공됩니다.

우려, 니즈 및 필요사항 예측

Anticipating the concerns, needs and requirements of the patient

사례연구 장들의 이 부분에서 나는 보통 이전 연구, 간호사가 수행한 작업을 확인하고 경험적 검토 작업에 대해 논의하며, 그것은 민감한 방식으로 케어하기 위해 전략적으로 사용된다. 하지만 이 경우, Megan과 나는 아무것도 할 수 없었다. 그녀는 증상관리, 임종 진행과정에 대한 설명 및 사랑하는 사람이 더 이상 없을 때 가족의 준비에 관한 풍부한 지식을 가지고 있었다. 그러나 이 단계에서는 익숙한 근거 중 어느 것도 사용하기에 옳지 않은 것으로 보였다.

Sandra에게 죽음과 관련된 것을 가르치는 것은 극도로 진부해 보일 것이다.

Megan: *Sandra가 기분이 나아지도록 도와주고 싶어요.*

Bob: *맞아요. 그녀는 지금 Luke의 생각에 정신이 없어요. 그녀는 그를 어떻게 도울지 모르고 있어요.*

Megan: *나는 Luke에게 미래가 어떨지 말해 주는 것에 대해서 그녀에게 어떻게 말해야 할지 모르겠어요. 나는 도서관에서 책을 읽었지만, 모두 형식적이라는 느낌이 들었어요. 그 둘은 말하고 있으면서 말하지 않는 것 같아요. 그들은 서로에게 힌트를 주고 다시 물러나고 있어요.*

Bob: *우리에게 시간이 얼마나 있다고 생각하세요?*

Megan: *Luke가 죽기 전까지?*

Bob: *네, 당신이 추측할 수 있는 한…. 나는 그것이 추측이라는 것을 알고 있지만, 모든 것을 할 수 없다면, 최선을 다해야 해요.*

Megan: *추측할 수 없어요! 못해요.*

Bob: *우리는 추측해야 해요. Sandra가 시간 내에 뭔가 할 수 있어야 해요. 시간을 최대한 잘 사용했다고 느껴야 해요.*

Megan: *두 달, 아마도 두 달이에요.*

두 달은 Megan이 새로운 것을 찾기에는 부족한 것 같다. 나는 추가로 도서관에서 그 문제를 기술하고 Sandra에게 의미가 통하는 무엇인가를 찾을 방법을 알아보겠다고 말했다. 만약 Megan이 일주일 만에 전화를 한다면 뭔가 제공할 것이 있을 것이다. 그러나 그녀는 그것을 판단해야 하고, 사용할 수 있는지 결정해야 할 것이다.

위험 공유 및 바람직한 향후 방향 파악

Sharing risks and identifying desirable ways forward

전문가가 거리를 두고 임상문제를 이해할 때 자신 있게 도움을 줄 수 있는지 여부는 논쟁의 여지가 있다. 그러나 때로는 일단 거리를 두는 마음은 새로운 각도에서 문제를 볼 수 있다는 반론이 있다. 그래서 인간중심간호와 죽음에 대한 기사를 찾기 시작했다. 특히 어린이 관련 기사를 검색했다. 내가 Megan으로부터 확인할 수 있는 두 가지 문제점이 있었다.

1 Sandra는 무력감을 느꼈다. Luke는 환자이고 Megan은 인지된 전문가였기 때문에, 그녀는 정상적인 양육 역할을 수행할 수 없었다(그녀가 그렇게 믿음). 마치 절망 속에서 Luke가 넘겨진 것 같았다.

2 아들과 어머니 사이의 의사소통은 모호했다. 아무도 죽음에 대해 말하는 것에 대해 확신하지 못했다. 아동의 인지발달과 죽음에 대해 사유하는 능력과 관련하여 Sandra에게 어떤 말을 하더라도, 그녀는 Luke에게 말할 수 있는지 확신하지 못하는 것 같았다. 그녀가 그렇게 하는 것은 절망을 인정하는 것이 될 수 있다.

두 철학적 논문

Two philosophical papers

나는 필요성에 맞는 것을 빨리 검색했다. 도움이 될 만한 두 가지 논문을 찾았지만, 이것은 근거의 문제였으며 추상적이었다. 재료를 섞는 방법을 알려주는 레시피 같지가 않았다. 내가 생각하기에는 사람들은 항상 유추해서 생각하고 있는 것 같다. 그러나 때때로 유추해서 생각하는 것이 필요한 것처럼 보였다. 그들이 이런 식으로 문제를 볼 수 있을까? 문제가 실제로 이와 같은 경우 어떻게 해야 하는가? 내가 그것에 대해 생각했을 때, 학자와 연구자들은 점점 더 많은 정보와 더 많은 설명을 제공했지만 항상 해석하고 응용해야 할 필요성이 있었다. 문제를 해결할 무엇인가가 항상 필요했다.

첫 번째 논문은 인간중심간호가 완화치료에 내재되어 있다고 주장한 저자 그룹에 의해 철학 저널에 실렸는데, 증상관리에 주의를 기울이는 것 외에는 실용적인 표현을 거의 찾지 못했다(Ohlen 등, 2017). 환자/상대적 고통의 시기에는 너무 모호했으므로 아무도 그 사람에 대해 이야기하지 않았다. 저자들은 인간중심간호의 일반적인 속성을 설명했지만(1장 참조) 가장 인상 깊었던 것은 사람들이 자신을 어떻게 표현하는지에 대한 기사 속의 짧은 구절이었다. 그 구절은 사람을 온전하게 느끼게 할 가능성이 있는 것들을 묘사했다. Ohlen 등(2017)은 이를 다음과 같은 4가지 용어로 설명했다.

1 활동(우리가 우리의 삶과 온전함을 표현하는데 있어, 우리가 하는 것과 다른 사람이 우리를 도와주는 것이 있다. 이것은 말기질병에서는 와해되지만, 소멸될 필요는 없다)

2 이야기(우리는 우리 자신이 누구인지, 무엇을 하고 있는지, 왜 그것이 중요한지에 대해 자신에게 이야기한다. 이것이 이 책의 핵심 메시지 중 하나였다)

3 우리는 기술을 보여준다(우리 자신을 차별화할 수 있는 기술)

4 우리는 힘을 행사한다(종종 역할에 관련됨. 죽어가는 동안 힘이 줄어들지만 새로운 힘이 나타날 수 있다. 죽어가는 사람이 위안을 줄 수도 있다).

두 번째 논문은 철학적이며 죽어가는 아이들의 추론과 도덕성을 조사했다(Hoffmaster, 2011). 이 논문은 아이들이 어떻게 죽음에 대해 추리하는지를 연구한 저자의 초기 작품에 대해 어느 정도 상세히 보고했다(Bluebond-Langner, 1978). 나는 사회학을 공부하면서 읽었던 이 작품을 기억하지 못한 것에 대해 후회했다. 어린이는 합리적이지 않은 질병 및 치료 사건을 통해 그들만의 추론형태를 가졌다. 그러나 그것은 그들에게 죽음에 대해 말하는 것에 대한 우리의 두려움이 그들이 필요로 하는 것보다 더 두드러졌다는 것을 의미할 수 있다. Bluebond-Langner(1978)는 백혈병 아동들은 얼마나 자신들의 상태가 좋지 않은지 몇 가지 전략을 통해서 알아냈다고 설명했다.

- 집중 관찰(그들은 서로 다른 질병을 앓고 있는 어린이들이 어떻게 치료되는지와 의료진이 그들과 얼마나 많은 시간을 보냈는지 확인했다. 이는 아픈 정도를 판단하는 데 도움이 되었다)
- 추론 방법(아이들은 관찰을 통해 무엇인가를 추론한다. 예를 들어, 병원에 있으면서 수업이나 학교 출석에서 면제되고, 심각한 질병이 있는 것으로 알려진 경우, 이는 의료진들이 당신의 시간이 제한되어 있다고 생각하는 것을 의미할 수 있다)
- 창의적 해석(어린이들은 잠든 척하면서 성인들 간의 대화를 들을 수 있다. 이로 인해 다른 방법으로는 나오지 않았을지도 모르는 정보를 수집할 수 있게 했다)
- 추론에 대한 비판적 평가(그들이 알아 차린 것에 대해 서로 이야기를 나누었다)

활동 8.3 **추측(Speculating)**

이 두 논문이 Sandra와 Luke와 관련하여 왜 가치가 있을지 추측할 수 있습니까? 계속 읽기 전에 아이디어를 적어 두십시오.

이 답변은 당신 자신의 성찰에 기초한 것이므로 이 장의 끝에는 요약된 답변이 없습니다.

나는 몇 가지 '만약'의 아이디어를 가지고 Megan에게 전화했다. 나는 이것들이 효과가 있는지 몰랐다. 나는 그들에게 가치가 있을지는 알지 못했다.

Bob: *이 논문을 찾았는데 어떤 면에서는 이것은 매우 당연한 것 같아요. 이것은 어리석은 것처럼 보일 수 있으며, 이야기할 가치가 없는 상식일 수도 있어요.*

Megan: *당신은 아직 설명하지 않았어요. 내가 결정하게 해 주세요.*

Bob: *알겠어요. Sandra는 쓸모가 없다고 느끼지만, 우리들 중 누구든, 심지*

어 11살짜리 아이까지, 개별적이라고 느끼고, 사랑받는다고 느끼게 하는 것은 그녀가 가장 가깝다고 생각하는 사람이 가장 열정적으로 좋아하는 것에 도움이 되는 것이라고 그녀를 확신시킨다면 어떨까요? Sandra에게 그녀가 해야 할 것에 대해 생각할 틀을 주면 어떨까요?

Megan: 그것은 추상적인 것으로 들려요.

Bob: 우리는 우리의 활동, 기술 및 이야기, 알다시피 우리가 우리 자신에게 하는 이야기로 인해 인간적이고 개별적이라고 느끼죠.

Megan: 그것은 Sandra에게는 어떻게 작용할까요?

Bob: 글쎄요, 그녀는 Luke가 죽어가는 것을 보고 있지 않아요? 그는 그녀의 마음 속에서 죽어가고 있어요. 그가 죽어가면 그녀는 살 수 없어요. 이것이 아마 그녀가 그것을 보는 방식일 것이에요. 그는 장기적으로 좋은 결과가 없기 때문에 살고자 하는 것들을 하지 않아요. 그녀가 그와 함께 한 모든 것은 성장하고 훌륭한 성인이 되기 위한 것이죠. 그녀는 더 이상 Luke와 그런 일을 함께 할 수 있다고 믿지 않아요.

Megan: 그녀는 그가 죽기를 기다리고 있어요...

Bob: 네. 그렇다면 위엄을 만드는 것은 무엇일까요? 무엇이 우리가 자신을 자랑스럽게 생각하게 할까요? 우리는 어려움에도 불구하고 일을 하죠. 그래서 이제 Sandra는 Luke의 삶에 초점을 맞추어서 해야 할 일이 있어요. 그의 건강을 고려해볼 때 그것은 가능해요.

Megan: 예를 들면, …?

Bob: Portsmouth 축구팀, 당신은 그것에 대해 무엇을 알고 있어요?

Megan: 고통과 열광!(그녀가 웃는다)

Bob: 알아요. 그러면 Luke는 그의 축구팀에 대해 무엇을 알고 있나요?

Megan: 모든 것… 절대적으로 모든 것!

Bob: 아마도 Luke는 Sandra에게 Portsmouth 축구팀에 대해 가르쳐 줄 수 있을거에요. Sandra는 Luke에게 그녀가 그의 지식이 필요하다는 것을 보여 주어야 해요. 그래서 Sandra는 보호자가 아닌 학습자가 되어야 해

요. 왜냐하면 그녀는 그것이 Luke를 얼마나 즐겁게 할지 알 수 있기 때문이죠. 이것은 질병이나 암, 죽음과 아무런 관련이 없어요. 그것은 사는 것에 대해 이야기하는 것이죠.

Megan: *나는 Portsmouth 축구팀에 대해서는 아무것도 몰라요.*

Bob: *바로 그것이에요. Luke가 가르치는 일을 하도록 해보세요.*

우리는 진행했다. Luke가 가지고 있는 기술에 대해서는 Sandra가 도울 수 있었고, Megan은 케어의 기술적인 부분을 수행했다. Luke는 그림을 그릴 수 있었고, 그의 침실에는 동물 사진이 있었다. Megan은 Sandra가 그릴 수 있는지 알지 못했지만 그녀가 시도하도록 설득할 것이다. 그들이 그렇게 하는 동안, 기억된 것, 동물원 방문에 대한 이야기, 사파리 파크, 그들이 공유한 모든 것을 다시 이야기하는 것은 좋은 생각일 것이다. 우리는 그것이 효과가 있을 거라고 확신하지는 못했다. 그것은 정말 간단했으며, Megan은 Sandra에게 할 일을 준 것이다. 그것이 성공한다면 그 일은 지금 죽어가는 것에 위엄을 더할 수 있고, 그 후에 더 행복한 추억을 더할 것이라는 것이 시간이 지남에 따라 완전히 설명될 수 있는 이론이었다. 현재로서 Megan은 Sandra가 아이디어를 받아들이기를 희망했다.

Bob: *내가 읽고 잊어버린 또 다른 논문이 있어요. 백혈병으로 고통받는 어린이들, 특히 첫 번째 치료를 받았으며 현재 완화치료 조치를 받고 있는 어린이들에 대해 훌륭한 연구를 많이 한 연구자가 있었어요. 그녀는 아이들이 어떻게 그들의 예후를 잘 알고 있는지, 심지어 아주 어린 아이들을 연구했어요. 참조를 이메일로 보내 드릴게요.*

Megan: *그러면 그들은 그것을 어떻게 알죠?*

나는 당신이 위에서 읽은 논문의 내용을 설명했다.

Megan: *Luke는 알고 있지만, 그는 엄마를 보호하고 있어요.*

Bob: *모르겠어요. 그렇게 생각하세요?*

Megan: *네, 그가 그렇게 한다고 생각해요. 그는 자신의 고통과 아픔을 그녀에게 숨기고 있어요. 대신 그는 나와 공유해요.*

Bob: *Luke가 왜 모르는 척하는 지 모르겠어요. 그것이 일어나고 있다면 그들은 그들 자신의 작은 공간에서 함께 겁에 질려 있을 수도 있어요.…*

Megan: *그러나 그것은 그들이 서로 사랑한다는 것을 의미할 수 있어요.…*

Bob: *네….*

Megan: *어떻게 그들을 도울 수 있을까요?*

Bob: *다른 추측이 있어요.*

Megan: *Luke에게 무슨 일이 일어날지에 대한 생각을 물어보면? 그의 엄마에게 말하고 싶은지 그에게 물어보면….*

Bob: *아니면 협력자가 되는 것은 어떨까요? 엄마를 보호하기 위해 도움을 원하는지 여부를 물어보면 어떨까요? 나는 우리가 보통 개방하는 것이 정직하고 최선이라고 생각한다는 것을 알아요. 그들이 보통 서로를 보호함으로써 대처한다면 어떨까요? 이것이 Luke가 엄마를 사랑한다고 느끼게 할 수 있게 하는 것이라면 어떨까요?*

Megan: *그것은 위험해요. 사실상 이것은 비밀이에요.*

Bob: *알아요. 하지만 Sandra가 Luke에게 무언가를 주도록 당신이 이미 돕고 있다면…*

Megan: *생각을 많이 해봐야 해요.*

Bob: *네. 이것은 이론이에요. 이론은 맥락 없이는 별로 의미가 없죠.*

역할과 진행에서 중요한 것에 동의

Agreeing roles and what counts as progress

Sandra는 점점 더 고통받는 아들을 보는 것 외에 다른 역할이 없는 것처럼 느끼고 있었다. 악화되는 것을 바라보고 따뜻한 존재감을 주는 것이 분명히 중요했지만, 그것은 Sandra에게는 도움이 되는 것으로 느껴지지 않았다. 그녀는 Megan에게 남편이 그녀를 떠난 후 Luke에게 완전한 부모가 되기 위해 얼마나 애쓰고 있었는지 설명했다. 그는 역할 모델인 아버지는 없었지만, 역할 모델인 어머니가 있었다. 금요일 아침에 Megan은 가족을 방문했고, Luke와 평소 점검을 시작하기 전에 Sandra가 해야 할 일이 있다고 제안했다. 처음에는 부과되는 과제에 대한 아이디어가 부담인 것처럼 보이지만, Megan은 과학적이고 인간적인 목적을 가지고 있다고 주장했다. '과학자'(Megan이 '철학자'보다 나은 것처럼 보인다고 말한)는 사람들이 특정한 자기-정의(self-defining)적인 일을 하도록 도움을 받을 때 더 위엄을 느낀다는 것을 깨달았다. 따라서 논리적인 작업은 Luke에게 그러한 일이 무엇인지 확인하고 그것에 집중하는 것이었다. 축구는 분명한 출발점이었다. Sandra는 Luke가 가장 좋아하는 축구팀에 관심을 가지기로 했다. 또한 Megan은 그들이 함께 그림을 그릴 것을 제안했다. Sandra는 그녀가 말을 그릴 수 있다고 설명했지만 다른 동물에 관해서는 제한적이었다.

시도해 보세요, Megan이 제안했다. *Luke가 이것을 하면서 당신보다 얼마나 더 나은지 말하게 하세요, 그가 이것과 관련된 추억에 대해 이야기하게 하세요.*

Sandra는 그것이 추억을 쌓는 것에 관한 것이라고 생각했다.

당신은 이것을 내게 제안하고 있었군요, 라고 Sandra는 말했다.

나는 Luke와의 추억이 없어요. 그것은 당신만이 할 수 있어요. 오직 당신만이 Luke를 기분 좋게 느끼게 할 수 있죠. 그러나 이것은 단지 추억상자를 만드는 것이 아니에요. 만약 당신이 Luke가 죽기를 기다리고 있는 거라면, 그가 살도록 도와주지 마세요. Megan이 대답했다.

일주일 후, Megan은 그녀의 성찰에 대해 다시 나와 이야기 나누었다. 해야 할 일이 성공적으로 완료되었다. 확실히 *Luke*는 피곤해져서 축구에 대한 대화와 그림 그리기는 그의 에너지 한계 내에서 해야 했지만, 그것이 Sandra를 훨씬 더 유용하다고 느끼게 했다. 나는 Luke가 그것을 즐기고 있는 것 같은지 물었고, 분명히 그는 즐기고 있는 것 같다고 했다. 엄마의 축구 지식은 *형편없었지만 그녀의 지식이 향상될 수밖에 없었다*. 나는 Megan이 Luke와 그의 엄마가 함께 활동한 시간의 양이 진전으로 간주된다고 생각하는지 궁금했다. 그녀는 그것이 아니고 *내가 방문했을 때 냉담한 응대를 몇 번이나 받았는지*에 의해 판단될 것이라고 확신했다. 그녀는 역시 옳았다. 때로는 진행정도가 간호사에게 에너지를 공급하기도 하고, 그것 없이는 이 일을 할 수 없다.

그 후에 우리는 두 번째 아이디어, Luke에게 그의 질병에 대해 질문하고 그가 얼마나 이해했는지와 그가 어머니를 보호하고 있는지 여부를 확인하는 것에 대해 이야기했다. Megan은 그 아이디어를 보류하기로 결정했다. 여기에 그녀의 완벽한 추론에 대한 발췌가 있다.

이제 Luke와 Sandra는 함께 할 일, 단지 그의 병에 대한 것만이 아닌 다른 일이 더 많으므로 그들이 암과 죽음에 대해 이야기하기 시작할 거에요. Luke가 준비가 되어 있을 수 있고, Sandra는 Luke가 그것에 대해 이끌어 나가게 할 수 있다고 생각할 수도 있어요. 우리는 부모들이 항상 이끌어야 한다고 생각하지만, 죽어가는 환자들, 심지어 어린 환자들도 때때로 현명해요. 그들이 이끌어야 할지도 몰라요. 그들이 말을 하지 않아도, 함께 한다면 나는 언제나 Luke가 무엇을 알고 있는지 볼 수 있어요. 우리는 당신의 아이디어를 플랜 B로 사용할 수 있을 것 같아요.

솔직히, 나도 그런 생각을 했더라면 좋았을 것이다. 케어의 두 요소는 서로 연결되어 있다. 한 쪽에서의 성공은 다른 쪽의 필요성을 제거할 수 있으며, 그것으로 Megan이 그의 비밀을 관리하고 어머니의 고통을 미연에 방지하기 위해 Luke와 동맹을 맺는 친절한 속임수의 위험도 무릅쓸 수 있다.

활동 8.4 평가(Evaluating)

지금을 되돌아보고 Megan과 내가 Sandra를 도울 수 있는 무언가를 찾기 위해 어떻게 협력했는지에 대한 아이디어를 적어 두십시오. 우리는 각자 다른 종류의 일을 했습니다. 그것이 인간중심간호 계획에 대해 무엇을 제안합니까? 그것이 인간중심간호와 근거기반 실무의 관계에 대해 무엇을 제안합니까?

이 장의 끝에 요약된 답변이 제공됩니다. 그러나 다음 대화에서 일부 생각이 제시됩니다.

교훈 배우기, 미래 계획 조정

Learning lessons and adjusting plans for the future

다음 몇 주 동안 나와 Megan의 대화는 다소 산발적이 되었으며, 슬픔과 안도감이 혼합되었다. Luke의 상태가 빠르게 악화되고 있으며, Sandra와 함께한 초기 그림은 완성이 덜 되었다. Sandra는 그것들을 Megan에게 보여주며, 뒷면에 그려진 그림들과 비교하면서 울었다. 그녀는 강해져야 한다는 느낌을 가지고 Luke의 앞에서 울기를 거부했다. 그러나 그녀는 그들에게 즐거움을 주는 몇 가지 일을 했다. 오래된 축구 프로그램과 Portsmouth 축구팀 경기의 일부 DVD 중계를 구입했고, 그들은 일부 경기를 반복해서 보았다. Megan은 그녀의 신체간호 활동을 수행하고, Luke의 입과 피부를 깨끗하게 유지하면서, 그 가정에서 매우 환영받는다고 느꼈다. 그녀는 Sandra에게 욕창을 피할 수 있게 하는 방법으로 Luke에게 체액과 영양분을 어떻게 제공할지에 관해 논의할 수 있다고 말했다. 그들은 목표가 Luke를 증진시키는 것이 아니라 피부가 상하는 것을 막는 것이라는 데 동의했다. 그래서 Luke가 자신이 관리할 수 있다고 느꼈어도 수분과 영양 섭취를 관리하였다. Luke는 점점 더 오랫동안 잠을 잤다.

나는 Luke나 Sandra가 서로에게 비밀을 털어 놓았는지, 그들이 무슨 일이 있었는지에 대해 새로운 대화를 나눌 수 있는지 물었고, 그들은 하지 않았다고 했다. '살아 있는' 대화와 활동은 이전과 마찬가지로 계속되어서 축구에 대해 이야기하고 축구를 보고, 최근에는 거실 창문에서 새에게 먹이를 주었다. Luke는 엄마에게 수탉과 암탉의 차이를 알려주고 피리새(bullfinch)가 얼마나 큰지 보여주는 것에 대해 만족했다. Sandra는 그가 이런 것들을 일찍 가르쳐 주었으면 했다. Sandra는 그녀에게 세부 사항을 설명할 때, Luke가 너무 작아 보였다고 말했다. 그는 더이상 11살이 아니었고 6살 정도로 느껴졌다. Megan은 Luke가 관심을 거의 느끼지 않는 조류 관찰에 관심을 보임으로써 그가 그녀의 비위를 맞추고 있다고 생각하는지 Sandra에게 물었다. Sandra는 확신이 없었지만, 그가 그것을 계속하는 것을 고맙게 생각했다.

메시지

Messages

Megan은 나를 감동시킨 어떤 일을 연관지었다.

Megan: *뇌간 신경 교종으로 사망한 농구선수인 미국인 소녀 Lauren Hill에 대해 말한 것을 기억하십니까?*

나는 기억하고 있었다. 나는 Megan에게 완화치료에 대해 교육할 수 있다고 생각했기 때문이 아니라 영상에서 Laura의 어머니가 매우 지지적인 것처럼 보였기 때문에 그녀에게 제안했다. 나는 그것이 Megan을 격려하기를 바랐다.

Megan: *어제 Luke가 엄마의 조류도감 책 중 하나를 내게 줬어요. 그는 그것을 침대 매트리스 밑에 숨겨 놓았어요. 그는 나에게 피리새(bullfinch)의 페이지를 열게 했고 그 속에 그의 그림 중 하나가 있었어요. 그것은 약간 구불구불했지만 확실히 피리새였어요.*

Bob: *훌륭하네요 ...그것은 정말 훌륭해요. 선물. Luke는 당신이 Sandra에게 그것을 주길 원했나요?*

Megan: 그는 거기에 "엄마, 알아요. 제발 울지 말아요. 사랑해요."라고 썼다고 내게 말해요.

Lauren Hill도 부모님을 위해 집 주변에 메모들을 남겼다. 메모에는 그녀가 알고 두려워했던 모든 것과 그녀가 부모에 대해 어떻게 느끼는지 묘사되어 있었다. 그들은 그녀가 죽은 후에 다른 작은 방의 구멍에 숨겨져 있는 메모들을 계속해서 발견했다.

나는 Luke가 죽음에 대해 이해했는지 Megan이 추측한 것에 대해서, 그리고 왜 용감한 애어른 연기를 했는지는 대해 Megan과 Luke가 대화를 나누었어야 했는지는 모르겠다. 그것은 도움이 되었을 수도 있고, Megan이 죽음의 의미를 다룰 때 그를 더 위로할 수도 있었을 것이다. 그녀는 Luke가 말하라고 한 시기에 Sandra와 대화를 나눌 수 있었을지도 모른다. 그러나 나는 그것이 조류도감의 메모보다 더 표현적이거나 위안이 되었을지는 의문이다. Luke는 나중에 엄마가 책에 숨겨둔 것을 발견하기를 원했다.

3일 후 Luke는 자는 동안 죽었고, Sandra는 다음날 아침에 그를 발견했다. Megan은 책과 그림이 발견되었는지 확인하기 위해 집을 방문했고, 그것들이 발견되었다.

인간중심간호 통찰력

Person-centred care insights

때로는 케어가 느껴지기도 한다. 이러한 느낌 없이는 간호사가 될 수 없다. 만약 그것이 개인적이라면, 그것은 우리의 추론 능력뿐만 아니라 감정에도 관여한다. 좀 더 친밀한 대화 용어가 아닌 다른 용어로 이 특정한 사례연구를 당신과 연관시키는 것이 훨씬 더 어려웠을 것이다. 나는 Luke의 질병이 매우 어려운 상황에도 불구하고, 그것과 관련된 느낌, 도움이 될 만한 정보에 대한 적극적인 검색, 경험이 풍부한 완화치료 전문가의 지혜, 그리고 일을 끝마쳤다는 느낌을 주는 듯한 결과의 즐거움을 느끼기를 원한다. 때때로 인간중심간호는 발견처럼 느껴진다. 인간중심간호가 직관적으로 판단되고, 어떤 원칙이 적용되거나 적용되지 않았는지에 대한 통상적인 정밀 조사를 넘어서는 때가 온다.

접촉 시간과 개별적 케어

Contact time and individual caring

몇 가지 요점을 제시하려고 한다. 먼저 간호사가 중요한 역할을 하는 장기간의 케어 관계에서만 모든 종류의 인간중심간호 업무(2장)가 입증될 것이라고 확신할 수 있는가? 더 짧은 케어 기간, 많은 의뢰와 환자의 움직임에 의해 연속성이 파괴되는 케어는 그 점(dots)들을 합쳐서 케어가 완벽해 보일 수 있는 기회가 적다는 것을 인정한다. 일시적인 접촉이 있는 급성간호에서 인간중심간호는 아마도 주의를 기울이고, 의사소통하는 것에 관한 것이다. 그것은 관심과 염려하는 느낌을 전달하는 것에 관한 것이다. 그것은 환자를 둘러싼 케어를 완전히 바꾸는 것이 아니라 미묘하게 케어를 조정하는 것에 관한 것이다. 이러한 인간중심간호는 그만큼 가치가 있다. 간호사는 환자와 공유하는 시간의 제약 조건 내에서 일하는데, 이는 환자를 개인으로서 알 수 있는 기회이다. 연민 어린 간호는 이용할 수 있는 것을 찾아서 도움을 주기 위해서 사용한다.

그러나 더 장기간의 케어 관계에서, 그리고 매우 본질적으로 죽음을 앞둔 환자와 그 가족의 케어에서는 아마도 인간중심간호 업무의 서로 다른 요소를 결합할 수 있는 기회가 있다. 우리 모두는 죽지만 케어가 잘된다면 외롭게 죽는다고 느끼지 않는다. 이 경우에서, Megan은 Luke와 그의 어머니를 위해 효과가 있는 방식으로 케어를 조정했다. 그녀는 그들이 서로에 대한 사랑을 나타내도록 도울 방법을 찾았다. Sandra가 Luke에게 무슨 일이 있는지 편안한 마음을 가지고 솔직했을 수 있었는지 의심스러울지도 모른다. 그것은 그야말로 너무 고통스러웠다. Sandra는 강해지기 위해서 침묵을 유지하고, 자기 자신보다 Luke를 생각하는 것이었다. Megan은 그렇게 할 수 있는 몇 가지 도구를 주었다. Sandra는 해야 할 새로운 일을 받았고, 그것은 그녀의 아들과 자신을 위해 서로 지지하는 것이었다.

고객의 의제 관련 작업
Working with the clients' agendas

인간중심간호는 환자 또는 돌봄제공자의 의제를 가지고 작업한다. 그러나 죽어가는 것과 죽음에 대해 더 열린 토론을 추진하는 것이 아무리 만족스럽거나 유용했을지도 모르지만, Megan은 Sandra 및 Luke가 원했던 것을 가지고 작업했다(내 생각에). 그녀는 Sandra에게 아이디어를 제공하였고, 그것들이 어떻게 사용되는지 주의 깊게 관찰했다. 그것은 진통제와 마찬가지로 주사처럼 실제적이었다. Megan은 도구가 할 수 있는 일을 신속하게 파악한 후 환자의 상황에서 올바르게 작동하는지 확인하는 세심하고 능숙한 실무자였다.

결국 Luke의 의사소통을 도와줄 필요가 없었다. 그는 Bluebond-Langner(1978)의 연구에서 나온 아이들은 호기심, 추리력과 배려심이 많다고 했던 것을 증명했다. Luke는 자신의 엄마가 필요로 하는 것을 감지하고, 그것을 그녀에게 주기로 결정한 것으로 보이며, 때로는 Megan에게 솔직하고 개방적인 다른 방법으로 자신의 죽음을 준비하고 엄마에게는 비밀로 했다. 나는 Megan에게 어떻게 Luke와의 통찰력 대화를 미루기로 결정했는지, 그리고 그것이 다른 '살아있도록 하는' 것이 어떻게 진행되는지 지켜보는 것과 모두 관련이 있는지 물었다. 다음은 그녀가 나에게 한 말이다:

> *나는 산타를 굴뚝으로 내려오는 사람으로 믿는 것을 멈추고 마음에 따뜻함을 심어 주신 부모의 상징으로 그를 생각하기 시작한 것을 기억해요. 내가 모르는척 하는 것에 부모님이 얼마나 즐거웠는지 보았어요. 그것은 그들이 우리를 위해 세상에 마법을 유지한다는 것을 의미했죠.*

Luke와 Sandra는 모르는 척하고 싶어했다. Megan은 그것을 촉진시켰다. 결국 Luke는 마지막에 Megan에게 무슨 일이 일어나고 있는지 자신이 알고 있다는 것을 알리고, 그가 무엇을 하려고 하는지 확인시켜 주었다. 그는 80세에 가까워지는 11살짜리 애어른이었다.

인간중심간호 역할 혼합

Mixing up the person-centred care roles

2장의 표 2.1에서 간호사가 자주 수행하는 인간중심간호 역할에 대해 소개했다. 그 역할들 중에서 적어도 세 가지가 이 사례연구와 함께 일하는 두 명의 간호사에 의해 이용되었다. Megan과 나는 모두 문제분석가로 활동했다. 한 간호사가 혼자 일했더라면 그렇게 쉬웠을지 의심스럽다. 결국 미묘한 문제를 탐색하는 데, 두 명의 간호사가 필요했고 한 명은 정보검색자 역할을 하고, 다른 한 명은 아이디어 적용자 역할을 했다. 인간중심간호는 종종 그런 경우가 많다. 이것은 문제를 분석하고, 간호사가 그들의 일을 확실히 하도록 하는 협동을 포함한다.

Megan은 Sandra의 상담역과 고문으로 활동했으며, 그녀가 적극적인 역할을 할 수 있도록 도와주었다. Luke가 목적의식을 가지고 Sandra를 위로 해 주었던 것은 앞으로 Sandra가 아들을 잃었을 때 슬픔을 극복하도록 도울 것이다. 인간중심간호는 큰 이득을 주며, 때로는 오랫동안 이득이 존재한다. 인간중심간호는 환자, 돌봄제공자 및 케어의 명성을 유지하도록 하는 현명한 방법이다.

Megan은 Sandra와 Luke에게도 절친한 친구였다. 나는 비밀을 간직하고 간접적으로 문제를 처리하는 것에 대한 논의에 대해 당신이 얼마나 편안함을 느끼는지 궁금하다. 때로는 가장 개인적이고 인간중심적인 것은 환자나 보호자 자신의 방식대로 문제를 다루는 것이다. 가장 편안한 접근방법으로 보이지 않을 수 있지만, 그들이 개인적으로 지속 가능한 방식으로 대처하고 돌보고 공유하는 느낌을 가지도록 환자/보호자를 유지하도록 돕는다면, 당신은 최고의 일을 한 것이다.

장의 요약 CHAPTER SUMMARY

죽음을 앞둔 환자와 그 가족을 돌보는 것은 매우 본질적인 인간중심간호의 과제다. 사람이 죽어 감에 따라 인간, 자아에 대한 개념이 위협을 받는다. 우리의 신체, 기능 및 통합성에 관해 자랑스러워 했던 것이 약화된다. 우리를 돋보이게 했던 업적은 사라지고, 다른 사람들의 기록과 기억 속에 저장된다. 질병의 속도와 패턴은 우리가 더 이상 확신할 수 있는지에 의문을 제기한다. 보호자는 종종 상실감을 느끼고 쇠퇴를 목격하지만, 죽어가는 과정에서 고통을 완화하기 위해 무엇을 할 수 있을지 궁금해한다. 완화치료를 하는 간호사는 환자가 사망한 후 슬픔을 극복할 수 있도록 보다 긍정적인 기억을 준비하도록 돕는 데 익숙하지만, 환자가 죽음을 앞두었을 때 가족이 공동 역할을 하도록 돕는 것과 관련해서는 덜 확신할 수 있다. 환자와 가족은 서로를 존중하지만 반드시 역할이 잘 조정되지는 않을 위험이 있다.

- 완화치료에서 예상하는 니즈와 필요사항은 환자와 보호자 모두 다루어야 한다. 어떤 때는 한 사람을 돕는 간호사의 조치가 두 사람을 돕는 경우가 있다.
- 완화치료와 관련된 근거가 항상 적합한 것은 아니다. 죽음은 매우 개별적이고 환자 상황이 매우 다양하기 때문에 간호사는 새로운 문제의 해결에 도움이 되는 새로운 근거요소를 찾아야 할 수도 있다. 때때로 근거는 특이한 곳에서 나오기도 한다.
- 완화치료 상황에서 인간중심간호는 종종 상담으로 이어진다. 환자와 가족을 지지하는 감정적인 일은 강력하게 보일 수 있다. 새로운 방식으로 니즈나 문제를 이해하기 위해 다른 사람들과 상담하는 것은 종종 가치가 있다.
- 완화치료 환경에서 인간중심간호는 미묘한 조정을 필요로 한다. 간호사는 아이디어를 제안하고, 도구를 제공하며, 시설을 이용할 수 있게 한다. 그러나 많은 경우에 무엇이 가장 큰 효과를 내는지 알려주는 것은 환자나 보호자이다.

활동: 간단히 요약된 답변

● 활동 8.1 조사

1. 나는 엄청난 질병으로 진단된 다른 환자들에게 기대되는 분명한 혜택뿐만 아니라 Lauren과 그녀의 가족에 대한 이 작업의 심리학적 장점은 그들이 부정적인 것으로부터 긍정적인 무언가를 만들었다는 것이다. 신체적 결손이 늘어간다는 점에서 뇌간 신경 교종은 연속적인 승산 없는 싸움처럼 느껴지며, 이는 지속적으로 지치게 하고 의욕을 약화시킨다. 그래서 Lauren은 자금뿐만 아니라 역경에 직면했을 때 회복적인 태도를 유산으로 남겨 두었다.
2. 이 영상은 질병의 전·후와 치료 전·후의 Lauren의 신체적 외모를 극명하게 대비시킨다. Lauren은 질병이 나기 전에 극도로 활동적이었을 뿐만 아니라 Lauren의 몸 자세와 움직임은 자유를 상징한다. 휠체어에 갇히고, 말하기와 감정과 경험을 얼굴표정으로 표현하기 위해 애쓰는 것은 질병이 어떻게 사람을 통증과 고통을 유발하는 몸에 가둘 수 있는지 강조한다. 신체기능과 외관이 점차 저하될 때 대중 유명인 이미지를 관리하는 데 필요한 용기를 고려할 가치가 있다고 생각한다. Lauren은 신체 이미지가 일반적으로 사람의 정체성에 중심이 되는 삶의 시대에서 이것을 관리했다.

● 활동 8.2 비판적 사고

사람들이 최선의 효과를 위해 협력하는 방식 중 하나는 문제해결에 있다. 그러나 문제의 이름이 지정되지 않은 경우 협력하기가 어렵다. 각 개인은 상호 어려움의 중심에 있는 무언가에 대해 이야기하지 않는 복잡한 이유가 있을 수 있다. 죽음에 관한 대화를 제기하여 그러한 어려움을 드러내는 것은 엄청나게 보일 수 있다. 따라서 돌봄제공자와 환자는 다른 것보다 사소하고 피상적인 문제를 다룬다. 그들은 그들 앞에 있는 말로 표현할 수 없는 도전을 제쳐 놓기로 암묵적으로 동의한다. 이와 관련된 위험 중 하나는 환자나 돌봄제공자가 감정적인 문제를 너무 크게 만들어서 심리적으로 손상될 수 있다는 것이다. 돌봄제공자의 경우에는, 장기간으로 케어나 사랑의 부족으로 인식하여 스스로를 비난할 위험이 있다. 때때로 사람들은 자신이 매우 깊이 숨겨둔 감정을 표현하기 위해서 이야기해야 한다(카타르시스). 그러나 적절한 시간과 장소를 선택하는 것과 그리고 이후에 따르는 기억, 감정 및 두려움의 반복을 관리하는 것과 관련하여 간호사가 그것을 촉진하기가 매우 어렵다.

이러한 상황에서 환자와 돌봄제공자들을 돌보는 것은 압력솥을 관리하는 것처럼 느껴질 수 있다. 선호되는 의사소통 접근방법을 유지할 수 있는지 확실하지 않다. 감정이 갑자기 분출하면 어떻게 되는가? 매우 취약한 환자는 가장 중요한 돌봄제공자를 잃을 수 있다.

이와 같은 의사소통의 어려움은 거의 항상 관계의 역사 속에 깊이 뿌리 박혀 있다. Megan은 Luke가 Sandra에게 의미하는 모든 것을 알 수 없으며 그 반대도 마찬가지다. 그녀는 그들의 관계에 대해 조금씩 그리고 점진적으로 알아간다. 많은 유용한 지지조치는 환자와 보호자와 이야기할 수 있는 것에 달려있을 수 있다는 것이다. 죽어가는 동안 치료적인 것의 많은 부분은 행동뿐만 아니라 말에 관한 것이다. 인간중심적인 방식으로 행동하기 위해, Megan은 사람과의 관계를 이해해야 한다. 이것은 그림을 잃어버렸을 때 조각 퍼즐 맞추기를 하는 것과 조금 비슷할 수 있다. Megan은 그녀가 무엇을 배웠거나 경험에서 얻은 것이 무엇이든 간에, 행동의 반영(reflection)은 항상 자신감을 가지고 사용하기가 어렵다. 그녀는 추측해야 한다.

● 활동 8.4 평가

일을 분업하여 했고, 우리는 서로 다른 강점을 사용하여 작업했다. Megan은 완화치료 전문가이다. 나는 아이디어를 가능한 행동으로 바꾸는 방법을 알고 있었다. 나는 행동에 대해서만 반영할 필요가 없었고, Megan에게 도움을 제공할 수 있는 추가자료가 있었다. 이러한 작업 요소 중 어느 것도 다른 요소 없이는 소용이 없었을 것이다. 때로는 난제에 직면한 전문가를 돕는 데 친구가 필요하고 때로는 친구의 지나치게 화려한 아이디어에 대응하기 위해 전문가의 조절이 필요하다. 인간중심간호는 종종 그러한 협력에 관한 것이다. 이것은 "—이라면"이란 사고와 명백해 보였던 것에 대해 질문하는 의지에 관한 것이다. 간호사는 추측해야 한다. 여기에서 가장 중요한 부분은 Sandra의 슬픔이 그녀가 평소에 했던 것을, 즉, Luke가 인생을 살 만한 가치가 있는 것으로 만들도록 도와주던 것을 앗아갔을 가능성과 관련이 있다.

여기에 근거를 사용하는 것은 약간 좀 더 생각할 가치가 있다. 많은 경우에 인간중심간호 제공자는 필요에 따라 전략적으로 사용할 근거 및 다른 형태의 정보를 얻는다. 그러나 충분한 근거나 올바른 근거가 없는 경우가 분명히 있다. 때때로 우리는 다시 볼 필요가 있다. 그러나 검색은 다르다. 해야 할 것을 찾는 것이 아니라 할 수 있는 것을 찾는 것이다. 근거는 목적을 달성해야 하고, 우리는 종종 행동을 정당화하기 위해 참조자료를 사용한다. '근거에 의해 뒷받침되지 않는 한' 주장을 하는 것은 부적절한 것으로 간주된다. 그러나 실무는 그렇게 깔끔하게 되는 경우는 거의 없다. 우리는 필요에 대해 예측하고, 개발하고, 가능한 설명을 만들어 내기 시작하고, 그리고 도움이 될 만한 근거를 찾는다. 인간중심간호 내에서 추측은 되풀이되는 기술이다.

추가 자료

Fersko-Weiss, H (2017) *Caring for the Dying: The Doula Approach to a Meaningful Death*. London: Orion Spring.

죽어가는 사람을 지지하는 공식은 없지만, 이 책은 우리가 죽어가는 것에 대해서 그리고 죽음에 대해 이야기하는 방식을 다루는 흥미로운 내용이다. 4장에서는 진실 말하기, 5장에서는 적극적인 경청, 7장에서는 유산 프로젝트를 다룬다. 이 모든 것은 이 장의 사례연구에 반영되고 인간중심간호에 관심있는 간호사들을 위한 것이다.

McCartney, M (2014) *Living with Dying: Finding Care and Compassion at the End of Life*. London: Pinter and Martin.

Margaret McCartney는 많은 동료 의사들이 지역사회에서 죽음을 앞둔 환자를 돌보는 주제에 대해 신선할 정도로 직접적이고 실용적인 방법으로 글을 쓴다. 그녀는 임상의들이 가지고 있는 두려움과 왜 약물 과다복용으로 이어질 수 있는지를 포함해서 죽음에 대해 솔직하게 다루고 있다.

유용한 웹 사이트

www.nationalvoices.org.uk/blogs/person-centred-care-2017-what-about-end-life

Riley, L (2017) *Person-Centred Care in 2017: What About at the End of Life?* Research officer: Compassion for Dying, National Voices. National Voices는 환자의 웰빙을 촉진하기 위한 영국 의료 기구의 연합체이다. 인간중심간호는 그들의 로비 활동에서 반복되는 주제이기 때문에, 이 블로그 페이지를 통해 생의 마지막 관리에 대해 시작해서 그 안에 있는 링크를 사용하여 외부를 탐색하는 것이 흥미롭다. National Voices는 2017년에 인간중심간호에 대한 보고서를 발표했으며, 하이퍼링크에서 이를 확인할 수 있다.

endoflifecareamibitions.org.uk/…/Ambitions-for-Palliative-and-End-of-Life-Care.pdf

National Palliative and End of Life Care Partnership: *Ambitions for Palliative and End of Life Care: A National Framework for Local Action 2015–2020*. 이 파트너십은 영국의 광범위한 정부 및 관련 의료기관으로 구성되어 있으며, 이 문서에서 완화치료에 대한 목표를 설정했다. 중요한 것은 인간중심간호가 강하게 특징지어진다는 것이다. 이러한 목표를 읽고, 목표기간이 끝날 무렵 목표가 실현되었는지 여부를 생각해 보는 것은 가치 있는 일이다.

Chapter 9

미래를 기대하기

Looking forward to the future

간호사에 대한 NMC 숙련도 표준

이 장에서는 다음과 같은 플랫폼과 숙련도를 다룬다:

플랫폼 1: 책임 있는 전문가로 성장

간호사는 다음과 같은 것을 할 수 있다:

1.13 환자, 가족, 돌봄제공자 및 동료들과 적절한 관계를 개발, 관리 및 유지하는 데 필요한 기술과 능력을 보여준다.

1.19 대표자로서의 역할을 수행하여 자신의 직업에 대한 명성을 유지하고 간호, 보건 및 치료 서비스에 대한 대중의 신뢰를 증진한다.

장의 목표

이 장을 읽은 후에는 다음과 같은 것을 할 수 있다:

- 미래에 인간중심간호를 위해 앞에 놓여 있는 탁월한 도전과 기회에 대한 인식을 보여준다.
- 스트레스가 많은 근무환경에서 인간중심간호에 대한 실용적(pragmatic)이고 신중한 초점을 맞춘 접근방법이 간호사들에게 유리한 점을 검토한다.

서론

Introduction

이 책의 마지막 장에서는 간호사의 주요 책임을 요약하고 그것을 미래에 인간중심간호가 성공하기 위해서 도전을 제기하는 맥락적 요인과 관련시킨다. 이것은 일반적인 건강관리에 영향을 미치는 문제에 대한 대단한 업적이 아니며, 특히 간호사의 업무는 매우 복잡하다. 간호업무는 의료서비스의 한 요소일뿐이지만, 미래에 인간중심간호가 마련된다면 중요한 것으로 입증될 수 있다. 이 장의 장면을 설정하기 위해 세 가지 주장을 하고자 한다. 이들 각각은 인간중심간호의 미래 모습과 간호사가 달성할 수 있는 것에 영향을 미친다.

1 간호학은 인간중심간호의 의미를 서서히 밝히기 시작했지만 더 많은 추가 연구가 필요하다. 과거에는 그 중 많은 부분이 이상적이고 자원부족에 대한 적절한 우려없이 이루어졌지만, 환자의 삶을 크게 개선할 수 있는 보다 집중적이고, 대단하지는 않지만 도움이 되는 중재에 대한 사례를 제시하였다. 이에 대해 논의하기 위해 2장에서 처음 읽은 실용적 인간중심간호 업무로 돌아간다. 인간중심간호의 모범 사례는 언제, 왜 우리가 어떤 간호업무를 하는지 이해하는지에 달려 있다. 여기서 가장 중요한 질문은 인간중심간호를 가장 효과적이고 효율적인 방법으로 입증하는 데는 무엇이 필요할까?이다.

2 사람들이 건강 및 건강관리에 대해 어떻게 생각하는지가 우리가 달성할 수 있는 수준에 상당한 영향을 미친다. 환자의 건강개념과 환자로서 역할이 의료진의 역할과 다른 경우 인간중심간호가 훨씬 더 어려워진다. 나의 주장은 인간중심간호가 환자와 간호사의 파트너십이 수반하는 것과 그 목표에 대해 비슷한 생각을 가질 경우 가장 큰 성공 기회를 가지고 있다는 것이다. 여기서 중요한 질문은, 간호 파트너십에서 무엇을 기대할 수 있고 기대해야 하는가?이다.

3 인간중심간호는 직업적으로 성취감을 줄 뿐만 아니라 양호한 서비스를 제공하게 한다. 우리가 환자와 그들의 요구에 초점을 맞추는 데 더 익숙해지기 때문에 당

신을 놀라게 할 수 있다. 인간중심간호에서 당신의 믿음과 헌신을 유지하는 것이 중요하다. 인간중심간호 내에 직업적 보상, 즉, 업무만족이 없다면 모범 사례를 유지하기 어렵다고 생각한다. 인간중심간호는 무엇이 될 수 있는 것이 아니라 무엇이 되어야 하는가에 대한 주문이 될 수 있다. 여기서 중요한 질문은 인간중심간호에 대한 어떤 것이 간호제공에서 당신의 만족을 가장 잘 유지할 수 있게 하는가?이다.

가장 효과적이고 효율적인 방식으로 인간중심간호를 시행하려면 무엇이 필요한가?

What does it take to implement person-centred care in the most effective and efficient way?

2장에서 5가지 유형의 인간중심간호업무에 대해 읽었으며, 이는 자원이 제한된 의료서비스 내에서 현실적인 간호접근 방법을 나타낸다. 인간중심간호업무의 다섯 가지 유형은 다음과 같다:

1 우려, 니즈 및 필요사항 예측
2 환자 및 다른 사람들의 이야기 듣기
3 위험 공유 및 바람직한 향후 방향 파악
4 역할과 진행에서 중요한 것에 동의
5 교훈 배우기, 미래 계획 조정

이 책의 사례연구는 실제로 수행되고 있는 유형의 간호업무를 보여준다. 첫 번째 사례연구인 3장의 업무는 상대적으로 조금 다를 수 있다(다발성경화증 진단에 임박한 환자를 돕는). 당신은 그것을 아주 작은 것, 상식에 지나지 않으며 다른 사람의 감정에 대한 적절한 인간의 관심으로 생각했을 수도 있다. 그러나 사례연구가 상호협력을 기반으로 구축됨에 따라 간호업무의 복잡성이 증가하고 종종 여러 유형의 업무와 관련이 있었다. 첫 번째 근거를 사용하고 이야기를 듣는 일이 시작된 후에 위험 공유 및 관리, 역할 동의 및 교훈을 배우는 것과 관련된 업무가 단계적으로 전개된다. 보다 복잡한 인간중심간호 업무는 점점 더 많이 파트너십에 의존하고 있으며 이 책에서 논의된 사례연구 중에서도 업무가 항상 간단한 것은 아니었다. 성공적인 인간중심간호는 서로 다른 의료전문가들 간의 의사소통이 필요했다. 그러나 이러한 과정은 건강문제가 재발할 가능성이 적고 나중에 합병증의 위험이 줄어들었기 때문에 이전에 소비한 시간은 나중에 종종 가치가 큰 절약효과를 가져왔다. 여러분은 아마도 대장암 환자를 위한 사례연구, 우울증에 걸린 연금수급자에 대한 지지 및 죽음을 앞둔 소년과 그의 어머니에게 제공되는 케어와 관련된 사례연구에서 수행되는 간호 업무의 투자 요소에 주목했을 것이다. 유의하게 그 업무는 더 많은 직원의 시간이 소요되고, 반드시 추가적인 물질적 자원을 수반하지는 않지만 비용이 많이 든다. 종종 인간중심간호는 추가 자원의 개발을 요구하지 않고 기존 자원을 최대한 활용한다.

성공적인 인간중심간호를 구현하는 것은 적시에 올바른 일을 하는 것을 수반한다. 준비작업은 환자가 도착할 때 시간과 일을 절약할 수 있다. 또한 나중에 수정 작업의 필요성을 줄이는 데 도움이 될 수 있다. 환자를 정말로 잘 이해하는 것은 가치가 있으며, 권한을 가지고 그들의 경험과 니즈를 연구하여 환자들이 요구할 수 있는 것을 예상할 수 있다. 간호사가 여러 클라이언트 그룹(예: 에이전시 간호사로 근무)과 다수의 서로 다른 환경에서 근무하는 경우 인간중심간호 방식으로 실무하기가 훨씬 어렵다. 이것은 정확히 환자 케어 요구를 예측하기가 더 어렵기 때문이다. 정기적으로 근무하는 장소를 옮기는 경우, 다음에 만난 환자에게 직관적이고, 지식이 풍부하며, 민감한 방식으로 질병, 대처 그리고 환자 지지에 대한 환자의 경험을 이해하는 것은 비현실적이다. 어느 정도의 환자 집단에 대한 전문성은 인간중심간호를 더 잘 구현하는 데 도움이 될 것이다.

환자의 우려, 니즈 및 필요사항을 예측하는 것은 환자에 대해 매우 잘 알려고 하는 것을 수반한다. 이것은 환자의 경험을 더 잘 이해하기 위해 동료들과 함께 직접 접근하고, 대조하고, 때로는 연구를 수행해야 한다. 연구, 특히 환자의 질병 및 치료 경험과 관련하여 배운 내용은 향후 도움이 될 것이다. 환자 경험의 일부 영역, 예를 들어, 암 치료 및 만성질환과 같은 영역은 연구에 의해 잘 관리되지만, 다른 영역에서는 격차가 있어서 당분간 지역간호 확인 자료, 환자의 피드백 및 당신이 알고 있는 환자의 사례연구에 더 많이 의존해야 한다. 연구 및 기타 데이터에 접근하고 읽고, 이해하는 것에 자신감 있고 훌륭한 인간중심간호를 위한 간호사가 되는데 필수적이다.

향후 간호에서 모범사례를 지원하기 위해 환자 경험의 근거를 수집하고 사용하는 것이 필수적이다. 우리는 환자의 질병 경험에 대한 근거뿐만 아니라 치료 및 지지에 대한 근거도 필요하다. 인간중심간호가 환자의 지각과 긴밀히 협력한다면 간호의 모든 요소와 관련된 환자의 관점에 대한 연구가 필요하다. 진단검사를 받는다는 것은 어떠한가요? 진단을 기다리는 동안 주요 요구 사항은 무엇입니까? 여러 가지 치료 옵션이 제공되는 느낌은 무엇입니까?

당신은 아마도 환자와 보호자의 이야기를 듣고 이해하는 것이 사례연구 내에서 얼마나 중요한지 알았을 것이다. 환자가 심장마비를 겪을 때는 환자와 파트너의 이야기를 모두 이해해야 하며, 재활은 두 사람 모두가 권고되는 행동 방침을 얼마나 신뢰하느냐에 달려있다(6장). 환자 간호 우려와 필요 사항을 예측하기 위해 관련 근거를 사용하고 철저한 설명과 함께 이를 활용하는 것이 효과적인 인간중심간호의 핵심이다. 환자가 자신의 질병으로 겪는 일반적인 증상과 자신이 겪은 증상을 이해한다는 것을 시사하는 질문을 했을 때 환자는 자신의 이야기를 공유할 가능성이 훨씬 더 높다. 우리가 묻는 질문은 환자가 이미 경험했을 가능성이 높은 특정 문제에 중점을 둔다. 환자가 자신의 상황을 빨리 이해한다고 느끼면 친밀한 관계를 맺기 쉽다.

그러나 환자의 이야기를 도출하는 것은 쉽지 않으며, 때로는 한 번의 대화에서 알아야 할 모든 것을 얻을 수 없다. 환자경험은 빠르게 변할 수 있기 때문에 우리는 반복적으로 다시 되돌아가서 환자경험을 이해해야 한다. 오늘 기분이 어때요?가 사교적인 인사가 아닌 전문적인 질문이 되고 그 위에 우리가 구축하는 질문이 된다. 환자가 솔직하게 이야기할 수 있도록 하기 위해 우리는 사생활을 보호하는 장소를 보장하고, 우리와 공유하는 정보를 어떻게 사용할 것인지에 대해 솔직해야 한다. 즉, 신뢰가 중요하다. 환자의 이야기를 이끌어내는 것은 일부 기술(예: 개방형 질문하기, 말하는 것에 주의 기울이기, 이해한 내용 요약하기)에 의존하지만, 진단을 공유하는 환자에게 우려할 만한 것이 무엇인지에 대한 것은 사전 지식에 의존한다. 우리가 묻는 내용은 환자가 생각을 털어 놓을 수 있다고 느끼도록 환경을 설정하는 것뿐만 아니라 질문을 하는 방법만큼 중요하다.

환자와 보호자의 이야기에 대한 진지하고 전문적인 관심과 결합하여 최상의 효과를 얻기 위해 근거를 모으고 사용하는 것은 실용적인 인간중심간호(pragmatic person-centred care)의 다른 분야의 기초를 형성한다. 환자가 자신의 경험과 희망에 대해 알려주는 것으로부터 우리는 환자가 어떤 위험에 대해 우려하는지 이해하기 시작한다. 이는 특정 질병, 질환 또는 장애와 관련된 것으로 우리가 알고 있는 임상 위험과 동일하거나 동일하지 않을 수 있다. 우리는 그들이 케어 과정에서 수반한다고 생각하는 것을 배우기 시작한다. "당신이 병원에 있는 동안 일어날 것이라고 생각하는 것을 말해 주십시오."라는 요청이 기대에 대한 명백한 설명을 이끌어낼 수 있고, 때로는 환자가 간호사, 의사 및 다른 사람들이 무엇을 한다고 생각하는지에 대한 정보도 이끌어낼 수 있다.

다음과 같은 세 종류의 인간중심간호 업무는 간호 필요사항(근거의 활용)의 예측과 이야기 분석을 기반으로 하며, 각각은 환자와 어떤 종류의 파트너십이 구축될 수 있는지에 달려 있다.

- 환자가 생각하는 것이 위험(실제 또는 상상)에 해당할 수 있다는 것을 이해하지 못한다면, 우리는 우려에 대응할 수 없고 자신있게 앞으로 나아갈 길에 동의할 수 없다. 우리는 이야기 분석 작업을 통해 그들의 인식 정도에 대해 배운다.

- 환자들이 어떤 역할을 한다고 생각하는지 이해하지 못하는 한, 우리는 환자와 함께 어떻게 잘 협력해야 하는지에 대해 동의할 수 없다. 일부 간호 상황에서 환자는 간호 중인 간호사와 파트너가 되기를 거부한다. 대신에 그들은 결핍을 교정하기 위해 최소한의 필요한 치료를 받아들이고 더 많은 자기성찰과 적응이 필요하지 않기를 바란다.
- 성공으로 간주되는 기준에 동의하는 경우에만 환자와의 케어 성공을 평가할 수 있다. 환자의 이야기를 주의 깊게 들음으로써 그들이 원하는 것, 그들에게 성공한 것으로 보이는 것을 확인할 수 있다.

환자들은 극도로 호기심이 많고 적극적이고 관심있는 파트너일 수 있으며, 이 경우는 여러 면에서 인간중심간호의 이상적인 환자이다. 그러나 그들은 치료와 간호가 그들에게 일어날 것을 기대하면서 똑같이 수동적일 수도 있다. 그들은 의료진을 신뢰하고 의사와 간호사의 지시에 간단히 응답하기를 원한다고 주장할 수도 있다. 다른 환자들은 의심스럽고, 어쩌면 공격적이거나 심지어 거짓일수도 있기 때문에, 간호사는 간호 파트너십의 측면에서 무엇이 가능한지 평가하기 위해 정기적으로 그들의 생각을 검토해야 한다.

간호사가 환자 사례연구를 진행하면서 환자들을 간호계획에 참여하도록 요청했을 때 당신은 다른 환자들과 보호자의 반응에 놀랐을 수도 있다. 환자가 우울증을 앓고 있다면 간호 파트너십에서 자신의 감정을 나누기가 극도로 어려울 수 있다. 매일 이러한 도전이 있을 때는 동기화 자체가 문제가 될 수 있다. 보호자가 매우 불안할 경우 간호사에게 요청할 수 있는데, 그 중 일부는 환자를 지지하기 위해 그들이 하려는 것과 모순된다. 간호사는 돌봄제공자에 대한 존중감을 보여야 하고, 그들이 치료적임을 증명할 수 있는 것을 이해할 수 있도록 그들을 참여시켜야 한다. 소아가 당뇨병을 앓고 있거나 죽음을 앞둔 경우, 부모가 그들 자신의 불안을 억누르고 그들이 도울 수 있는 것을 이해하는 데 더 어려울 수 있다. 그래서 간호사와의 파트너십에는 3자의 상호작용이 필요할 수도 있다.

인간중심간호를 구현하기 위해서는 전략이 필요하며, 다양한 간호 단계에서 다양한 작업에 참여해야 한다. 케어 관계의 시작에서 잘 수행된 작업은 나중에 좋은 업무 관계를 수립하거나 환자가 건강관리에서 가져왔던 의혹과 의심의 일부를 완화할 수 있다. 인간중심간호의 성공 정도는 접근 방법과 기술(근거 사용 및 이야기 듣기)에 따라 다르지만 파트너십에 대한 환자의 기대와 거기서 필요할 수 있는 서로 다른 환자 활동(예: 학습, 더 많은 동기화, 믿음과 감정을 탐구)에 따라서도 달라진다. 간호사는 환자와의 파트너십을 통해서 변화를 촉진하는 데 중요한 역할을 한다.

활동 9.1 **반영**(Reflecting)

읽은 사례연구를 되돌아보면 세 가지 주제는 최상의 효과를 위해 근거를 사용하는 것, 환자/보호자 이야기를 이해하는 것 그리고 간호 파트너십을 관리하는 것이라는 데 동의하십니까?

경험상 가장 흥미롭고 가장 정리하기 어려워 보일 수 있는 것을 기록해 두십시오. 예를 들면, 임상 전문분야에서 새로운 업무를 맡을 때, 그 환자들에 대한 근거를 정말로 잘 알 수 있게 될 것 같습니까? 환자와의 대화 경험 중 질병이나 치료에 대한 경험을 이끌어내는 것을 쉽거나 어렵게 만드는 것은 무엇입니까? 환자가 건강관리에서 자신의 역할에 대해 명확하게 생각하면, 간호사와의 파트너십이 무엇을 수반할 것이라고 생각하십니까?

이 활동은 당신 자신의 성찰에 기초한 것이므로 이 장의 끝에는 요약된 답변이 없습니다.

간호 파트너십에서 무엇을 기대할 수 있거나 기대해야 하는가?

What can or should be expected of care partnership?

활동 9.1의 세 가지 미래 업무에 대한 당신의 답변은 연구 논문을 찾고 읽거나, 환자를 인터뷰하는 것에 달려 있을 수 있다. 그러나 나는 대부분의 독자들이 예상할 수 있는 가장 큰 도전은 간호사가 환자와 함께 개발할 수 있는 종류의 간호 파트너십과 관련이 있다고 생각한다. 임상 경험 장소는 당신에게 얼마나 다양하고, 즐겁고, 혼란스럽고, 때로는 불편한 환자가 어떻게 보일 수 있는지에 대해 잘 알게 했을 것이다. 한 시간 또는 두 시간 동안 TV 헬스케어 드라마를 시청하면, 우리가 직면하는 많은 간호문제들은 단지 임상적 위험 및 도전과 관련된 것만이 아니라 사람들과 관련이 있다는 것을 빠르게 상기시켜 준다. 환자는 표현되지 않은 수많은 기대로 건강관리 기관을 찾게 되며, 케어 관계를 발전시키는 동안 새로운 기대를 가지게 된다. 환자들은 자신의 기대를 표현할 수 있는 다양한 능력을 가지고 케어를 받으러 온다. 일부 환자는 과거의 실패한 케어 관계로 인해 피해를 입었다고 느낄 수 있다.

향후 인간중심간호의 성공에 간호 파트너 관계가 중요하다는 것을 감안할 때 이러한 문제가 왜 발생하는지 확인하는 것이 중요하다. 사람들은 서로 다르며 그들의 건강관리에 대한 기대가 무엇인지 항상 예측할 수는 없지만, 미래에 우리가 직면하게 되는 한 가지 주요 과제는 환자의 역할과 관련이 있다. 환자는 자신의 역할이 무엇이어야 하는지 알지 못하거나, 반대로 간호사에게 지시를 하는 역할을 할당하면서 케어 관계를 지시하려고 시도할 수 있다. 환자는 간호 임상 위험과 거의 관계없이 간호사가 자신의 필요사항을 따르도록 요구하는 공격적인 환자일 수 있다. 파트너십은 때때로 정치적, 심지어 이념적, 본질적으로 될 수 있다.

개별 환자가 협력적이거나, 불편하거나, 어려워 보이는지 여부에 관계없이, 이 문제에 기여한 체계적인 문제가 있다.

NHS England는 2014년에 영국 의료의 미래에 대한 5개년 계획을 발표했다. 이것은 증가하는 수요, 고령화하는 인구 및 기술과 의학에 의해 제공되는 발전에 직면하여 의료서비스를 준비하는 과제를 강조했다. 수요가 많고 자원이 적은 경우 선택이 이루어져야 한다. NHS England가 다시 생각한 것은 선택의 조정, 자원의 관리 및 서비스 고객에 주의를 기울이기에 대한 것이다.

과거의 NHS를 반영하여 안내서는 다음과 같이 말한다:

> *때때로 보건의료서비스는 더 넓은 지역사회와의 관계가 제한되고 파트너십에 대해 근시안적으로 접근하며 건강과 복지의 더 넓은 영향에 대한 지지 및 행동이 부족한 '공장(factory)' 간호 및 수리 모델을 운영하는 경향이 있었다.*

간단히 말해서, 이 문서는 NHS가 자체 성공의 희생자가 되었으며, 환자를 구하는 요람에서 무덤까지 시스템을 제공하려는 초기의 열망은 대중의 점점 더 커져가는 요구를 부추기는 경향이 있음을 관찰했다. 예방 조치를 취할 수 있도록 대중에게 준비를 갖춰주는 대신, 사후 대응적 치료 및 간호에 중점을 두어 의료서비스 및 전문가에게 책임의 무게가 실리게 되었다. 이 문제는 간호사와 다른 사람들이 자신 있게 일하는 것이 점점 어려워지는 위기 상황에 이르고 있다.

NHS England는 공공 및 예방 건강의 실패가 NHS의 치료 및 지지 서비스 내에서 계속 압박을 가하고 있다는 것을 인정한다.

5개년 계획(NHS England, 2014)에서는 2017년에 발표된 진행 보고서(NHS England, 2017)에서 진행중인 것으로 설명된 세 가지 주요 목표가 확인되었다.

1 예방 및 공중 보건서비스를 근본적으로 업그레이드(시정 의료에 대한 압박을 막기 위해서)하는 것
2 환자가 자신의 간호를 훨씬 더 잘 통제할 수 있도록 하는 것
3 간호가 제공되는 방식의 장벽을 무너뜨리는 것

2018년에 Health Education England(Willis)는 간호가 5개년 계획의 목표를 어떻게 촉진해야 하는지에 대한 보고서(Raising the Bar: Shape of Caring)를 발표했다. 이것은 간호사들에게 훨씬 더 광범위한 리더십 역할을 예상했다. 중요한 것은 학

생 간호사들이 '전인 간호 훈련'에 2년간의 학습 기간을 보내고, 그 후 1년 동안은 프리셉터 지도하에 전문 훈련을 받는 것을 권고했다. 이 보고서는 간호사 교육에 환자와 보호자가 훨씬 더 많이 참여해야 한다고 권고한다.

이 보고서에서 분명한 것은 지역적으로 혁신하고, 환자와 보호자 및 기타 기관(사회 및 의료 기관)을 브다 원활하고 민첩한 환자 지지의 일환으로 참여시킬 수 있는 더 나은 방법을 찾도륵 권장한다는 것이다. NHS에 대한 압박이 커짐에 따라 간호를 시급히 재구성할 필요가 있다. 시간, 직원, 장비 및 시설의 제한된 자원이 더 잘 작동해야 하고, 파트너십을 훨씬 더 많이 강조해야 한다.

그러나 정부 계획을 구체적으로 밝히지 않는 것은 건강유지(질병 또는 손상 예방)에 관련된 대중의 개별 구성원의 기대와 개별 환자의 재정 및 기타 자원의 범위 내에서 의료전문가들과 협력할 때 환자가 무엇을 할 것으로 예상되는가 하는 것이다. 개인의 책임에 대한 이러한 불확실성은 간호사에게 환자가 합리적으로 기대할 수 있는 것을 거의 나타내지 못하기 때문에 문제가 된다. 간호는 환자와의 간호 파트너십을 지지하지만 환자 책임이 존재하거나 수반되는지 시사한 것은 거의 없다. 다른 형태의 파트너십에서는 전문가가 처리해야 할 구조화되지 않은 합의는 가지고 있지 않다.

이러한 맥락에서 간호 파트너십이 환자와 간호사에게 문제가 될 수 있다는 것은 놀라운 일이 아니다. 간호사는 자신의 전문지식을 사용하여 환자가 새로운 환경에 적응할 때 환자에게 권고하고 민감하게 협력해야 한다. 그러나 스스로 돌보는 것, 건강을 유지하는 것에 대한 명확한 문화적, 정치적 또는 사회적 규범에 대한 지침이 없다면, 환자와의 파트너십을 실제로 매우 어렵게 만든다.

정부지침의 부족은 아마도 대중에게 혼란스러움과 당혹스러움을 줄 것이다. 건강과 관련하여 대중은 식이요법, 체중관리, 운동, 직장 내 스트레스 및 환경 위험 같은 것과 연관되는 위험에 관해 급속하게 변하는 과학 최신정보들에 직면하고 있다. 예를 들어, 알코올 소비의 안전한 수준 또는 적당한 알코올 섭취의 장점과 단점에 대한 연구 지침이 상충되는 경우가 있다. 과학은 최상의 삶을 사는 방법을 대중에게 반드시 안내하는 것이 아니므로, 이는 환자가 의료전문가의 조언을 신뢰하는 것에 대해 더 신중해져야 한다는 것을 의미할 수 있다.

청소년들이 개인위생, 균형 잡힌 식사의 가치, 어떻게 성병을 예방할지 및 예방접종의 이점 같은 것에 대해 배웠을 수 있지만, 건강유지에 대한 공교육에는 일관된 교육이 없다. 대신, 교육은 특정 위험에 대처하는 데 중점을 둔다. 이것은 개인 건강유지에 대한 중요한 책임을 인정하고 위험요소를 수용하고 관리할 필요성을 수용하여 생활방식을 개선하는 사람이 아니라 문제에 대처하는 사람으로 만든다.

개인이 자신의 건강을 조절하고, 문제를 관리하고, 기회를 포착할 준비가 안된 상태에서 의료 시스템에 들어가면 간호사와 의사가 질병을 관리하는 것, 약물치료를 하는 것 또는 암과 같은 위협의 장기적인 불확실성에 대처하는 것과 연관되는 도전을 제기할 때 좋지 않은 위치에 있게 된다.

사실상 간호사는 환자에게 새로운 책임과 대중이 건강관리를 해결로 생각할 수 있는 맥락에 직면하도록 교육해야 한다. 간호사는 생활방식에 도전하그, 환자의 가정(assumptions)에 의문을 제기하고, 임상 위험을 제한하는 실무를 권고해야 할 수도 있다.

이러한 도전에도 불구하고 간호사가 환자를 탐색할 수 있는 흥미로운 가능성이 남아있다. 다음에 요약된 각 항목은 향후 인간중심간호를 촉진할 수 있는 잠재력이 있다.

전문가로서 공중보건 교육에 앞장서기

Taking the professional lead on public health education

많은 전문가들이 공중보건 교육에 종사하고 있지만, 간호사는 환자가 건강증진, 웰빙 유지 및 삶의 일부로 존재하는 다양한 위험을 관리하여 개인적 책임을 지도록 잘 대처하고 있다는 것은 논쟁의 여지가 있다. 어른다운 독립적인 결정을 내리기 위해 인간은 다양한 선택 가능한 생활방식의 장점, 문제점, 가능성 및 위험을 이해해야 한다. 간호사들은 건강상의 잘못된 결정으로 인한 결과를 잘 알고 있으므로 질병, 장애 또는 부상이 있을 때 위협, 손실 및 회복 경험을 관리하는 데 도움을 준다. 간호사는 환자가 위험을 어떻게 추론하는지, 대처와 상실을 어떻게 생각하는지에 대해 관심을 가지고 있으며, 환자 이야기를 분석하여 좀 더 접근하기 쉬운 용어로 개인 변화에 대해 생각할 수 있도록 도움을 준다. 과학자들은 연구결과를 보고하고 위험과 이점을 설명하는 더 많은 근거를 추가하는 반면, 간호사는 다른 사람들이 근거를 평가하도록 돕는 데 관여한다. 간호사는 예산이 제한적일 때 식이요법과 같은 생활 환경의 맥락에서 사람들에게 조언한다.

생활방식 교육에 더 많은 시간과 노력을 투자하는 직업으로서 간호하는 사례가 있다. 예를 들어, 간호사는 대중에게 노화를 예측하고 관리하는 방법, 이동성의 한계를 극복하는 방법을 교육할 수 있다. 위험은 본질적으로 나쁘지 않으며(인간은 자극을 받으며 성장) 인생에서 위험을 완전히 제거할 수는 없다. 그러나 위험이 일어날 가능성과 일어났을 경우 그 의미에 대해서 분석하는 것은 사람들이 더 나은 생활방식 선택을 할 수 있도록 도울 수 있다. 건강과 질병은 연속체이다. 대중은 의료서비스에 관심을 갖기 훨씬 전에 건강문제에 영향을 주는 것에 대처하는 데 많은 시간을 소비한다. 간호사는 대중교육에 변화를 줄 수 있는 잠재력이 있다. 간호사는 또한 개인들 자신이 할 수 있는 일에 대해 생각하도록 돕고 그들이 해야 할 일을 추천하는데 익숙하다. 간호사가 그 사람이 수용 가능한 변화 방법을 찾도록 도와주었기 때문에 위험을 재평가하라는 조언이 받아들여진다.

현실적이고 명백한 간호계획 계약
Contracting realistic and explicit care plans

두 번째 유망한 조치는 간호 목표를 환자와 보다 솔직하게 계약하는 것이다. 환자들은 매우 서로 다른 기대를 가지고 간호협의에 올 수 있지만, 간호에 대한 공동 책임이 받아들여질 경우 더 많은 것을 달성할 수 있도록 환자를 도울 수 있다. 한 간호사는 다음과 같이 말했다.

현실적으로 나는 환자에게 완벽한 케어를 제공할 수는 없어요. 자원이 부족하거나 병약한 환자들에게는 더 많은 시간을 할애해야 해요. 그러나 때로는 다른 사람들에게는 세 가지 수준으로 달성할 수 있다고 설명해요.

첫 번째는 환자가 수동적이며, 나에게 이용 가능한 시간과 자원 내에서 가능한 많이 그들의 치료 요구를 다루도록 하는 경우에 달성돼요. 물론 그 간호는 배려적이고 지지적이어야 하지만 반드시 어느 정도 제한적이어야 해요.

두 번째 수준의 간호는 환자와 내가 파트너십을 맺고 협력한다면 달성될 수 있는 것과 관련이 있어요. 예를 들어, 그가 내가 교육하는 것을 넘어서 환자가 물리치료를 계속한다면 회복 속도 또는 확보되는 운동 범위 측면에서 달성할 수 있는 것이 더 커질 수 있어요. 한 환자가 나에게 '환자인 것은 직업이에요, 그렇지 않아요?'라고 말했어요.

세 번째 수준의 결과, 가장 좋은 것은 환자가 새로운 일을 배우고 새로운 방식으로 자신을 생각하며 내가 간호를 마친 후에 변화를 계속하는 것이죠. 그러면 가능한 성과가 크게 향상돼요.

환자와 함께 앉아있을 때 가끔 '얼마나 많은 것을 성취하고 싶으세요?'라고 물어요. 이러한 접근방식을 취하지 않으면 간호사로 계속 일하기가 힘들 것 같아요.

환자의 학습을 돕는 새로운 방법을 찾기
Finding new ways to help patients to learn

이 책에서 깨달을 수 있듯이 성공적인 건강관리의 대부분은 환자의 학습능력이나 의지와 밀접한 관련이 있다. 환자가 자기관리와 관련하여 더 많이 이해하고 주도권을 가질수록 개인적으로 의미 있는 방식으로 할 수 있는 자유가 커진다. 회복 케어가 환자를 완전히 치유할 수 없다면, 문제해결 요구사항을 해결하고 대처하고 변화하는 것을 배우는 것이 중요하다. 때때로 학습 작업에는 맞서는 것이 포함되는데 환자는 서비스가 모든 어려움을 해결한다고 가정할 수 있다. 그럴 경우에는 자기관리 능력을 배우는 것의 장점, 독립을 촉진하는 것의 장점을 적절하게 설명할 필요가 있다. 자가 수행할 수 있는 학습(기회 동기유발)을 설명하는 것은 그러한 학습이 NHS의 금액의 얼마를(도덕적 동기유발) 절약할 것이라고 말하는 것보다 더 성공적일 수 있다. 목표는 학습을 상생의 기회로 제시하는 것이다. 간호사가 NHS England(2014) 및 Health Education England(Willis) (2018) 목표와 협력하여 환자에게 권한을 부여할 수 있는 기회가 이 영역에 있다. 간호사는 환자와 보호자에게 배움의 장점에 대해 설득한다. 학습이 집단적으로 이루어지는 것이 가장 좋은지 또는 개별적으로 이루어져야 하는지는 이 책의 사례연구에서 탐구한 것이다. 그러나 추가로 문의하고 혁신할 수 있는 여지가 남아 있다. 예를 들어, 다른 사람을 교육하는 데 있어서 환자 역할(patient role) 모델링이 얼마나 강력한지 살펴볼 가치가 있다. 존중받는 환자가 자신의 성공적인 대처를 더 잘 표현할 수 있도록 도움을 받는다면, 이것이 이후에 환자가 노력을 유지하는 데 도움이 되는가?

다른 사람들과 리더십 토론 열기
Opening leadership discussions with others

Health Education England(Willis) (2018)는 NHS 내에서의 리더십과 변화에 대해 이야기를 잘 하지 않으며, 집단 리더십의 장점을 간단히 언급한다. 그러나 지역 팀이 이 영역에서 보다 정직하게 일할 수 있는 범위를 가지고 있다. 일단 급성간호 및 치료가 완료되면 간호사가 환자 그룹을 지원하는 핵심 업무자로 이끌 수 있는 상당한 영역이 생긴다. 이것은 재활 및 만성 간호에서 잘 교육받은 인간중심 간호사가 탁월하게 행동할 수 있는 영역이다. 간호사가 근거를 잘 활용하여 더 효과적으로 연구하고 이야기에 대한 이해를 극대화하는 경우, 간호사는 효과적이고 효율적이며 인간중심적인 급성간호 후 모범 서비스를 만들지 못할 이유가 없다. 그러나 효과를 발휘하기 위해서는 환자 사례에 대한 협의, 연계 및 문제해결을 위한 시스템과 관련하여 솔직한 토론이 이루어져야 한다. 인간중심간호가 서비스의 집단 자원에 분명히 의존하는 것처럼, 간호를 받는 환자 및 가족과 연락하는 사람에 대해서는 분명한 책임이 필요하다.

활동 9.2 조사(Enquiring)

건강과 질병 해결에 관한 공공 및 환자의 책임을 명확히 할 필요성에 대한 위의 주장은 매우 솔직하지 않습니까? 그들은 간호사의 접근방식의 변화를 제안하는데, 이는 파트너십에 있는 다른 사람들에게 더 많은 기대를 요구한다. 당신이 아는 임상의와 함께 그들이 파트너십 업무를 점차적으로 재정의할 필요성에 동의하는지 지금 알아보십시오. 간호사가 간호를 보다 민감하고 효과적 · 효율적으로 맞춤화할 수 있도록 도울 수 있게 하려면 무엇이 필요하다고 생각합니까?

이 답변은 당신 자신의 성찰에 기초한 것이므로 이 장의 끝에는 요약된 답변이 없습니다.

인간중심간호의 어떤 것이 간호 제공에 대한 만족도를 가장 잘 유지할 수 있게 하는가?

What about person-centred care might best sustain your satisfaction in care delivery?

이 장의 마지막 절에서 나는 거의 20년 간의 간호에 이르는 네 개의 논문을 참조하고자 한다. 그들에게 주목할만한 것은 간호사의 동기화(motivation)의 이해와 육성에 관하여 진전의 부족을 집단적으로 보여준다는 것이다. 이것을 개선하는 것은 단지 인간중심간호를 향상시키기 위해서 만이 아니라 간호를 더 일반적으로 유지하는 데 중요하다. 우리는 오늘날 간호사가 부족하고, 실제로 많은 간호사들이 이미 50대와 60대에 있으며 건강서비스가 매우 분명하게 압박을 받고 있을 때 대체할 사람들을 모집하고 교육하는 데 시간이 걸린다는 것을 알고 있다(Kwok 등, 2016). 우리는 간호사 학습자를 열광하게 만들고, 간호사 실무자를 유지하고, 시간외 업무 스트레스에도 불구하고 실제로 동료들을 보다 행복하게 유지해야 한다.

첫 번째 논문은 Jenny Spouse(2000)에 의해 소수 대상자의 질적 데이터 연구를 보고하였다. Spouse는 간호에 대한 열망을 이해하기 위해 5명의 학생 간호사를 인터뷰했다. 각각의 간호사는 약간 다르게 동기화가 되었지만, 나는 새로운 주제가 당신에게 현저하게 익숙해 보일 수도 있다고 생각한다. 응답자 중 한명(Ruth)은 그녀가 간호로서 제공하기를 희망했던 것과 환경이 허용한 것 사이의 날카로운 대조를 다루었다. 이것은 '사랑하는 태도'와 현실의 차이로 표현되었다. 두 번째 학생(Nicola)은 환자의 말을 경청하는 것과 그들과 함께 있는 것의 중요성을 강조했다. 그녀의 연구 도중에 그만둔 학생 Rebecca는 간호가 어떨지에 대한 선입견이 없다고 인정했다. 그러나 그녀는 간호사, 관리자와 대중이 간호사의 역할에 대해 크게 다른 기대를 가지고 있다는 것을 발견했다고 했다.

오늘날 그 모호성이 남아있다고 생각한다. 인간중심간호는 간호사가 개별화된 간호를 제공할 뿐만 아니라 연민을 느낄 수 있도록 설계된 프로젝트로 남아있다. 간호사에게 강한 동기를 유발하는 것은 다른 사람들이 실제적인 건강의 견지에서 향상될 뿐 아니라 그들의 상황에 대해 어떻게 생각하는지에 관해서도 보기를 바라는 것이다.

간호사들에게 동기를 유발하는 것으로 연민을 강조하는 것은 Burtson 및 Stichler(2010)에 의한 126명의 간호사를 대상으로 하는 더 큰 연구에서 보고되었다. 간호를 구성하는 것에 대한 응답자들의 의견을 분석한 결과, 연민을 표현하는 것이 모든 응답의 거의 3분의 1을 차지했다. 간호사가 일을 하고, 기술을 보여주고, 지식을 공유하는 동안, 그들의 연민을 표현하여 업무가 변화를 일으키는 것을 볼 수 있는 특징은 여전히 매우 중요하다. 그러나 연민은 양날의 칼로 남아 있었다. 연민이 간호사의 주요 동기요인인 만큼 소진의 원천이 될 수도 있다. 간호사를 유지하는데 필수적인 것은 연민–표현 기회의 적절한 균형이었다. 간호사는 연민을 표현할 수 있어야 하지만, 감정적 요구를 감당할 수 없을 정도로 애매하게 정리된 상황을 가지는 말아야 한다.

이것이 얼마나 힘든지는 간호 실무자에 대해 연구한 Shea(2015)에 의해 보고되었다. 이러한 선임 임상간호사들은 자신의 전문적인 열망에 대한 더 큰 발산 수단을 가졌을 것으로 예상될 수 있지만, 기술된 주제는 현저하게 유사했다. 15명의 간호사들은 간호 방식이 연민의 표현을 포함하여 자신의 직업적 가치관과 일관성이 있는 것처럼 보일 정도로 그들의 통제에 충분히 있을 때 고무적으로 느꼈다. 그러나 그들이 스스로 적절한 자원을 제공하거나 다른 곳과 비슷한 협의를 할 수 없기 때문에 타협된 것으로 보일 때는 간호가 매우 좌절감을 주었다.

관리 관점에서 간호사 이직방지에 대해 연구한 Kwok 등(2016)은 캐나다의 의료시스템에 나이 든 간호사를 보유하는 것은 유연한 교대근무 등의 실질적인 지원 대책에 의한 것이지만, 배려의 경험에 관한 것이기도 하다고 언급하였다. 간호의 동기화를 유지하고 시스템 및 기술의 변화를 관리하기 위해서는 간호사에게 멘토 지원을 제공하여 그들이 자신의 역할을 검토하고 재정의하여 흥미를 느끼도록 하는 것이 중요하다.

위에 설명된 것과 같은 논문으로부터 시스템이 간호사를 실망시킨다고 결론을 내리기 쉽다. 시스템, 자원, 및 대중의 기대가 간호를 매우 모호하고 때로는 상충되는 방식으로 보아 왔기 때문에 우리가 인간중심간호를 덜 할 수밖에 없었다. 간호사는 간호를 하는 직업인이고, 기술자이며, 숙련된 실무자이고, 상담하고, 교육하고, 지도한다. 나는 그러한 주장에 많은 진실이 있다고 생각하지만, 또한 우리가 시스템에 대한 해결책을 통해서 인간중심간호가 전적으로 이루어진다고 생각한다면 우리 스스로 해를 끼칠 수 있다고 생각한다. 위에서 시사한 바와 같이 간호 파트너의 가정(assumptions)의 검토, 대중의 더 나은 교육 및 간호가 어떻게 이끌어지는지에 대한 검토가 필요하지만, 또한 간호로부터 즐거움을 확보하기 위해서 우리에게 최선의 동기를 강화하는 것을 사용할 수 있는 기회가 있다고 생각한다. 간호사를 유지하고 서비스 내에서 창의적으로 일하게 하는 것은 실무자와 환자의 만족을 연결하는 몇 가지 반영(reflection)을 목표로 하는 것일 수 있다.

간호를 제공하는 데 신속하고 중요한 즐거움을 제공하는 네 가지가 있다고 생각한다. 이 중 어느 것도 우리가 일하는 서비스 또는 의료 시스템에 의해서만 결정되지 않는다. 그것들은 모두 우리가 매 순간 환자와 어떻게 연관되는지와 밀접한 관련이 있다.

예상한 것보다 환자를 더 잘 이해한다는 것을 발견하는 것
Discovering that we understand the patient better than expected

이 책에 설명된 환자경험 연구를 수행하고 사용하는 것의 이점 중 하나는 우리가 다음에 만나는 환자들에게 요구, 우려의 인식에 대한 설명을 시도할 수 있는 기회를 갖는다는 것이다. 거기서 간호사가 그들이 저장한 근거로부터 생각, 통찰력, 반영을 제공하고, 환자의 반응을 모니터링하는 반복적이고 공감적인 실험이 진행된다. 환자에게 *어떻게 생각하십니까?* 아니면 *이것이 당신의 것과 같은 가요?*라고 묻는 것이 매우 보람있는 일이 될 수 있다. 근거를 통해서 상황이 환자에게 어떻게 보일지 상상하는 것이 연민의 강력한 표현이다. *나는 무엇이 종종 걱정거리를 만드는지 탐구할 만큼 충분히 당신에 대해 관심을 가집니다.* 그러면 그 환자가 통찰력 있고, 도움이 되고, 배려심 있고, 친절하다는 것을 확인했을 때, 간호사는 강력한 피드백을 받는다. 간호사가 단순히 연민 인식의 '수정'을 필요로 한다는 것이 아니라, 그러한 피드백이 장기적으로 간호에 대한 접근방법을 지속하고 수정한다는 것이다. 환자들과 보호자들로부터 이러한 양질의 피드백을 받은 간호사는 실무를 통해 학습을 계속하도록 동기화된다. 업무는 일이 아니라 개인적인 기회로 보인다. 간호사가 되는 수단일 뿐 아니라 간호사로 일하는 수단이 된다.

환자와 그들이 하는 일에 대한 감탄을 발견하는 것

Discovering an admiration for the patient and what they do

사람들은 놀랄 만큼 서로 다르다. 징후, 증상, 병인 및 예후 측면에서 질병을 분류할 수는 있지만 그런 식으로 사람들을 분류할 수는 없으며 그렇게 분류하지 않아야 한다. 사람들은 자신의 상황을 서로 다른 방식으로 정의하고 서로 다른 대처 전략을 사용하여 그들이 직면한 것을 관리한다. 우리는 사람들이 공유하는 이야기를 듣고 반영할 때 사람들에 대한 통찰과 그들의 생활방식을 이해하고 인식하기 시작한다. 환자는(우리가 허락한다면) 우리에게 그들의 많은 이야기를 해주고 그들에게 발생한 문제점에 대응하려는 노력을 전달한다. 우리는 더 좋은 대처하는 방법과 그들에게 특히 유용한 것으로 보이는 자원을 제안하기 위해서는 이것을 이해해야 한다.

그러나 환자가 공유하는 이야기에 대해서 질문해야 할 개인적이고 이타적인 이유가 있다. 그것은 그들에게서 존경과 감탄을 찾는 것이다. 전문성(환자와의 거리 관리)은 인간성을 배제해서는 안된다. 환자와 그 가족들에 대한 존경과 감탄을 느꼈을 때 간호에 전념하고, 시간이 지남에 따라 간호에 열중하는 상태로 돌아오는 것이 훨씬 쉬운 것 같다. 그들의 모든 상황을 바꿀 수는 없지만 환자가 하는 것을 존중할수록 환자를 계속 참여시키고 확신시키며 유지할 수 있다.

우리가 돌보는 사람들이 공유하는 이야기를 듣고 감탄을 찾지 못한다면 그 사람은 단지 환자로 남을 위험이 있다. 자가간호에서 인정할 것을 탐색해야 한다. *나는 그렇게 생각하지 않았지만 효과가 있네요. 당신은 그런 식으로 사물에 대해 생각함으로써 훨씬 덜 염려하는 것처럼 보여요.* 상호 존중과 심지어 감탄은 케어 관계를 유지한다. 우리는 관계가 점차 개선될 수 있는 기회를 창출한다.

환자를 도울 수 있는 적당한 도구가 있다는 것을 발견하는 것

Discovering that we have modest tools to help the patient

당신이 이 책의 사례연구 장에서 하는 개입이 얼마나 훌륭하다고 생각하는지 궁금하다. 그들은 기술적이고, 심오하고, 자원이 풍부했는가? 나는 당신이 '아니오'라고 대답할 것으로 생각한다. 대부분의 상황에서 간호사와 동료들이 한 것은 서로 다르게 이야기하거나, 환자와 가족이 정말로 훌륭한 지원을 받도록 하거나, 환자가 직면하는 질병과 치료 환경을 적절하게 조정하는 것이었다. 이것은 연민뿐만 아니라 간호를 정의한다. 우리가 무엇을 하든, 우리의 기여를 정의하는 것은 우리가 환자와 어떻게 관계를 맺고 그들이 앞으로 나아갈 길을 찾도록 돕는 것이다. 간호사의 인간중심 기여는 개별적이고 강력할 수 있다. 환자가 그들의 건강을 개선하기 위해 행동하는 것을 명심하는 것은 간호사의 친절에 대한 표현일 수 있다.

그들이 간호사가 '친절'하다고 말할 때, 환자가 의미하는 것을 설명하도록 하면 그들은 설명하기가 어렵다는 것을 알게 될 것이다. 간호사가 환자에게 주의를 기울이는 방식이 있는데, 그 방식은 그들이 경청하고 환자가 말한 것을 확인하는 것이다. 하지만 '친절'은 또한 '도움이 되는'에 대한 코드라고 생각한다. 친절한 간호사, 기억되고, 가치 있고 그리고 태도에 영향을 미치는 간호사는, 문제를 이해하고 선택할 수 있는 방법을 제안한 간호사였다. 환자는 하나 이상의 제안을 받아들일 수도 있지만, 그러나 중요한 것은 간호사가 그들에게 가능성을 알려주었다는 것이다.

환자를 더 잘 준비시키는 것의 즐거움에 대해 심사숙고할 가치가 있다. 환자가 우리가 선택했을 옵션을 선택하지 않을 수도 있지만, 우리는 환자가 아니고 우리의 자원과 상황이 다르다. 그들이 우리의 권고를 따르지 않았다고 우리 자신을 비난하는 것은 도움이 되지 않는다. 건강관리는 장점과 위험을 검토하는 조언의 문제이다. 더 좋고 더 즐거운 반영은 우리가 그들에게 무엇이 가능한 것으로 보이는지, 명확하게 할 수 있게 했는지에 대한 검토에 관한 것이다. 우리가 환자를 설득하여 상당히 구체적인 행동방침을 취할 수 있도록 하는 데 만족감만 있는 제로섬 게임(zero sum game)으로 간호를 보는 것을 지속한다면, 실제로 자신을 유지하는 것이 더 어려워질 수 있다.

우리가(개인적으로) 하는 것에 환자의 감사함을 발견하는 것

Discovering that patients appreciate what we do (personally)

감사하다는 말을 항상 정확하게 들을 수 있을지 궁금하다. 우리가 더 많은 인간중심간호를 위해 노력하는 데 있어 환자들의 감사함이 우리를 지탱하도록 하는지 궁금하다. 표현된 감사의 말에 대해 곰곰이 생각하기 어려울 수 있다. 우선, 그것은 이기적이고 비전문적인 것으로 보인다. 우리는 우리의 노력을 일축하는 데 익숙하다. 간호는 직업적이거나 타고난 것, 아니면 "그것이 우리가 해야 할 일이다". 이러한 응답 중 어느 것도 충분하지 않다고 생각한다. 이것들은 다음의 우수한 실무에 대한 피드백 없이, 단지 일을 잘 했거나 '친절'했다는 감사의 말에서 배우는 것이 거의 없다.

더 나은 개인적 만족과 전문적인 효과에 대해 감사를 받는 것을 보여주는 것은 제공된 간호가 어떻게 그리고 왜 특히 감사했는지 이해하는 것이다. 미래의 인간중심간호를 제공하는 것은 신념에 달려 있을 것이다. 그것은 특정한 방식으로 일하는 것이 가치 있는 것으로 인식된다는 믿음에 달려 있을 것이다. 간호사가 단순히 일반적인 간호 제공자로 행동하지 않고자 한다면, 환자 및 가족의 피드백으로부터 어떻게 의료서비스 경험을 개선했는지 분명히 표현되는 것이 중요하다. 이론가, 철학자 또는 책 저자가 인간적인 간호가 무엇인지 아무리 많이 제안한다 하더라도, 환자가 자신의 감사와 비판을 분명하게 표현할 수 있는 방법과 찾도록 돕는 방법을 찾고자 했을 때 문제가 개선된다. 그것이 서비스에 대한 요점처럼 들리는 지 궁금하다. 그리고 그것은 당신의 즐거움에 관한 것이기도 하다. 당신이 즐거워하는 것으로 인식되는 일을 하는 것은 당신이 남은 시간 동안 더 많은 일을 할 것이다.

장의 요약 CHAPTER SUMMARY

이 책은 일상생활에서 인간중심간호가 어떻게 모범이 될 수 있는지 시도하고 보여주기 위해 시작되었다. 종종 간단하고 개별적인 조치들을 설명했는데, 이것은 환자들에게 차이를 만들어낸다. 그것은 간호사가 환자에게 인간중심적이며 특히 전문적이고 친절하게 사용할 수 있는 비교적 미묘한 대인관계 수단이다.
이 장에서는 인간중심간호의 미래에 대해 몇 가지 추측을 한다.

- 미래의 간호는 건강관리가 이해되고 마련되는 방식에 의해 실질적으로 영향을 받을 수 있다. 환자를 간호 설계 및 계획에 더 많이 참여시키는 결단은 고무적이지만 인간중심간호의 성공은 건강 및 복지에 대해 대중에게 교육하는 것과 같이 의료서비스 내에서 수행되는 다양한 요소에 달려 있다.
- 인간중심간호는 파트너십 개념과 매우 밀접한 관련이 있기 때문에 간호의 공동 협력자로서 환자의 역할을 분명히 하는 것이 필수적이다. 환자가 파트너가 되려면 그들의 권리와 책임이 명확히 정해져야 한다.
- 전략적 사용은 환자의 경험, 질병에 대한 반응 및 의료전문가와 관련된 방법에 대한 질적 연구 근거로 만들어질 수 있고 만들어져야 한다. 간호사가 더 많이 예측할수록 이후의 환자들에게 더 현명해 보일 수 있다.
- 간호사는 환자와 가족의 이야기에 대한 연구를 계속 진행해야 한다. 이를 통해 간호 파트너로서 환자의 요구, 동기화 및 기능을 더 잘 이해할 수 있다.
- 간호 분야에서 경력을 쌓는 간호사들의 발전과 유지는 간호사들의 동기를 강화하는 것으로 생각해야 한다. 많은 경우에 이것은 그들의 전문지식뿐만 아니라 연민을 표현할 수 있는 기회이기도 하다.

추가 자료

다음과 같이 세 권의 책을 권하는 것으로 이 장을 마무리하고 싶다. 다음의 책들은 모두 이 책과 마찬가지로 이전 장들과 연관되어 유용할 것이다. 나는 이러한 글을 고려하는 것이 더 큰 장점이 있다고 믿기 때문에 이번에는 추천된 웹 사이트를 제공하지 않는다.

Plummer, D (2010) *Helping Children to Cope with Change, Stress and Anxiety*. London: Jessica Kingsley Publishing.
부모들을 주로 목표로 하는 이 책은 아이들이 자라나는 것과 관련된 변화를 통해 아이들을 지도하도록 돕기 위해 고안된 매우 실용적인 가이드에서 출발한다. 인간중심간호는 종종 초점을 맞춘 것이라고 생각하므로 변화를 통해 다른 사람들을 돕는 것이 가치가 있다고 생각한다.

Hasson, G (2018) *Kindness. Chichester*: Wiley and Sons (Capstone).
Hasson의 책은 매우 실용적인 친절에 관한 책이며, 만약 당신이 때때로 간호에서 제외되었다고 걱정한다면, 이 책은 당신을 격려하고 안심시킬 것이다. 친절을 표현하는 방법에는 여러 가지가 있다.

Walker, L (2009) *Persuasion in Clinical Practice: Helping People Make Changes*. Oxford: Radcliffe Publishing.
Walker의 주요 청중은 의사들이지만, 건강관리 학습 의제에서 이와 같은 글을 고려하는 것은 신선하고 고무적이다. 임상실무자는 환자들에게 무엇을 복용해야 하는지, 무엇을 해야 하는지 간단하게 말하고 싶어한다. 그러나 Walker는 환자들이 임상실무자의 권고를 들을 준비가 되어 있는 다양한 상태에 있다는 것을 잘 알고 있다.

주요용어

GLOSSARY OF KEY TERMS

- **관리주의**(managerialism) 서비스가 더 효율적이고 효과적으로 작동되도록 의료서비스 내의 변화를 설명하기 위해 사용되는 광범위하고 종종 경멸적인 용어이다. 관리자의 도입은 일부 의료전문가들에 의해 그들이 수행한 통제와 실무자들이 한정된 자원을 관리하는 방식에 대한 암묵적인 비판으로 간주되었다.

- **권한 부여**(empowering/empowerment) 환자가 자신의 질병과 관련된 요구에 대한 통제와 책임을 지도록 하는 것이다. 그것은 정보를 공유하고, 자신감을 쌓고, 환자가 배울 수 있도록 함으로써 더 발전된다.

- **담론**(discourse) 우리의 가치나 사건에 대한 이해를 표현하는 위치적 진술 또는 일련의 논쟁이다. 간호 안에는 인간중심간호가 어떤 모습이어야 하는지에 대한 담론이 있다. 완화간호에는 삶의 종말 간호와 관련된 담론이 있다. 담론은 건강관리 내에서 경쟁하고 충돌하여 최선의 진행방법을 알기가 어렵다. 담론을 지지하기 위해서는 기초가 되는 전제와 그에 수반되는 가치와 신념을 이해해야 한다.

- **동기화**(motivation) 개인의 노력을 지속시키고 활동을 의미 있게 만드는 것이다. 환자가 힘든 상황에서 잘 배우고 자가간호를 유지하려면 동기화를 이해하는 것이 중요하다(7장 참조). 동기화를 기술하는 방법은 다양하다. 보상에 대한 탐색이나 만족스러운 정체성을 확인하는 데 도움이 되는 의미 있는 활동과 연계된 목적의식이 증가하여 추진될 수 있다.

- **라포**(rapport) 서로 상대방의 공헌을 이해하고 감사하는 존중과 이해의 상호 상태이다.

- **메타인지**(metacognition) 우리 자신과 우리가 어떻게 행동하는지 이해하는 것이다. 메타인지가 있는 간호사는 자신의 역할과 간호 철학이 그 역할에 기여하는 방식을 이해한다.

- **소비자주도간호**(consumer-led care) 특정 질병 또는 필요사항을 충족시키기 위해 함께 또는

개별적으로 작업하는 환자 그룹의 요구에 대응하는 간호이다. 소비자로서 개별 환자는 자신의 필요사항을 탐구할 수 있지만, 그들은 또한 부분적 이해 관계에 따라 작용하는 압력 그룹으로도 대표될 수 있다.

- **실용적 인간중심간호**(pragmatic person-centred care) 의료시스템 내에서 자원에 대한 상당한 제한을 설정하고 개인뿐만 아니라 많은 사람들에게 서비스를 제공하는 사람을 중심으로 케어하는 것이다. 실용적 인간중심간호는 간호사와 환자의 역할 책임을 설명하고, 간호사는 환자의 서비스를 위해 필요한 전문지식을 인정한다(1장 참조).

- **이야기**(narrative) 일련의 단어 안에 포함된 이야기 또는 설명이다. 대화는 다른 사람들과 공유된다. 그 이야기는 우리가 자신을 어떻게 보는지, 질병에 어떻게 대처하는지, (간호사 또는 보호자로서) 우리가 간호하는 방법을 전달할 수 있다. 이야기는 숨겨져 있을 수 있다. 때때로 간호사는 환자가 실제로 이야기를 전달하는 내용을 주의 깊게 확인해야 한다.

- **인격**(personhood) 우리를 전체적으로 그리고 다른 것들과 다르게 구별하는 것이다. 사람은 자신의 능력과 적성, 태도와 가치 그리고 그들이 다른 사람들과 공유하는 관계를 통해 정의된다. 질병과 치료는 그것이 몸에 미치는 영향과 일상생활에 대한 우리의 통제감에 의해 인격을 손상시킬 수 있다.

- **임상적 요구**(clinical need) 환자에 대한 위험관리 및 효과적이고 효율적인 치료의 사용과 관련이 있다.

- **전문 환자**(expert patient) 잘 이해된 질병과 관련 치료 그리고 지지 필요사항에 대해 지식이 풍부하고 능숙해진 환자이다. 전문 환자들은 자신의 요구에 대해 다른 사람들(의료진 포함)을 지도하고 교육할 수 있다.

- **전체론**(holism) 개인이 많은 부분의 합으로써 가장 잘 이해된다는 믿음이다. 그들의 신체적, 심리적, 정신적, 사회적 차원. 비록 각 차원에서 간호를 표현할 기회가 종종 제한되었지만, 20세기 후반에서 전체론은 간호 발전의 많은 부분을 이끌었다.

- **철학적 인간중심간호**(philosophical person-centred care) 개인의 니즈, 필요사항, 희망에 중점을 둔 간호는 그 이상으로 환자로서의 역할과 관련이 있다. 철학적 의미에서 인간중심간호는 전문직으로서의 간호와 이상적인 케어 관계로서 열망을 표현한다(1장 참조).

- **치료적 관계**(therapeutic relationship) 간호사와 환자가 서로 유익한 목적을 달성하는 방식으로 관계를 맺는 것이다. 치료적으로 되기 위해 간호사는 의사소통과 임상 기술을 습득하고

환자를 안내하기 위해 증거를 선택적으로 사용한다. 그 관계는 광범위한 직원과 서비스가 개별환자의 요구를 진척시키기 위해 통제되는 문화로까지 확대된다.

- **환자 역할**(patient role) 의료서비스를 통해 치료와 간호를 받는 동안 그 사람이 할 것으로 기대되는 것이다. 역사적으로 환자 역할은 책임과 권리의 측면에서 잘 정의되었지만(Parsons, 1951), 현대에서는 그 역할을 협의용어로 재구성했다. 극단적인 경우, 환자는 서비스에 대한 비판적인 평가자인 소비자 역할을 한다. 또 다른 극단적인 경우 환자는 공동간호 동반자이며, 문제 식별 및 해결을 공유한다.

- **환자가 느낀 요구**(felt need) 환자와 보호자에 의해 경험되고 때로는 표현되는 요구이다. 느낀 요구는 자신의 삶의 맥락에서 질병을 다루는 환자와 관련되는 경향이 있다. 그것은 상황적, 지각적, 열망적 요구이다. 느낀 요구는 다른 환자의 경쟁적 요구 또는 서비스의 유한적인 자원을 반드시 고려하지는 않는다. 느낀 요구는 현명하거나(치료적) 해를 무분별한 것(해를 끼칠 수 있는 것)일 수 있다.

참고문헌

REFERENCES

Abell, B, Glasziou, P, Briffa, T and Hoffman, T(2015) Exercise training characteristics in cardiac rehabilitation programmes: a cross sectional survey of Australian practice. *Open Heart*, doi: 10.1136/openhrt-2015-00374

Abotalebidariasari, G, Memarian, R, Vanaki, Z et al.(2016) Self care motivation among patients with heart failure: a qualitative study based on Orem's theory. *Research and Theory for Nursing Practice*, *30*(4): 320–32.

Adams, K, Cimino, J and Arnold, R et al.(2012) Why should I talk about emotion? Communication patterns associated with physician discussion of patient expressions of negative emotion in hospital admission encounters. *Patient Education and Counselling*, *89*(1): 44–50.

Adams, N and Grieder, D(2013) *Treatment Planning for Person-Centred Care: Shared Decision Making for Whole Health*(2nd edition). Edinburgh: Elsevier Science.

Alsen, P and Eriksson, M(2016) Illness perceptions of fatigue and the association with sense of coherence and stress in patients one year after myocardial infarction. *Journal of Clinical Nursing, 25*: 526–33.

Alshmemri, M, Shahwan-Akl, L and Maude, P(2017) Herzberg's Two-Factor Theory. *Life Science Journal, 14*(5): 12–16.

American Cancer Society(2018) *Treatment of Colon Cancer by Stage*. Available online at: www.cancer.org/colon-rectal-cancer/treating/by-stage-colon.html

Anderson, C and Tapesh, R(2013) Patient experiences of taking antidepressants for depression: a secondary qualitative analysis. *Research in Social and Administrative Pharmacy, 9*(6): 884–902.

Anderson, L, Oldridge, N, Thompson, D et al.(2016) Exercise-based cardiac rehabilitation for coronary heart disease. *Journal of American College of Cardiology, 67*(1): 1–12.

Anuradha, S(2015) Effect of a structured teaching programme on prevention of hypoglycaemia among diabetic patients. *International Journal of Nursing Education, 7*(4), 47–52.

Avery, A, Whitehead, K and Halliday, V(2016) *How to Facilitate Lifestyle Change: Applying Group Education in Healthcare*. Chichester: Wiley Blackwell.

Barclay, S, Frogatt, K, Crang, C et al.(2014) Living in uncertain times: trajectories to death in residential care homes. *The British Journal of General Practice, 64*(626): e576–e583.

Bartol, T(2014) Integrating behavioral health: building a relationship of hope. *The Nurse Practitioner, 39*(12): 10–12.

Baruch, G(1981) Moral tales: parents' stories of encounters with health professionals. *Sociology of Health and Illness, 3*(3): 275–95.

Bennett, E, English, M, Rennoldson, M et al.(2013) Predicting parenting stress in care givers of children with brain tumours. *Psycho-Oncology, 22*(3): 629–36.

Bergh, A, Karlsson, J, Persson, E et al.(2012) Registered nurses' perceptions of conditions for patient education: focusing on organizational, environmental and professional cooperation aspects. *Journal of Nursing Management, 20*: 758–70.

Bewtra, M, Kilambi, V, Fairchild, A et al.(2014) Patient preferences for surgical versus medical therapy for ulcerative colitis. *Inflammatory Bowel Diseases, 20*(1): 103–14.

Bigi, S(2014) Key concepts of effective collaborative goal setting in the chronic care encounter. *Communication and Medicine, 11*(2): 103–15.

Blair, J, Anthony, T, Gunther, I et al.(2017) A protocol for the preparation of patients for theatre and recovery. *Learning Disability Practice, 20*(2): 22–6.

Bluebond-Langner, M(1978) *The Private Worlds of Dying Children. Princeton*, NJ: Princeton University Press.

Borreani, C, Giordano, A, Falautano, M et al.(2014) Experience of an information aid for newly diagnosed multiple sclerosis patients: a qualitative study of the SIMS-Trial. *Health Expectations, 17*(1): 36–48.

Brand, J, Kopke, S, Kasper, J et al.(2014) Magnetic resonance imaging in multiple sclerosis: patients' experiences, information interests and responses to an education plan. *PLOS One, 9*(11): e113252.

Brittan, N, Moore, L, Lydhal, D et al.(2016) Elaboration of the Gothenburg model of person-centred care. *Health Expectations, 20*: 407–18.

Brooker, C and Waugh, A(2013) *Foundations of Nursing Practice: Fundamentals of Holistic Care*(2nd edition). Edinburgh: Mosby/Elsevier.

Brown, P, Morello-Frosch, R and Zavostocki, S(2011) *Contested Illnesses: Citizens, Science and Health Social Movements*. Berkeley, CA: University of California Press.

Brown, R, Barbour, P and Martin, D(2015) *The Mental Capacity Act 2005: A Guide For Practice*(3rd edition). London: SAGE/Learning Matters.

Browning, S and Waite, R(2010) The gift of listening: JUST listening strategies. *Nursing Forum, 45*(3): 150–8.

Burtson, P and Stichler, J(2010) Nursing work environment and nurse caring relationship among motivational factors. *Journal of Advanced Nursing*, 66(8): 1819–31.

Butts, J and Rich, K(2014) *Philosophies and Theories for Advanced Nursing Practice*(2nd edition). Burlington, MA: Jones and Bartlett.

Calnan, M(2010) Consumerism and the provision of healthcare. *British Journal of Healthcare Management*, 16(1): 37–9.

Campbell, H(2014) *Nursing and Health Palliative Care Survival Guide*. Abingdon: Routledge.

Carmichael, M and Bridge, P(2017) Expert patient perspectives on radiotherapy: a phenomenological comparison. *Journal of Radiotherapy in Practice*, 16(2): 207–14.

Ceccarini, M, Manzoni, G and Castelnouvo, G(2014) Assessing depression in cardiac patients: what measures should be considered? *Depression Research and Treatment*, Epub 6 February: 1–17.

Clark, R, Conway, A, Poulson, V et al.(2015) Alternative models of cardiac rehabilitation: a systematic review. *European Journal of Preventative Cardiology*, 22(1): 35–74.

Codling, M(2015) Helping service users to take control of their health. *Learning Disability*

Practice, 18(3): doi: 10.7748/ldp.18.3.26.e1612

Conklin, L and Strunk, D(2015) A session-to-session examination of homework engagement in cognitive therapy for depression: do patients experience immediate benefits? *Behavioural Research and Therapy*, 72: 56–62.

Cope, V, Jones, B and Hendricks, J(2015) Resilience as resistance to the new managerialism: portraits that reframe nursing through quotes from the field. *Journal of Nursing Management*, 24(1): 115–22.

Counselling Directory(2018) *Mental Health Facts and Figures*. Available online at: www.counselling-directory-org.uk/stats.html

Coventry, L, Schalkwyk, J, Thompson, P et al.(2017) Myocardial infarction patient decision delay and help-seeking behavior: a thematic analysis. *Journal of Clinical Nursing*, 26(13–14): 1993–2005.

Cowie, H(2012) *From Birth to Sixteen Years: Children's Health, Social, Emotional and Cognitive Development*. Abingdon: Routledge.

Davies, F, Edwards, A, Brain, K et al.(2015) 'You are just left to get on with it': qualitative study of patient and carer experiences of the transition to secondary progressive multiple sclerosis. *BMJ Open*, 5(7): doi: 10.1136/bmjopen-2015-007674

Dennison, L, Moss-Morris, R, Yardley, L et al.(2013) Change and processes of change within interventions to promote adjustment to multiple sclerosis: learning from patient experiences. *Psychology and Health*, 28(9): 973–92.

Department of Health(1989a) *Working for Patients*(White Paper). London: HM Govt, Department of Health.

Department of Health(1989b) *Caring for People: Community Care in the Next Decade and Beyond*(White Paper). London: HM Govt, Department of Health.

Desmond Project(2018) *Developing Quality Structured Education in Diabetes*. Available online at: www.desmond.project.org.uk

Doblyte, S and Jimenez-Mejias, E(2017) Understanding help-seeking behavior in depression: a qualitative synthesis of patients' experiences. *Qualitative Health Research*, 27(1): 100–13.

Doherty, M and Thompson, H(2014) Enhancing person-centred care through the development of the therapeutic relationship. *British Journal of Community Nursing*, 19(10): 504–7.

Dozeman, E, Van Marwijk, H, Van Schaik, D et al.(2012) Contradictory effects for prevention of depression and anxiety in residents in homes for the elderly: a pragmatic randomized controlled trial. *International Psychogeriatrics*, 24(8): 1242–51.

Drozd, M and Clinch, C(2016) The experiences of orthopaedic and trauma nurses who have cared for adults with a learning disability. *International Journal of Orthopaedic and Trauma Nursing*, 22: 13–23.

Dunpath, T, Chetty, V and Van der Reyden, D(2015) The experience of acute burns of the hand: patient perspectives. *Disability and Rehabilitation*, 37(10): 892.

Elwyn, G, Edwards, A and Thompson, A(2016) *Shared Decision Making in Healthcare: Achieving Evidence-Based Patient Choice*. Oxford: Oxford University Press.

Feldman, R, Dunner, D, Muller, J et al.(2013) Medicare patient experience with vagus nerve stimulation for treatment resistant depression. *Journal of Medical Economics*, 16(1): 62–74.

Figueiras, M, Maroco, J, Monteiro, R et al.(2017) Randomized controlled trial of an intervention to change cardiac misconceptions in myocardial infarction patients. *Psychology, Health and Medicine*, 22(3): 255–65.

Forman, D(2016) Cardiac rehabilitation: the mandate grows. *Mayo Clinic Proceedings*, 91(2): 125–8.

Frank, L, Matza, L, Handon, J et al.(2007) The patient experience of depression and remission: focus group results. *Journal of Nervous and Mental Disease*, 195(8): 647–54.

Furingsten, L, Sjogren, R and Forsner, M(2015) Ethical challenges when caring for dying children. *Nursing Ethics*, 22(2): 176–87.

Gabe, J and Calnan, M(2009) *The New Sociology of the Health Service*. Abingdon: Routledge.

Gabrielsson, S, Savenstedt, S and Zingmark, K(2014) Person-centred care: clarifying the concept in the context of inpatient psychiatry. *Scandinavian Journal of Caring Sciences*, 29 : 555–62.

Ghafari, S, Fellahi-Khoshknab, M, Nourozi, K et al.(2015) Patients' experiences of adapting to multiple sclerosis: a qualitative study. *Contemporary Nurse*, 50(1): 36–49.

Ghisi, G, Grace, S, Thomas, S and Oh, P(2015) Behavioral determinants among cardiac rehabilitation patients receiving educational interventions: an application of the health action process approach. *Patient Education and Counselling*, 98(5): 612–21.

Ginicola, M, Smith, C and Trzaska, J(2015) Counseling through images: using photography to guide the counseling process and achieve treatment goods. *Journal of Creativity in Mental Health*, 7(4): 310–29.

Glass, N, Moss, C and Ogile, R(2012) A person-centred lifestyle change intervention model: working with older people experiencing chronic illness. *International Journal of Nursing Practice*, 18(4): 379–87.

Goffman, E(2009) *Stigma: Notes on the Management of Spoiled Identity*. New York: Simon and Schuster.

Goldman, S, Brettle, A and McAndrew, S(2016) A client focused perspective of the effectiveness of Counselling for Depression(CfD). *Counselling and Psychotherapy Research*, 16(4): 288–97.

Gomez-Urquiza, J, Hueso-Montoro, G, Urquiza-Olmo, J et al.(2016) A randomized controlled trial of the effect of a photographic display with and without music on pre-operative anxiety. *Journal of Advanced Nursing*, 72(7): 1666–76.

Gorsky, M(2013) 'Searching for the people in charge': appraising the 1983 Griffiths NHS Management Inquiry. *Medical History*, 57(1): 87–107.

Grohmann, B, Espin, S and Gucciardi, E(2017) Patients' experiences of diabetes education teams integration into primary care. *Canadian Family Physician*, 63(2): e128–e136.

Gunn, D and Mansell, P(2012) Glycaemic control and weight 7 years after Dose Adjustment for Normal Eating(DAFNE) structured education in type 1 diabetes. *Diabetic Medicine*, 29(6): 807–12.

Hakanson, C and Ohlen, J(2015) Meanings and experiential outcomes of bodily care in a specialist palliative context. *Palliative and Supportive Care*, 13(3): 625–33.

Hakanson, C, Sandberg, J, Ekstedt, M et al.(2016) Providing palliative care in a Swedish support home for people who are homeless. *Qualitative Health Research*, 26(9): 1252–62.

Harrison, S and McDonald, R(2007) *The Politics of Healthcare in Britain*. London: SAGE.

Hassan, H, Pinches, A, Picton, S et al.(2017) Survival rates and prognostic predictors of high grade brain stem gliomas in childhood: a systematic review and meta-analysis. *Journal of Neuro-Oncology*, 135(1): 13–20.

Health Education England(Willis)(2018) *Raising the Bar: Shape of Caring*. Available online at: www.hee.nhs/sites/default/files/…/2348-Shape-of-caring-review-FINAL.pdf

Heran, B, Chen, J, Ebrahim, S et al.(2011) Exercise-based cardiac rehabilitation for coronary heart disease. *The Cochrane Database of Systematic Reviews*, July 6; 7: CD001800.

Hermans, H, Beekman, A, Aartjan, T and Evenhuis, H(2014) Comparison of anxiety as reported by older people with intellectual disabilities and by older people with normal intelligence. *American Journal of Geriatric Psychiatry*, 22(12): 1391–8.

Hermans, H, Wieland, J, Jelluma, N et al.(2013) Reliability and validity of the Dutch version of the Glasgow Anxiety Scale for people with an intellectual disability(GAS-ID). *Journal of Intellectual Disability Research*, 57(8): 728–36.

Herzberg, F(1966) *Work and the Nature of Man*. New York: World Publishing.

Hoffmaster, B(2011) The rationality and morality of dying children. *The Hastings Centre Report*, 41(6): 30–42.

Hollins, S, Avis, A, Cheverton, S et al.(2015) *Going to Hospital*. London: Books Beyond Words.

Hopton, A, Eldred, J and MacPherson, H(2014) Patients' experiences of acupuncture and counselling for depression and comorbid pain: a qualitative study nested within a randomized controlled trial. *BMJ Open*, 4: e005144: doi: 10.1136/bmjopen-2014-00514-4

Horigan, G, Davies, M, Findlay-White, F, et al.(2017) Systematic review or meta-analysis: reasons why patients referred to diabetes education programmes choose not to attend. A systematic review. *Diabetic Medicine*, 34(1): 14–26.

Howell, D, Hart, R, Smith, A et al.(2018) Myeloma: patient accounts of their pathways to diagnosis. *PLOS One*, 13(4): doi: 10.1371/journal.pone.0194788

Ikard, R, Snyder, R and Roumic, C(2013) Postoperative morbidity and mortality among

Veterans Health Administration patients undergoing surgical resection for large bowel polyps. *Digestive Surgery*, 30(4–6): 394–400.

Isaksson, A and Ahlström, G(2008) Managing chronic sorrow: experiences of patients with multiple sclerosis. *The Journal of Neuroscience Nursing*, 40(3): 180–92.

Jurecic, A(2012) *Illness as a Narrative*. Pittsburg: University of Pittsburg Press.

Keefer, A, Kreiser, N, Singh, V et al.(2016) Intolerance of uncertainty predicts anxiety outcomes following CBT in youth with Autistic Spectrum Disorder. *Journal of Autism and Development Disorders*, 47(12): 3949–58.

Kelly, M, Morse, J, Stover, A et al.(2011) Describing depression: congruence between patient experiences and clinical assessments. *British Journal of Clinical Psychology*, 50(1): 46–66.

Khan, N(2018) Coronary artery stents Part 1. *British Journal of Cardiac Nursing*, 13(4): doi: 10.12968/bjca.2018.13.4.168

Kim, H(2015) *The Essence of Nursing Practice*. New York: Springer Publishing Company.

Klinke, M, Wilson, M, Hafssteinnsdottir, T et al.(2013) Recognizing new perspectives in eating difficulties following a stroke: a concept analysis. *Disability and Rehabilitation*, 35(17): 1491–500.

Kornelsen, J, Atkins, C, Brownell, K et al.(2015) The meaning of patient experiences of medically unexplained physical symptoms. *Qualitative Health Research*, 26(3): 367–76.

Kragh, M, Moller, D, Wihlborg, C et al.(2017) Experiences of wake and light therapy in patients with depression: a qualitative study. *International Journal of Mental Health Nursing*, 26(2): 170–80.

Kulick, D(2018) *Heart Attack Treatment*. Medicinenet.com. Available online at: www.medicinenet.com/heart_attack_treatment/article.htm

Kwok, C, Bates, K and Ng, E(2016) Managing and sustaining an ageing nursing workforce: identifying opportunities and best practices within collective agreements. *Journal of Nursing Management*, 24(4): 500–11.

Laursen, D, Frølich, A and Christensen, U(2017a) Patients' perception of disease and experience with type 2 diabetes patient education in Denmark. *Scandinavian Journal of*

Caring Sciences, 31(4): 1039–47.

Laursen, D, Christensen, K, Christensen, U and Frølich, A(2017b) Assessment of short and long term outcomes of diabetes patient education using the health education impact questionnaire(HeiQ). *BMC Research Notes*, 10(1): 213, doi: 10.1186/s13104- 017-2536-6

Leaver, A, Wade, B, Vasavada, M et al.(2018) Fronto-temporal connectivity predicts ECT outcome in major depression. *Frontiers of Psychiatry*, 9: doi: 10.3389/fpsyt.2018.00092

Leplege, A, Gzil, F, Cammelli, M et al.(2007) Person-centredness: conceptual and historical perspectives. *Disability and Rehabilitation*, 29(20–21): 1555–65.

Lim, S, Chan, S, Lai, J et al.(2015) A randomized controlled trial examining the effectiveness of a stoma psychosocial intervention programme on the outcomes of colorectal patients with a stoma. *Journal of Advanced Nursing*, 71(6): 1310–23.

Lorentzen, S and Ruud, T(2014) Group therapy in public mental health services: approaches, patients and group therapists. *Journal of Psychiatric and Mental Health Nursing*, 21(3): 219–25.

Ludman, E, Peterson, D, Katon, W et al.(2013) Improving confidence for self care in patients with depression and chronic illness. *Behavioural Medicine*, 39(1): 1–6.

McCormack, B and McCance, T(2017) *Person-Centred Practice in Nursing and Health Care: Theory and Practice*(2nd edition). Chichester: Wiley/Blackwell.

McDowell, J and MacRury, S(2015) Structured diabetes patient education in Scotland. *Practical Diabetes*, 32(1): 24–8, doi: 10.1002/pdi.1916

McGreevy, J(2015) Dementia and the person-centred care approach. *Nursing Older* People, 27(8): 27–31.

McKenzie, S, Nelson, R, Mailey, B et al.(2011) Adjuvant chemotherapy improves survival in patients with American Joint Committee on Cancer Stage II colon cancer. *Cancer*, 117(24): 5493–9.

McMahon, S, Ades, P and Thompson, P(2017) The role of cardiac rehabilitation in patients with heart disease. *Trends in Cardiovascular Medicine*, 27(6): 420–5.

Mind(2018) *How Common Are Mental Health Problems*? Available online at: www.mind. org. uk/.../statistics.../how-common-are-mental-health-problems

Mitchell, G, Senior, H, Rhee, J et al.(2017) Using intuition or a formal palliative care needs assessment screening process in general practice to predict death within 12 months: a randomized controlled trial. *Palliative Medicine*, 32(2): 384–94.

Moghei, M, Turk-Adawi, K, Isarinuwatchai, W et al.(2017) Cardiac rehabilitation costs. *International Journal of Cardiology*, 244: 322–8.

Mold, A(2015) *Making the Patient-Consumer: Patient Organisations and Health Consumerism in Britain*. Manchester: Manchester University Press.

Morgan, A(2016) Identity and the health information consumer: a research agenda. *Health and Medicine*, 5(1): 1–5.

MS Society(2018) *What Is MS?* Available online at: www.mssociety.org.uk

Murray, J(2017) *Multiple Sclerosis: A Guide for the Newly Diagnosed*(5th edition). New York: Demos Medical Publishing.

National Institute for Health and Care Excellence(NICE)(2009) *Depression in Adults: Recognition and Management. Clinical Guideline(CG 90) updated April 2018*. Available online at: www.nice.org.uk/search?q=cg90National Institute for Health and Care Excellence(NICE)(2016) Multiple Sclerosis Quality Standard QS108. Available online at: www.NICE.org.uk

Nelson, J and Harwood, H(2011) Learning disabilities and anxiety: a meta-analysis. *Journal of Learning Disabilities*, 44(1): 3–17.

Newman, J and Vidler, E(2006) Discriminating customers, responsible patients, empowered users. *Journal of Social Policy*, 35(2): 193–209.

NHS England(2014) *Five Year Forward View*(5YFV). Available online at: www.england. nhs. uk/wp-content/uploads/2014/10/5yfv-web.pdf

NHS England(2017) *Next Steps on the NHS Five Year Forward View*. Available online at: www.england.nhs.uk/publications/next-steps-on-the-five-year-forward-view

NHS England(2018) *Patient Activation: People's Ability to Manage Their Own Health and Wellbeing*. Available online at: www.england.nhs.uk/ourwork/patientparticipation/self.../patient-activation

Nickerson, M and Marrie, R(2013) The multiple sclerosis relapse experience: patient reported outcomes from the North American Research Committee

Scheme(NARCOMS) registry. *BMC Neurology*, 13: 119, doi: 10.1186/1471-2377-13-119

Northway, R, Rees, S, Davies, M et al.(2017) Hospital passports, patient safety and person-centred care: a review of documents currently used for people with intellectual disabilities in the UK. *Journal of Clinical Nursing*, 26(23–24): 23–4.

Nursing and Midwifery Council(NMC)(2015) *The Code: Professional Standards of Practice and Behavior for Nurses and Midwives*. Available online at: www.nmc.org.uk/ globalassets/ sitedocument/nmc-publications/nmc-code.pdf

Nystrom, M and Nystrom, M(2007) Patient's experiences of recurrent depression. *Issues of Mental Health Nursing*, 28(7): 673–90.

Oermann, M, McHugh, N, Dietrich, J et al.(1983) After a tracheostomy: patients describe their sensations. *Cancer Nursing*, 6(5): 361–6.

Oeseburg, B and Abma, T(2006) Care as a mutual endeavor: experiences of a multiple sclerosis patient and her healthcare professionals. *Medicine, Health Care and Philosophy*, 9(3): 349–57.

O'Hara, B, McGill, B and Phongsaven, P(2015) Preventative health coaching: is there room to be more prescriptive? *International Journal of Health Promotion and Education*, 54(2): 82–94.

Ohlen, J, Reimer-Kirkham, S, Astle, B et al.(2017) Person-centred care didactics: inquired in the context of palliative care. *Nursing Philosophy*, 18(4): e12177, doi.rcn.idm. oclc. org/10.1111/nup.12177

Olaug, L and Robson, C(2017) 'It's incredible how much I've had to fight: negotiating medical uncertainty in clinical encounters. *International Journal of Qualitative Studies on Health and Well-being*, 12(1): 1–13.

Oliver, D(2017) Choosing to be honest about patient choice. *BMJ(British Medical Journal)*, 357: j1829, doi: 10.1136/bmj.j1829

Olkiewicz, M and Bober, B(2015) Role of quality in healthcare service provision process. *Progress in Health Sciences,* 5(2): 41–53.

Olsen, J(2014) Health coaching: a concept analysis. *Nursing Forum*, 49(1): 18–29.

Olsson, L and Ung, E(2012) Efficacy of person-centred care as an intervention in a controlled trial: a systematic review. *Journal of Clinical Nursing*, 22(3–4): 456–65.

Owen, R(2014) *Living with the Enemy: Coping with the Stress of Chronic Illness using CBT, Mindfulness and Acceptance*. Abingdon: Routledge.

Parsons, T(1951) *The Social System*. London: Tavistock Publications.

Pearce, Z(2014) *Type 1 Diabetes: Causes, Treatment and Potential Complications*. New York: Nova Science Publishers.

Perti, M, Heney, D, Collier, S et al.(2014) Predictors of fatigue in cancer patients before and after chemotherapy. *Journal of Health Psychology*, 19(6): 699–710.

Polit, B and Feiring, M(2016) Challenges in the nurses role in rehabilitation contexts. *Journal of Clinical Nursing*, 26(19–20), doi: 10.1111/jocn.13674

Pols, A, Schipper, K, Overkamp, D et al.(2017) Process evaluation of a stepped-care program to prevent depression in primary care: patients' and practice nurses' experiences. *BMC Family Practice*, 18(1): 26, doi: 10.1186/s12875-017-0583-7

Price, B(2015) Helping patients to learn about self-management. *Nursing Standard*, 30(2): 51–60.

Price, B(2017a) Developing patient rapport, trust and therapeutic relationships. *Nursing Standard*, 31(50): 52–63.

Price, B(2017b) How to write up a reflective practice case study. *Primary Health Care*, 27(9): 35–42, doi: 10.7748/phc.2017.e1328

Price, B(2017c) Managing patients' anxiety about planned medical interventions. *Nursing Standard*, 31(47): 53–63.

Ramanathan, M, Mackay, G, Platt, J et al.(2015) The impact of open versus laproscopic resection for colon cancer on C-reactive protein concentrations as a predictor of postoperative infective complications. *Annals of Surgical Oncology*, 22(3): 938–43.

Rankin, J(2015) The rhetoric of patient and family-centred care: an institutional ethnography into what actually happens. *Journal of Advanced Nursing*, 71(3): 526–34.

Reed, F, Fitzgerald, L and Bish, M(2017) Rural district nursing experiences of successful advocacy for person-centred end-of-life choice. *Journal of Holistic Nursing*, 35(2): 151–64.

Reid, K, Smiley, E and Cooper, E(2011) Prevalence and associations of anxiety disorders in adults with intellectual disabilities. *Journal of Intellectual Disability Research*, 55(2): 172–81.

Richards, B(2017) Caring for children with autism spectrum condition in paediatric emergency departments. *Emergency Nurse*, 25(4): 30–4.

Riding, S, Glendening, N and Heaslip, V(2017) Real world challenges in delivering person-centred care: a community-based case study. *British Journal of Community Nursing*, 22(8): 391–6.

Rivett, G(1998) *From Cradle to Grave: the History of the NHS 1948–1987 and 1988 Onwards*. Blurb Books(ebook). Available online at: www.Blurb.co.uk

Roberts, D(2013) *Psychosocial Nursing Care: A Guide to Nursing the Whole Person*. Maidenhead: Open University Press.

Rogers, E, Cannon, A, Zabrowski, K and Paul, S(2016) Early recognition and management of brain tumours in children. *Nursing Standard*, 31(1): 42–9.

Rosa, W(2014) Intertwined narratives of the human caring story. *Creative Nursing*, 20(3): 171–3.

Rose, P and Yates, P(2015) Patients' outcomes related to person-centred nursing care in radiation oncology: a case study. *European Journal of Oncology Nursing*, 19(6): 731–9.

Royal College of Psychiatrists(2009) *Antidepressants: Key Facts from the Royal College of Psychiatrists*. Available online at: www.rcpsych.ac.uk/pdf/antidepressants.pdf

Salmon, N(2017) British people rank among the most depressed people in Western World. *The Independent*, 13 September. Available online at: www.independent.co.uk/news/uk/home-news/british-people-depression-west-mental-health-uk-oecd-europe-scandinavia-women-more-men-a7945321.html

Sanders, P and Hill, A(2014) *Counselling for Depression: A Person-Centred and Experiential Approach to Practice*. London: SAGE.

Sanderson, H(2014) *Person-Centred Teams: A Practical Guide to Delivering Personalization Through Effective Teamwork*. London: Jessica Kingsley Publishing.

Satekova, L, Ziakova, K and Zelenikova, R(2017) Predictive validity of the Braden scale, Norton scale and Waterlow scale in the Czech Republic. *International Journal of*

Nursing Practice, 23(1): e12499, doi: 10.1111/ijn.12499

Schaepe, C and Ewers, M(2017) 'I need complete trust in nurses': home mechanical ventilated patients' perceptions of safety. *Scandinavian Journal of Caring Sciences*, 31(4): 948–56.

Schopf, A, Ullrich, A, Nagi, M et al.(2015) Group health education in inpatient rehabilitation: patients' role perceptions. *Health Education Journal*, 75(3): 289–305.

Schopfer, D and Forman, D(2016) Cardiac rehabilitation in older adults. *Canadian Journal of Cardiology*, 32(9): 1088–96.

Segal, J(2017) *The Trouble with Illness: How Illness and Disability Affect Relationships*. London: Jessica Kingsley Publishing.

Sharma, T, Bamford, M and Dodman, D(2015) Person-centred care: an overview of reviews. *Contemporary Nurse*, 51(2–3): 107–20.

Sharp, S, McAllister, M and Broadbent, M(2016) The vital blend of clinical competence and compassion: how patients experience person-centred care. *Contemporary Nurse*, 52(2–3): 300–12.

Shea, M(2015) Determined persistence: achieving and sustaining job satisfaction among nurse practitioners. *Journal of American Association of Nurse Practitioners*, 27(1): 31–8.

Sheridan, N, Kenealy, T, Schmidt-Busby, J et al.(2012) Patients' engagement in primacy care: powerlessness and compounding jeopardy – a qualitative study. *Health Expectations*, 18(1): 32–43.

Shrank, W(2017) Primary care practice transformation and the rise of consumerism. *Journal of General Internal Medicine*, 32(4): 387–91.

Sillence, E, Hardy, C, Briggs, P et al.(2016) How do carers of people with multiple sclerosis engage with websites containing the personal experiences of other carers and patients. *Health Informatics Journal*, 22(4): 1045–54.

Skundberg-Kletthagen, H, Wangenstein, S, Hall-Lord, M et al.(2014) Relatives of patients with depression: experiences of everyday life. *Scandinavian Journal of Caring Sciences*, 28(3): 564–71.

Slomic, M, Christiansen, B, Soberg, H et al.(2016) User involvement and experiential knowledge in interprofessional rehabilitation: a grounded theory study. *BMC Health Services Research*, 16(1): 547, doi: 10.1186/s12913-016-1808-5

Snow, R, Humphrey, C and Sandall, J(2013) What happens when patients know more than their doctors? Experiences of health interactions after diabetes patient education. A qualitative patient analysis. *BMJ Open*, 3: e003583, doi: 10.1136/bmjopen -2013-003585

Snow, R, Sandall, J and Humphrey, C(2014) Use of clinical targets in diabetes patient education: qualitative analysis of the expectations and impact of a structured self-management programme in type 1 diabetes. *Diabetic Medicine*, 31(6): 733–8.

Solheim, A, Mygland, A and Ljostad, U(2017) Quality of multiple sclerosis outpatient health care services with focus on patient reported experiences. *BMC Research Notes*, 10: 250, doi: 10.1186/s13104-017-2568-y

Sox, H and Stewart, W(2015) Algorithms, clinical practice guidelines and standardized clinical assessment and management plans: evidence-based patient management standards in evolution. *Academic Medicine*, 90(20): 129–32.

Spouse, J(2000) An impossible dream? Images of nursing held by pre-registration students and their effect on sustaining motivation to become nurses. *Journal of Advanced Nursing*, 32(3): 730–9.

Stanek, S(2017) Goals of care: a concept clarification. *Journal of Advanced Nursing*, 73(6): 1302–14.

Stirk, S and Sanderson, H(2012) *Creating Person-Centred Organisations: Managing Change in Health and Social Care*. London: Jessica Kingsley Publishers.

Stone, L(2014) Blame, shame and hopelessness: medically unexplained symptoms and the 'heartsink' experience. *Australian Family Physician*, 43(4): 191–5.

Strohbuecker, B, Eisemann, Y, Galusko, M et al.(2011) Palliative care needs of chronically ill nursing home residents in Germany: focusing on living, not dying. *International Journal of Palliative Nursing*, 17(1): 27–34.

Sustersic, M, Gauchet, A, Foote, A et al.(2017) How best to use and evaluate patient information leaflets given during a consultation: a systematic review of literature reviews. *Health Expectations*, 20(4): 531–42, doi: 10.1111/hex.12487

Taipale, J(2014) *Phenomenology and Embodiment: Husserl and the Constitution of Subjectivity*. Evanston, IL: Northwestern University Press.

Talking Sense(2018) *Counselling for Depression: Rotherham, Doncaster and South Humber NHS Foundation Trust. Improving Access to Psychological Therapies(IAPT)*. Available online at: www.talkingsense.org/how-we-can...therapy/...therapy/counselling-for- depression

Thomas, R, Phillips, M and Hamilton, R(2018) Pain management in the pediatric palliative care population. *Journal of Nursing Scholarship*, 50(4): 375–82.

Tiller, S, Leger-Caldwell, L, O'Farrell, P et al.(2013) Cardiac rehabilitation beginning at the bedside. *Journal of Cardiopulmonary Rehabilitation and Prevention*, 33(3): 180–4.

Tonnessen, S, Ursin, G and Brinchmann, B(2017) Care-manager's professional choices: ethical dilemmas and conflicting expectations. *BMC Health Service Research*, 17: 630, doi. org/10.1186/s12913-017-2578-4

Traynor, M(1999) *Managerialism and Nursing: Beyond Oppression and Profession*. Abingdon: Routledge.

Van der Aa, H, Van Rens, G, Comijs, H et al.(2015) Stepped care for depression and anxiety in visually impaired older adults: multicenter randomized controlled trial. *BMJ*, 351: h6127, doi: 10.1136/bmj.h6127

Van Veer-Tazelaar, P, Van Marwijk, H, Van Oppen, P et al.(2009) Stepped-care prevention of anxiety and depression in late life: a randomized controlled trial. *Archives of General Psychiatry*, 66(3): 297–304.

Vidovic, V, Rovazdi, M, Silvar, S et al.(2014) Pain syndromes in multiple sclerosis patients– patient experience at Lipik Special Hospital for Medical Rehabilitation. *Acta Clinica Croatia*, 53(4): 405–10.

Waterworth, S, Arroll, B, Raphael, D et al.(2015) A qualitative study of nurses' clinical experience in recognizing low mood and depression in older patients with multiple long term conditions. *Journal of Clinical Nursing*, 24(17–18): 2562–70.

Way, S and Scammell, J(2016) Humanising midwifery care. *The Practising Midwife*, 19(3): 27–9.

Wazni, L and Gifford, W(2017) Addressing physical health needs of individuals with schizophrenia using Orem's model. *Journal of Holistic Nursing*, 35(3): doi: 10.1177/0898010116658366

Weeks, J, Catalano, P, Cronin, A et al.(2012) Patients' expectations about effects of chemotherapy for advanced cancer. *The New England Journal of Medicine*, 367(17): 1616–25.

Weiner, B(2010) The development of an attribution-based theory of motivation: a history of ideas. *Educational Psychologist*, 45(1): 28–36.

Welch, E(2018) *The NHS at 70: A Living History*. Barnsley: Pen and Sword History.

West, R, Jones, D and Henderson, A(2012) Rehabilitation after myocardial infarction trial(RAMIT): multi centre randomized controlled trial of comprehensive cardiac rehabilitation in patients following acute myocardial infarction. *Heart*, 98(8): 637–44.

Whittaker, S, Baldwin, T, Tahir, M et al.(2012) Public knowledge of the symptoms of myocardial infarction: a street survey in Birmingham England. *Family Practice*, 29(2): 168–73.

Wigert, H and Wikström, A(2014) Organising personalized care in paediatric diabetes: multidisciplinary teams, long-term relationships and adequate documentation. *BMC Research Notes*, 7: 72, doi: 10.1186/1756-0500-7-72

Williams, L, O'Connor, R, Grubb, N and O'Carroll, R(2011) Type D personality predicts poor medication adherence in myocardial infarction patients. *Psychology and Health*, 26(6): 703–12.

Wlodarcyzk, D(2017) Optimism and hope as predictors of subjective health in post myocardial infarction patients: a comparison of the role of coping strategies. *Journal of Health Psychology*, 22(3): 336–46.

Wood, I and Garner, M(2012) *Initial Management of Acute Medical Patients: A Guide for Nurses and Healthcare Practitioners*(2nd edition). Chichester: Wiley Blackwell.

찾아보기

INDEX